■ 临床医学本科生教材 ■

医学心理学

Medical Psychology

袁勇贵·主编

东南大学出版社
SOUTHEAST UNIVERSITY PRESS
·南京·

图书在版编目（CIP）数据

医学心理学 / 袁勇贵主编. — 南京：东南大学出版社，2024.4
ISBN 978-7-5766-1375-9

Ⅰ.①医… Ⅱ.①袁… Ⅲ.①医学心理学-高等学校-教材 Ⅳ.①R395.1

中国国家版本馆 CIP 数据核字（2024）第 071240 号

医学心理学
Yixue Xinlixue

主　　编	袁勇贵
责任编辑	褚　蔚
责任校对	子雪莲　　**封面设计**　王玥　　**责任印制**　周荣虎
出版发行	东南大学出版社
出版人	白云飞
社　　址	南京市四牌楼 2 号（邮编：210096　电话：025－83793330）
经　　销	全国各地新华书店
印　　刷	南京京新印刷有限公司
开　　本	700mm×1000mm　1/16
印　　张	15.5
字　　数	270 千字
版　　次	2024 年 4 月第 1 版
印　　次	2024 年 4 月第 1 次印刷
书　　号	ISBN 978-7-5766-1375-9
定　　价	68.00 元

（本社图书若有印装质量问题，请直接与营销部联系。电话：025-83791830）

本书编委会

主　编　袁勇贵

副主编　徐　治　郑爱明　陈　炜

编委会成员（按姓氏笔画为序）

毛雪琴　尹营营　刘志芬　刘晓云　李孝明　张财溢

周　千　周　波　陈　炜　陈　珏　林浩贤　郑爱明

骆艳丽　袁勇贵　徐　治　黄　河　程宇琪

学术秘书　尹营营（兼）

前言

医学心理学是心理学的一个应用性的分支学科,它是心理学和医学结合产生的一门交叉性学科,是把心理学的理论原理和方法技术运用到医学临床实践中,以阐明心理因素在各种疾病发生、发展和转归、康复中的作用。

医学心理学的基本观点认为,人体内部进行的生理活动和心理活动是一个不可分割的整体,它们相互联系、相互影响、相互制约而且相互转化。这两方面在关系到人的健康和疾病问题上是紧密联系在一起并共同起作用的。20 世纪以来,原来普遍认为的"人体没有病就是健康",逐渐改变为"健康不仅是没有疾病和缺陷,而是在生理、心理、社会适应三个方面都处在完好状态",医疗实践所遵循的医学模式也由单一的"生物医学模式"转变为新的综合性的"生物—心理—社会医学模式"。医学心理学在心理学和医学之间架起了一座桥梁,为医学界提供了心理学的研究方法和技术以及对人的心理进行评估和干预的手段和措施,从而有助于促进医学临床实践,并全面地提高医疗服务质量。

本教材内容全面,面向临床医学本科生,在强调基本知识、理论和技能的基础上注重新知识、新观点、新技术和新进展的介绍,编写思路新颖,重视临床应用,实用性强。本书本着"强化基础,提升素质"的原则,增添了"延伸阅读材料",以提高读者学习的兴趣,更好地增加其知识的广度和深度,并培养其心理学素养。通过本书的阅读可使读者着重了解医学心理学的主要研究任务和对

1

健康与疾病的认识,常用医学心理学与心身医学的研究过程和方法,心理学基础和心理学主要的理论流派,医患关系与医患沟通,临床常见心身疾病及其诊治原则,心理生理评估,自杀与危机干预,心理治疗技术在临床的应用等方面,此外,本书新增了人工智能与心理卫生服务一章,介绍了人工智能技术在心理卫生服务中的应用,让读者耳目一新。

本教材编者均为多年从事医学心理学教学及临床工作的教师和医师,理论知识和临床经验丰富,为高水平、高质量教材的编写提供了有力保障。第一章由毛雪琴(山东大学齐鲁医院)编写;第二章由周波(电子科技大学附属四川省人民医院)和张财溢(徐州医科大学附属徐州东方医院)编写;第三章由徐治(东南大学附属中大医院)编写;第四章由刘志芬(山西医科大学第一医院)、陈珏(上海市精神卫生中心)、陈炜(浙江大学医学院附属邵逸夫医院)、骆艳丽、周千(上海交通大学医学院附属仁济医院)和袁勇贵、刘晓云(东南大学附属中大医院)编写;第五章由程宇琪(昆明医科大学第一附属医院)编写;第六章由林浩贤(福建医科大学健康学院)编写;第七章由李孝明(安徽医科大学精神卫生与心理科学学院)、郑爱明(南京医科大学马克思主义学院)、徐治、骆艳丽、周千和袁勇贵、黄河(东南大学附属中大医院)编写;第八章由袁勇贵、尹营营(东南大学附属中大医院)编写,最后全书由袁勇贵统审。在此向全体编者及参编单位给予的鼎力支持表示真挚的感谢!

此外,在本书编写过程中也参考了大量的文献资料和有价值的研究成果,在此我代表编者向这些作者表示衷心的谢意!

本书难免存在一些错误和不妥之处,谨请有关专家、同行学者及广大读者不吝赐教、批评指正。

袁勇贵

2023 年 12 月

目录

Contents

第一章　绪　论 …………………………………………………… 1

　　第一节　医学心理学概念 ………………………………… 1

　　第二节　医学心理学发展史 ……………………………… 5

　　第三节　医学心理学相关学科 …………………………… 8

　　第四节　医学心理学与心身医学研究方法 …………… 12

　　第五节　医学心理学发展展望 …………………………… 17

第二章　心理学基础和心理学流派 …………………………… 20

　　第一节　心理学基础 ……………………………………… 20

　　第二节　心理学流派 ……………………………………… 41

第三章　医患关系与医患沟通 ………………………………… 60

　　第一节　患者心理 ………………………………………… 60

　　第二节　医患关系 ………………………………………… 65

　　第三节　医患沟通技巧 …………………………………… 69

第四章　临床心身医学 ………………………………………… 73

　　第一节　心身谱系障碍 …………………………………… 73

第二节　心理因素相关生理障碍 ·· 81

第三节　应激相关心身障碍 ·· 89

第四节　躯体症状及相关障碍 ·· 91

第五节　与心身医学密切相关的精神障碍 ·· 94

第六节　心身综合征 ·· 101

第五章　心理生理评估 ·· 106

第一节　心理评估 ·· 106

第二节　心理生理评估 ·· 125

第六章　心理危机干预与自杀预防 ·· 134

第一节　心理危机及其发展 ·· 134

第二节　心理危机的原因 ·· 137

第三节　心理危机的心理机制与表现 ·· 139

第四节　心理危机干预 ·· 144

第五节　自杀 ·· 150

第六节　自杀的评估与干预 ·· 154

第七章　心理治疗技术在临床的应用 ·· 161

第一节　认知行为疗法 ·· 161

第二节　精神动力学治疗 ·· 176

第三节　人本主义心理治疗 ·· 185

第四节　人际心理治疗 ·· 190

第五节　平衡心理治疗 ·· 194

第六节　整合心理治疗 ·· 205

第八章　人工智能与心理卫生服务 ················· 210

　　第一节　心理疾病的智能筛查 ················· 210

　　第二节　心理疾病的智能诊断 ················· 211

　　第三节　虚拟现实技术在心理治疗中的应用 ················· 213

　　第四节　数字疗法在心理治疗中的应用 ················· 218

参考文献 ················· 222

第一章　绪　论

医学心理学(medical psychology)是研究心理因素与健康和疾病之间关系的学科,主要研究医学实践中出现的心理现象和心理问题。医学心理学认为行为是心身疾病和精神障碍发病、进展、诊治和预防的重要因素,需要研究心理治疗和心理护理的干预方法或技巧。医学心理学的研究范式包括生物医学模式和生物－心理－社会医学模式和整体医学模式,常采用观察法、调查法、实验法、心理测验等方法研究心理现象和心理活动。

第一节　医学心理学概念

一、定义

医学心理学是医学和心理学相互交叉、结合的学科,作为医学分支,医学心理学着重研究医学中出现的心理方面的问题,特别是各种病人的心理现象,以及脑器质性疾病和躯体疾病过程中出现的心理变化;从心理学角度上看,医学心理学则是把心理学的理论知识应用于医学的各个领域,重点研究心理因素对疾病的发生、发展、转归、预后及防治的作用及其规律的一门科学。在我国,医学心理学也是国内医学根据教育发展需求而建立起来的一门新兴交叉学科,既研究心理学变量与健康及疾病变量之间的相互关系,也重视解决医学领域中与健康和疾病相关的心理及行为问题;同时也包含其他社会科学的相关内容,如生活事件、社会支持等,均是医学心理学研究领域的核心内容之一。

人是有意识的、心理活动复杂的个体,人的心理活动内容包括心理过程、人格特质及自我意识等。世界卫生组织(WHO)对健康的定义是:"健康不仅是没有疾病,而且包括躯体健康、心理健康、社会适应良好和道德健康。"这个定义中将心理健康作为健康的重要组成部分,心理健康是指人在成长过程中保持合理的认知、稳定的情绪、恰当的行为、和谐的人际关系以及良好的适应能力的完好状态。

与健康相对的就是疾病。健康和疾病状态可以在生物、心理和社会因素等综合作用下发生相互转化。研究表明,心理社会因素与个体的健康和疾病状态有密切关系。心理因素方面,如负性情绪、消极的认知方式、有缺陷的人格和不良的生活方式等,是心身疾病常见慢性病的重要致病因素,也是影响其诊疗效果和预后的重要因素。社会因素方面,过度的工作及经济压力、恶性竞争、人际冲突、家庭不和等,都是影响健康导致疾病的重要原因。

这就促使医学模式发生转变,即由生物医学模式(biological medical model)向生物－心理－社会医学模式(bio-psycho-social medical model)和整体医学模式(holistic medical model)转变。在此过程中,医学工作者创新性地提出并逐步形成了我国医学教育中的一门新兴学科——医学心理学。

二、研究范围

医学心理学是医学和心理学相互交叉、结合的学科,研究内容广泛,主要包括以下几个方面:

(1) 研究心理和行为因素在健康和疾病过程中的生物学和社会学基础及意义;

(2) 研究心身相互作用的规律及其机制;

(3) 研究心理行为及社会因素在疾病发生、发展、转归、预后及诊治和康复过程中以及对健康维护过程中的作用、规律;

(4) 研究各种临床疾病过程中可能出现的心理和行为变化、规律及相应干预方法;

(5) 研究如何将心理、行为的知识原理和技术应用于人类的健康维护和疾病预防;

(6) 研究临床医疗过程中医患关系的特征及维护良好医患关系的途径和方法。

三、学科特点和性质

(一) 以研究应用为目标的学科特点

医学心理学是一门新兴的交叉边缘学科,涉及多学科知识,具有以下几方面特点:

1. **知识面广** 医学心理学重点研究生物、心理和社会因素在健康和疾病状态中的整体意义,涉及大量的心理、行为科学的基础知识、基本概念,同时还涉及心理学的几乎所有分支学科以及历史学、人类学、社会学等其他众多学科领域的相关知识。这些知识与医学知识整合起来,以达到能够全面地认识心理因素、社会因素与生物因素在健康和疾病中的综合作用,并能应用于临床实践。

2. **理论性强** 医学心理学的相关理论学说具有重要的意义。人的心理、行为现象和某些心理、行为问题,并不都能以一般的现象学知识或通常的认知逻辑加以解释,有时需要用一些超越常规的理论、学说或学派来加以解释或解决。当前,有关心理、行为的科学理论众多,有些理论和学说对健康和疾病中的有关心理、行为问题有独到的理论解释和独特的解决方法,是医学心理学的重要内容。

3. **研究对象广泛** 医学心理学的研究对象广泛、复杂。从医学而言,医学心理学研究基础医学、临床医学、预防医学、康复医学中各类患者所面临的心理、社会方面的共性问题,如个性因素与多种疾病的病因、病程、预后及转归相关,常见的 A 型行为会加重糖尿病、冠心病或精神障碍等多种疾病的原有症状或诱发出现新的症状。此外,医学心理学工作还会涉及医学其他的领域,如公共卫生领域、社区精神卫生领域等。

4. **研究方法抽象** 医学心理学的思维方式和操作方法相对抽象,与日常的思维习惯及传统医学的操作之间存在较大的差别,这是因为医学心理学既有医学的自然科学属性,更有心理活动的社会科学属性;同时,心理活动还具有主观性,心理现象的定量方法也比较抽象,心理干预技术的理论和实施过程也比较抽象,甚至对这些理论与方法的掌握也要求有较强的抽象思维能力。

(二)以教学为目标的课程性质

从医学教育角度而言,医学心理学既是专业基础学科,又是临床应用学科。

1. **专业基础学科** 作为专业基础学科,医学心理学要传授的知识包括:心理行为的生物学和社会学基础知识;生物活动和心理活动之间的相互作用规律;心理行为因素对促进健康、防治疾病的作用机制;人类战胜疾病和维护健康的心理科学方法;医学工作中心身相关的整体观和系统论的科学思维等。由此可见,医学心理学是现代医学教育不可缺少的一门专业基础学科。

2. 临床应用学科　临床上,医学心理学能够提供解决医学和心理学问题的知识与技术,体现在心身医学、心理评估、心理治疗等相关知识与技能,可以直接应用于临床医学各科:评估患者的心理行为特征;帮助手术患者缓解焦虑;教给肿瘤患者以积极应对方式;给出慢病患者不同的心理行为康复训练处方等。其次,医学心理学的理论与技术在医养机构、康复训练中心、疾控机构、企事业单位和教育机构等也被广泛应用。

四、学科开设目的

医学心理学主要研究心理行为变量与健康和疾病之间的相互关系,研究如何解决医学领域中与健康和疾病相关的心理、行为问题。在医学教育课程中开设医学心理学课程,是为了更好地实现生物-心理-社会医学模式和整体医学模式的转变,培养医学生达到以下目的:

1. 具有整体医学观

近代医学的教育主要是生物医学模式的思维导向,过于强调人的生物学属性而忽略人的心理学和社会学属性,导致临床医学中经常是"只见病不见人"。当今社会快速发展,人们越来越重视心理健康,促使临床医学不得不开始关注心理、社会因素对健康和疾病的影响。因而医学心理学课程在医学院校的开设,恰是适应这种医学模式的需要,帮助医学生树立整体医学观,强调心理、社会因素在健康和疾病状态下所起的作用及作用的机制。

2. 掌握医学心理学研究方法

在医学心理学理论体系中,心理评估(psychological assessment)、心理咨询(psychological counseling)与心理治疗(psychotherapy)是独属于医学心理学的研究方法和实践技能,大部分都可用于临床各科的心身研究和临床实践,对于促进医学发展和丰富临床实践具有重要意义。反之,相关心身研究和临床实践成果,也将进一步丰富和完善医学心理学的知识体系和实践技能。

3. 掌握问题解决的认知模式及应对方式

常言道,"人生不如意事十之八九",在人生的每个阶段,每个人都可能会遇到一些困难或挫折,难免出现一些心理困扰。医学生不仅要掌握相关心理学的合理认知模式和积极应对方式,以帮助有需要的人解决他们的心理困扰,同时也要能够运用这些知识和技能处理和应对生活中的困境,促进自己的心身健康。

第二节　医学心理学发展史

随着心理学和医学的发展,医学心理学这门新兴交叉学科应运而生,从根本上说,医学心理学的发展史应当追溯到"心"和"身"互相关系的认识。

一、国外发展情况

19世纪以后,国外的心理学从哲学中逐渐脱离出来,成为独立的学科。而科学心理学诞生的标志则是 W. Wundt 于 1879 年建立了世界上第一个心理学实验室。随后,美国心理学家 J. M. Cattell 于 1890 年提出了心理测验的概念。L. Witmer 在 1896 年提出了临床心理学的概念,并成立了心理门诊。世界上第一个心理卫生协会于 1908 年在美国出现。

19世纪末到20世纪初,奥地利医生 S. Freud 提出精神分析理论;生理学家 I. P. Pavlov 创建的条件反射理论,成为行为学习理论的基础;生理学家 W. B. Can-non、H. Selye、W. R. Hess 等开始研究情绪的心理应激机制,建立了医学心理学的心理生理学研究方向。

20世纪30年代,心身医学会在美国成立,同时创办了《心身医学》杂志。自 20 世纪中后期,医学心理学有关方面得到很大发展,如:1976 年美国耶鲁大学的行为医学会议上提出了行为医学的定义;随后出版了《行为医学》杂志;C. Rogers 于 1942 年以人本主义理论为基础提出来访者中心疗法;20 世纪 70年代中后期出现了认知治疗,其后,认知治疗与行为理论结合形成了认知行为治疗模式。

美国罗彻斯特大学精神和内科教授 G. L. Engel 于 1977 年在 *Science* 发表文章提出,应该用生物-心理-社会医学模式取代生物医学模式。1978 年出现了新的学科——健康心理学(health psychology)。

二、国内的发展背景

20世纪70年代末到80年代初,为适应医学模式发展的需要,在我国老一代心理学界和精神病学界有识之士的推动下,国内先后有一大批精神病学、心理学、生理学、基础医学和临床医学有关专业人员参加了卫生部举办的多期全国医学心理学师资班,开创了我国的医学心理学这门新生的交叉学科。此后,学科发展迅速,逐步完善,吸取所有与健康相关的心理学科中的分支学科内容,如生理心理学、异常心理学、健康心理学、临床心理学等,将心理学的知识与技能应用到促进人类健康、防治疾病的病因和机制的研究、诊治及预防的探索中,由此形成了具有我国特色的医学心理学科。

三、国内的发展现状

1980年以后,国内许多医学院校先后开设了医学心理学课程,医学心理学科建设步入快速、规范发展的轨道。

从国内多年来医学心理学的研究成果来看,首先是临床心理评估方面的研究,一方面主要是心理测验方法的引进、修订和推广使用,特别是各种智力测验如韦氏智力测验、人格测验如明尼苏达多相人格调查表以及心理卫生评定量表等;再一方面就是探索研制具有我国自主知识产权的心理评估方法,如临床记忆量表、生活事件、应对方式、社会支持、应激反应等量表的编制。其次,心理治疗与心理咨询方法的研究也得到广泛重视。在心理治疗方法的引进和本土化方面,有行为疗法、催眠疗法、集体心理治疗、森田疗法、认知疗法、精神分析疗法、家庭治疗等。在心理治疗的自主创新方面,如道家认知治疗也开始应用于临床。此外,病理心理学、神经心理学、健康心理学等领域也有丰硕的研究成果。

在心身关系的基础研究和应激相关研究方面,国内已经有大量调查研究;在应激多因素研究和应对(coping)理论和评估方法等应激相关领域,也取得了一定进展。

临床工作模式的建设方面,随着医学心理学基本理论和基本技术的成型和成熟、专业化与职业化水平的提高,国内普遍开设了临床心理门诊,相应工作也逐渐扩展到基础医学、临床医学及预防医学的各个领域,健康保健等相关机构也建立了医学心理咨询门诊。但我国医学心理学临床工作的规范管理和体系建设仍有待完善。

学术组织建设方面,1979年中国心理学会医学心理学专业委员会成立,2011年更名为医学心理学分会;随后分别成立于1985年的中国心理卫生协会、1990年的中华医学会行为医学分会和1993年的中华医学会心身医学分会都有医学心理学工作者参与。

专业杂志的创办方面,分别有 1987 年的《中国心理卫生杂志》、1992 年的《中国行为医学科学》、1993 年的《中国临床心理学杂志》等。迄今,相关专业刊物已有近十种。同时,医学心理学的科研成果也越来越多地在国际权威学术期刊上发表,国际影响日益增加。

四、国内的发展机遇及面临的挑战

随着社会经济的不断发展,在生物—心理—社会医学模式或整体医学模式指导下,医学心理学作为我国医学规划教育体制下的本土化和创新性"课程"必将继续存在。随着医学心理学理论、方法与技术的进一步成熟和发展,社会需求持续增加,专业人员会逐渐增多,学科之间的关系也会更加紧密,多学科交叉"领域"会越来越受到关注,医学心理学学科地位得到进一步巩固。当然,机遇与挑战并存,我国医学心理学学科发展仍面临以下挑战:

1. 学科队伍的快速增长,会出现高学历层次的人才,教育结构和课程建设会有相应的改变,将进一步优化教材、规范课程、提高教学质量。

2. 评估工具的智能化,已经和/或将会出现越来越多的由我国自主研发的、适用于临床需求的心理测验软件和计算机辅助的心理测验,并会形成相应的管理制度。

3. 心身相关研究的优势,利用国内病理心理研究资源(如精神障碍和脑损伤患者)的巨大优势,能够在心理障碍和脑损伤的病因、病机方面做出领先研究。同时,随着国内"脑科学"和"类脑科学"多层面研究的开展,将会加深对常见心理障碍的病因及病机的研究、心理社会应激与相关躯体疾病的相互关系的探讨。

4. 心理行为干预的设置,通过普及宣传心理行为因素与慢性非传染性疾病发病之间的关系,提前针对性的干预危险生活方式和行为活动,慢性非传染性疾病发病率将大幅度降低。

5. 健康领域的心理工作,生物—心理—社会医学模式阐述的是心理社会因素对于人们的健康和疾病状态所产生的影响,通过心理工作能够减少疾病的心理社会危险因素、促进心身健康、提高生活质量。

第三节　医学心理学相关学科

在西方国家,与健康和疾病相关的、涉及心理行为因素的学科较多,与我国的医学心理学并不完全一致。我国的医学心理学是国内学者根据我国自身医学教育体系的要求,综合国外相关学科的精华内容构建的新型交叉学科。下面分别按各种学科与医学心理学的联系程度,分类介绍。

一、基础类相关学科

1. 神经心理学

神经心理学(neuropsychology)的概念由美国 E. G. Borling 于 1929 年首先提出,是将脑作为心理活动的物质基础进行研究,主要研究大脑的神经过程与心理行为活动的具体关系。传统的神经心理学主要采用行为学研究方法,探讨脑损伤的定位、定性及其与心理行为的关系;当前神经心理学采用无创检测手段如功能性磁共振和事件相关电位等方法,探讨人类大脑结构和功能与外在行为之间的关系。神经心理学的发展和研究成果提供了心理活动和行为的大脑定位及产生机制的基础理论知识。

2. 生理心理学

生理心理学(physiological psychology)主要研究心理现象产生的生理机制,包括神经系统的结构及其心理功能,内分泌系统的作用及其心理功能,以及动机、本能、情绪、学习和记忆等心理行为活动的生理机制等。生理心理学的部分知识和医学心理学的基础知识存在内容上的部分交叉,但基本上还是独立于医学心理学的分支学科。

◇ 延伸阅读材料

追寻记忆物理层面的神经科学家——
理查德·汤普森（Richard F. Thompson）

一个多世纪前,伊万·巴甫洛夫(Ivan Pavlov)的经典实验就可以让训练有素的狗听到钟声后流涎,从而唤起对食物的记忆,但是直到 1980 年代,

---

美国南加州大学的神经科学家理查德·汤普森才揭示了这种记忆形成的物理基础。汤普森发现了记忆在大脑中的硬连接（hard-wired）——小脑中的记忆痕迹，而这种痕迹在100多年以来一直没有引起生理心理学和后来的行为神经科学的关注。

汤普森没有用狗和铃铛，而是用兔子和电子蜂鸣声对记忆进行了大量研究。蜂鸣器会发出哔哔声，大约半秒钟后，研究人员会对着兔子的眼睛吹一小撮空气，以便让兔子眨眼。经过无数次重复后，只需要哔哔声（没有空气）就能让兔子眨眼。神经科学家称此为经典条件反射，一旦获得，就不会忘记。

Tone CS - Conditioned Stimulus　Airpuff US - Unconditioned Stimulus　Eyeblink UR - Unconditioned Response

Tone CS - Conditioned Stimulus　Eyeblink CR Conditioned Response

Time

汤普森怀疑吹气的记忆存储在兔子的小脑中——小脑控制着运动功能。

他通过外科手术切除了少量脑组织（他认为在记忆中起作用的），以便证明自己的发现。接下来实验时再发出哔哔声时，兔子也就不再眨眼了。实际上，尽管兔子仍可以正常眨眼，但无法再次获得条件反射。

汤普森与伊利诺伊大学的心理生物学家威廉·格林诺夫（William Greenough）合作证明这些类型的记忆使大脑发生了物理变化。

南加州大学心理学副教授斯蒂芬·麦迪根（Stephen Madigan）说："一旦学会了条件性反应，就会在一定程度上改变大脑的这一部分回路。"他和汤普森共同撰写的著作《记忆：意识的关键》（Memory：The Key to Consciousness）于2005年出版。

汤普森的这项具有里程碑意义的发现在当时引起了不小的争议，因为长期以来人们一直严格地认为小脑是负责运动的区域，无法表现出可塑性。在随后的20年里，人们普遍接受了汤普森在追踪记忆工作的发现，记忆并非是一个中心，而是一个系统。

汤普森于2010年获得了美国心理学基金会的终身成就金牌。

3. 心理生理学

心理生理学（psychological physiology）是研究心理行为活动引起生理变化及其产生机制的科学。其研究的刺激变量是不同的心理和行为活动，因变量是生理学或生物学的变化过程，其研究成果是医学心理学心身中介机制的基础理论依据。但是 M. G. H. Coles 等在《心理生理学》一书中的内容则更加丰富，甚至包括了大部分神经心理学和生理心理学的内容，因而其与医学心理学是相互交叉的两门学科。

4. 变态心理学

变态心理学（abnormal psychology）又称病理心理学（pathological psychology）或异常心理学（abnormal psychology），是采用心理学原理和方法对异常心理活动或异常行为发生的原因、症状特点、体征分布、诊治及预防进行研究的学科。其研究成果为医学心理学的某些理论和证据提供了理论依据，被认为是医学心理学的分支学科。但是一些专著的内容几乎囊括或超出了医学心理学的许多领域，因此也可以看成是交叉的两门学科。

二、临床类相关学科

1. 临床心理学

美国心理学家 L. Witmer 于 1896 年首次提出"临床心理学"（clinical psychology）这一术语。D. P. Saccuzzo 和 R. M. Kaplan 认为临床心理学的研究目的在于调整和解决人类的心理问题，改变和改善行为方式，以及最大限度地发挥人的潜能。临床心理学在防治疾病过程中涉及心理学知识和技术的应用问题，常被看作医学心理学的临床分支学科。但在某些专著中两者的内容很接近，被看作是相似学科。

2. 咨询心理学

咨询心理学（counseling psychology）研究的是心理咨询的理论观点、咨询过程及技术方法，帮助平常人处理婚姻、家庭、教育、职业及生活习惯等方面出现的心理学问题，也对患有心身疾病或恢复期精神障碍患者及其亲属进行疾病诊治和康复的指导。其与医学心理学有较多重叠和交叉，可看作是医学心理学的分支学科或者交叉学科。

3. 护理心理学

护理心理学（nursing psychology）是将心理学理论和方法应用于现代护

理领域的应用学科,侧重于研究护理工作中的心理学问题,是医学心理学在护理工作中的分支。但是某些专著中其包括了大部分医学心理学的基础理论、知识和方法,护理心理学与医学心理学就成为重叠的两门学科。

4. 精神病学

精神病学(psychiatry)是临床医学的一个重要分支学科,主要研究精神障碍的病因、发病机制、临床表现、诊断、防治和临床咨询、司法鉴定、等级评定及社会管理等问题的一门学科。虽然对轻型精神障碍和精神障碍康复期的工作中其有与医学心理学的某些重叠或交叉,但两者的工作侧重点不同,精神病学侧重于精神障碍患者,医学心理学侧重于有心理问题的人群,故两者之间虽有一定重叠但基本上是互相独立的学科。

三、预防与康复类相关学科

1. 心理卫生和健康心理学

心理卫生(mental hygiene)或称心理健康,是指心理健康状况和维持心理健康的原则及措施。健康心理学(health psychology)是于 1978 年美国兴起的心理学分支学科,它使用心理学专业知识用以增进心身健康和预防各种疾病,并向人们进行健康教育。

心理卫生和健康心理学都涉及如何保持良好心理状态和预防心理疾病等问题,被看作是医学心理学在预防医学领域的分支。但有些心理卫生或健康心理学专著不仅包括治疗、康复和预防等行为问题,还涉及心身疾病、行为医学等内容。因此,健康心理学与医学心理学又属于相似学科。

2. 康复心理学和缺陷心理学

康复心理学(rehabilitation psychology)是研究如何帮助患者解决伤残、慢性疾病及老年心理行为问题,促使改善工作、生活和社会功能,降低伤残程度的一门学科。缺陷心理学(defect psychology)或称伤残心理学,是研究如何处理心理或生理缺陷所导致的心理问题的学科,例如通过专业指导和功能训练,部分补偿伤残者的心理和生理功能,其与康复心理学可看作是医学心理学的分支学科。

四、综合类相关学科

1. 心身医学

"心身医学"(psychosomatic medicine)一词由 P. Deutsch 于 1922 年提出。

狭义的心身医学是指研究心身疾病的发生、发病机制、诊断、治疗和预防的学科,可看作医学心理学的一个分支。而从广义上讲,心身医学主要研究心理行为因素、社会因素及生物学因素的综合作用对健康和疾病的影响,其内容几乎涉及医学心理学的各个领域,与医学心理学几乎是相似学科。

2. 行为医学

行为医学(behavioral medicine)是将行为科学技术与生物医学技术相结合,研究行为因素与健康和疾病发生之间相互关系的学科。其基础理论涉及社会学、生物学、心理学和行为学,并将相关知识和技术应用于疾病的预防、诊断、治疗和康复,可视为医学心理学的相似学科。

实际上,有研究者将行为治疗方法仅用于医学临床及对常见不良行为如烟酒嗜好、物质滥用、A 型行为、自杀自伤行为等的研究,则行为医学可视为医学心理学的分支学科。

第四节　医学心理学与心身医学研究方法

一、概述

医学心理学与心身医学存在学科相似性,都是研究心理社会因素与健康和疾病之间相互关系的科学,其研究方法关注如何验证假说,并使其成为理论,这一过程必须遵循科学和客观的原则,包括采用的工具、实施程序、资料分析、结果结论等,必须符合客观性、可验证性、可重复性和系统性。

医学心理学与心身医学的研究包括:

1. 心理行为状况的描述

对研究对象的状况进行描述和说明,解答医学心理学与心身医学的基本问题,如不同心身疾病的行为特征是怎样的、哪些心理特点易致罹患肿瘤。

2. 变量间关系的检验

对观察变量进行关系验证,是否存在关系、存在何种关系。检验观察变量间是否存在因果关系需要进行实验研究。

3. 未来发展的预测

医学心理学与心身医学研究的核心目的是对结果进行预测,以便于有针对性地干预。如焦虑性人格特征对代谢性疾病有何影响、如何防治等。

二、方法学的特殊性

科学研究都要经历收集资料、验证假设、界定概念等一系列过程，其中，研究方法起了关键的作用。

医学心理学与心身医学尚处于常识与科学交融的初期发展阶段，为了促其健康发展，防止出现以常识代替科学的现象，需要重视研究方法的学习。与通常的医学研究工作相比，医学心理学与心身医学的研究方法有其相应特殊性：

1. 基础理论的多样性

医学心理学与心身医学涉及的理论学说较多，反映了人们对心理实质认识的不统一，同时也形成了学科研究工作方法的多样化。

2. 心理变量的主观性

量化分析是科学研究中必不可少的，而与某些自然现象的客观性相比，许多心理现象常带有主观成分，因而定量难度更大。这就需要在研究过程中特别注意方法学和各种变量的主观性现象，应以各种控制手段来保证结果的科学性。

3. 多学科的知识和方法

为了研究心身之间的作用规律，医学心理学与心身医学研究中往往会涉及生物、心理、社会等多学科的相关因素和变量。为了保证研究的科学性，就需要同时掌握这些学科的基本研究方法和研究手段。

三、研究变量的量化

心理学兼有自然科学属性和社会科学属性，对心理和行为变量进行准确定量相当复杂，即使从当前的心理测量学角度也难以准确定量所有的心理变量。为了能够比较直观地进行了解，可将医学心理学与心身医学研究中的量化方式分为以下几类：

1. 描述

描述是现象学方法，是对研究对象之间的差别和特征用语言进行记录，是人类最原始的区分客观事物的手段。描述不是量化方法，描述的结果也不能进行统计和分析，但却是医学临床和心理工作中常用的方法，例如心理门诊的个案分析和报告、心理治疗的交谈过程、临床病程的记录、相关鉴定语或评语等。描述的过程使用不同的词语特别是形容词来区分事物,必须着力把握描述内容的准确性,才能被认识和交流。

2. 序量化

序量化是指基于现象学观察的基础上,对某些心理和行为现象进行分级评估的方法。心理测量学就是对许多心理变量采用序量化的方式进行分级。例如疼痛程度分 10 级评分,从无疼痛 0 分到极度疼痛 10 分;症状严重程度按 0～4 分 5 级评分,从 0 分的无或轻度到 4 分的极严重。当然,这种方法只能给予粗略的估计,会对研究的准确性产生影响。

3. 间接定量

间接定量是指对某些心理变量先进行分解描述,再通过转换成数据进行定量分析的一类定量方法,常见如各类临床问卷调查和心理测验等。间接定量方法在当前国内的医学心理学与心身医学领域使用最为普遍。需要通过一系列的设计和反复检验,以保证测量结果的有效性和可靠性,即量表的效度和信度。

4. 直接定量

直接定量是指对某些心理物理变量进行直接测定的方法,多属于自然科学领域。例如对心理物理学中的声、光、电或机械等刺激及反应的测定,诸如感觉阈限、反应时、皮肤电阻,以及动物实验时行为活动的次数和强度,或者心理治疗手段的实施时限和频率的测量和记录等,都是直接测量、直接记录。但在医学心理学与心身医学科研领域中该方法使用并不多。

在实际工作和研究中,通常综合使用上述各种量化方法。

四、研究过程和研究类型

(一) 研究过程

医学心理学与心身医学的研究过程基本一致,即分为:提出问题和假设、收集资料、验证假设和得出理论四个步骤。临床研究的过程还可以细分为六个步骤,即:提出假设、确定变量、选择研究方法、确定研究样本、检验假设、结果解释。

（二）研究类型

科学研究的分类方法较多,根据研究目的不同可分为:基础研究和应用研究;根据研究性质进行分类,可分为描述性研究及控制性研究;按照研究所涉及的时间特点,又可分为横断研究（cross sectional study）、纵向研究（longitudinal study）、前瞻性研究（prospective study）和回顾性研究（retrospective study）。后者是目前较为常用的分类方法。

1. 横断研究　通常是指在同一时间内,对某些方面相匹配的被试进行观察和评定,或者进行不同的干预处理,比较其后果、效果或不良反应。其优点是省时省力,短时间内获取大量资料;缺点是缺乏系统性和连续性,不能全面反映变量的发展变化过程,而且在实际研究中很难找到完全匹配的两组被试,由此将降低研究结论的效度。

2. 纵向研究　是在指定的一段时间内,对同一人或同一组被试连续观察、测量和评定其在指定时间内所发生的变化。其优点是能在连续的一段时间内研究变量的变化规律及其可能的影响因素;缺点是研究会受到被试心理行为的成熟程度、样本流失、研究工具的信度和效度及自然波动等因素的影响。

3. 前瞻性研究　是从现在随访到未来的研究方法,旨在预测未来的发展趋势和可能性。这能够弥补回顾性研究的缺点。科学研究的终极目的是可以重复的预测,因此前瞻性研究是很有价值的。但由于研究条件限制过多,实施过程比较困难,前瞻性研究并没有得到普遍使用。

4. 回顾性研究　是从当下追溯到过去的研究方法,是医学心理学和心身医学最常见的研究方法之一。其优点是制约条件少;缺点是数据来源于对往事回忆的基础之上,会受到遗忘、虚构、防御机制等的影响,也会受到回忆者对于因果关系观念的影响。回顾性研究可以确定变量间的相关关系,却不能确定因果关系。

五、主要研究方法

按照医学心理学与心身医学研究所涉及的手段,其主要的研究方法可分为:观察法（observational method）、调查法（survey method）、测验法（test method）、个案研究（case study）、相关研究（correlational study）以及实验研究

(experimental method)。其中,观察法和实验研究是最基本的研究方法。不同的研究方法适用于不同的问题和目的,每一种方法都各有其优点和不足、有其不同的技术方法。

1. 观察法

观察法是指在自然情境或预设情境中通过对研究对象的直接观察和科学分析,以探讨其心理、行为规律的方法。常见的观察方法有主观观察和客观观察、日常观察和临床观察、自然观察和控制观察、直接观察和间接观察等。观察法的优点是用途广,资料比较真实,可以取得生动、即时和无法言表的资料;缺点是不适于内隐行为的研究,而且受时间限制,也受观察对象及观察者本身限制,从而影响到观察的质量,使观察结果不真实。

2. 调查法

调查法是指通过晤谈、访谈或问卷等方式间接获得资料,进行分析研究的一种方法。经常采用的是口头和书面回答问题的方式,通过问卷、谈话、采访、座谈、书面材料分析等收集资料,既适用于个体,也适用于团体。其优点是经济省时,不受时空限制,短时间内获得大量资料;缺点是可靠性受被试影响大。调查法是目前国内医学心理学与心身医学研究工作中广泛使用的方法之一。

3. 测验法

测验法即心理测验法,是利用心理测验(mental test)和评定量表(rating scale)来测量和评定被试的能力、性格、情绪状态等有关心理行为变量的研究方法。测验法使用已经过信度、效度检验,并且往往是已被学术界普遍接受的各种测验工具。心理测量法作为一类有效的心理评估手段,在医学心理学研究中被普遍使用。

4. 个案研究

个案研究是指对单一研究对象进行深入而具体研究的方法。可采用观察法、晤谈法、测验法等方法,收集包括被研究对象的家庭背景、测验数据、调查访问结果,以及有关人员做出的评定和反映等资料。心理学研究中有些现象极为少见,如"狼孩",这不能开展实验研究,因而个案研究显得非常必要。其优点是研究全面、系统和深入,通过研究个案,从中推出有关现象的普遍性原则。缺点有:一是代表性差;二是属于非控制性观察,所获资料粗陋且多为描述性的;再就是研究者和被试的主观性可能会降低研究效度;最后就是个案研究的结论容易被错误地应用于仅仅有相关关系但不是因果关系的情况。

5. 相关研究

相关研究是考察变量间关系的一种研究方法。应用时,不需要进行随机分组,也不需要控制环境。通常采用自然组设计,即在自然环境中对两种以上变量间关系进行研究。其局限性是不能证实因果关系,但能确定要研究的变量,以便进行下一步研究。

相关研究的结果以相关系数表示,大小在$-1\sim+1$之间。绝对值越接近于1,说明变量间的相关程度越大;越接近于0则相关程度越小。相关系数为正值时,为正相关;相关系数为负值,则称为负相关;相关系数为0,则变量间无相关性。在医学心理学和心身医学研究中相关研究法占有相当大的比例。

6. 实验研究

实验研究是一种控制条件的研究方法,主要目的是建立变量间的因果关系。一般是研究者预先提出一种因果关系的假设,然后在控制的条件下,通过观察、测量和记录个体行为来检验假设。根据实验的实施场所不同,可以将实验分为实验室实验、现场实验和临床实验。

实验研究的优点是能够更令人信服地估计和验证因果关系;其缺点则是控制条件要求高,干扰因素多,必须严格控制无关变量才能保证结果的可靠性。

第五节 医学心理学发展展望

一、作为课程的展望

医学心理学是在我国医学规划教育体制下应运而生的本土化和创新性"课程",是为适应我国医学教育的需求而诞生,也必将会在我国当前医学教育规划制度下而继续发展。

二、作为学科或专业的展望

首先,随着社会的快速发展,社会对大众心理健康的重视不断提高,同时人们对自身心理健康的关注也日益增加,医学心理学作为一门学科或"应用心理学"专业必将得到令人瞩目的发展。此外,随着科技的不断进步,医学心理学的理论和技术会得到不断完善,心理诊断和心理治疗的方法和手段不断发展,将使医学心理学学科日趋成熟。医学心理学作为学科专业发展,社会前景广阔。

1. 社会需求的提升推动学科专业的发展

社会进步的同时,人们的心理冲突和困扰及心身问题也会越来越多,大家对医学心理学的需要越来越迫切;物质生活的改善,促使人们更加注重生活质量,追求精神上的健康。求助于心理学家的倾向会更加突出和明显,因此学科范围进一步扩大:①从病人治疗到正常咨询;②从疾病诊疗到健康维护;③从卫生健康到教书育人;④从医学研究向其他领域渗透。这之间需要更多的专业人员和多学科之间有效联络,医学心理学学科地位更加稳定,相关理论、方法与技术进一步成熟和完善,并随之形成我国社会特有的新专业及新职业,如出现医学心理学家(medical psychologists)、心理咨询师(psychological consultant)、心理治疗师(psychological therapist)等。

2. 整体医学模式促进多学科交叉研究

医学心理学对于人类健康的维护和疾病的防治具有重要意义。通过多学科交叉联合,协同深入研究人类心理、社会环境和生理之间的相互关系,将医学心理学与遗传学、神经生物学、发展心理学、社会心理学及文化心理学等学科结合起来,将越来越清晰地揭示"遗传与环境"的关系论题,更好地探讨人类的心理与行为问题。

3. 多领域发展急需研究成果广泛应用

医学心理学的科研成果会被越来越多地应用到社会生活的各个方面,如教育领域和医疗领域,用于员工选拔和工程设计等。从企业到社区,人们越来越意识到心理学的重要性,越来越认识到心理健康与健康的丰富内涵,心理健康知识越来越得到宣传和普及。

总之,随着社会对心理健康的重视程度的提高、政府支持力度的加大以及相关需求的不断增加,医学心理学将在我国拥有巨大的发展潜力和广阔的前景。

(毛雪琴)

1. 简述医学心理学的概念。

2. 简述与医学心理学相关的学科。

3. 简述医学心理学与心身医学的主要研究方法及其注意事项。

第二章　心理学基础和心理学流派

第一节　心理学基础

　　心理学基础反应的是人类心理现象以及思维、情感、行为的基本过程。只有对心理学基础有了扎实的理解，才能为进一步学习临床心理学打下基础，提升对心理现象和心理过程的理解能力。本节将分四个部分来探讨心理学的基本概念

一、心理现象及其本质

　　心理现象是指个体内部的心理过程和经验，包括思维、情感、知觉、记忆、意识和行为等。这些现象构成了我们的内在心理世界，塑造了我们的个性、行为和体验。这些现象通常不是直接观察到的，而是通过个体的行为和言语以及自我报告来间接了解的。它们对个体的行为和感受产生深远的影响。

　　1. 心理现象的本质

　　心理现象的本质是大脑的活动。大脑在心理活动中发挥着关键作用，它是处理和调节心理现象的中心。大脑的神经元网络通过电信号和化学信号相互连接，构成了复杂的信息处理系统。比如：大脑通过感觉皮层处理来自感觉器官的输入，如视觉、听觉和触觉信息。大脑将这些信息整合和解释，以产生对外界世界的知觉。大脑的海马体和杏仁核等部位在记忆的存储和检索中起关键作用。不同类型的记忆（如工作记忆、长期记忆）涉及不同的脑区域。情感涉及多个大脑区域，包括边缘系统（limbic system）和前额叶皮质（prefrontal cortex），大脑的前额叶皮质在高级思维和决策制定中发挥重要作用。这个区域负责执行认知控制、判断和规划等高级认知任务。大脑的前额叶、后脑和间脑等区域与自我意识和意识状态密切相关。总之，大脑在不同的心理现象中

发挥不同的作用,它通过神经连接、神经传递和化学物质的释放来调节和处理信息。大脑的结构和功能与个体的心理体验密切相关,是心理学研究的重要对象之一。

2. 心理现象的特点

(1)主观性和个体差异:心理现象是高度主观的,因为它们是每个人内部的个人体验。每个人的思维和情感都是独特的,受到其个人特征、文化背景、生活经历和环境因素的影响。例如性格特征可能影响情感表达和应对方式,智力水平可能影响问题解决和学习能力。不同的价值观、信仰、行为规范和社会期望都会影响一个人的心理反应。

(2)复杂性:心理现象是非常复杂的,通常包含多个互相关联的组成部分。例如,记忆不仅包括了信息的存储,还包括了信息的检索和再认。情感涉及生理反应、认知评价和情感表达等多个层面。这种复杂性使得研究心理现象变得具有挑战性。

(3)多维性:心理现象可以从多个维度来理解和分析。认知心理学探讨了思维、记忆、学习等认知过程,情感心理学研究了情感和情感调节,社会心理学研究了个体在社交环境中的行为和思维。这种多维性使心理学成为一个多样化的领域,涵盖了各种心理现象。

(4)动态性:心理现象是动态的,随着时间和情境的变化而变化。例如,情感可以在不同情境下发生变化,思维可以根据新的信息而改变。这种动态性使心理学家需要考虑时间因素和情境因素来理解心理现象的变化。

二、认知过程

认知过程是指个体对信息的获取、处理、存储和使用的心理过程,这些过程包括感觉、知觉、注意、记忆、思考、语言理解、问题解决和决策制定等。认知过程是人类思维和行为的基础,帮助我们理解世界、与他人交流、解决问题,并做出决策。

（一）感觉

1. 感觉的定义

感觉是通过感觉器官(如眼睛、耳朵、皮肤、鼻子和口腔)接收外界刺激的过程,这些刺激可以是光线、声音、气味、触觉或味觉等。感觉器官将这些刺激转化为神经信号,然后传递给大脑。感觉是最基本的认知过程。

2. 感觉的分类

感觉可以按照多个维度进行分类,这取决于刺激的性质和感觉器官的类型。以下是一些常见的感觉分类方式:

(1) 按照感觉器官分类

视觉感觉:由眼睛接收光线引起的感觉,涉及颜色、形状、距离和运动等方面的知觉。

听觉感觉:由耳朵接收声音引起的感觉,包括声音的音调、响度、方向和音乐等。

触觉感觉:通过皮肤接收外部物体的接触或压力引起的感觉,包括触觉、温度感知和痛觉。

嗅觉感觉:由鼻子接收气味分子引起的感觉,涉及气味的种类和强度。

味觉感觉:由口腔内的味蕾接收化学物质引起的感觉,包括酸、甜、苦、咸和辣等味道。

(2) 按照感觉的性质分类

基本感觉:这些感觉对生存至关重要,如视觉、听觉、触觉、嗅觉和味觉。

复合感觉:这些感觉是基于基本感觉的整合,如视听觉联合,涉及多个感觉器官的协同作用,以获得更全面的感知体验。

内感觉:这些感觉与身体的内部状态有关,如饥饿、疼痛、温度、平衡感等。

3. 感受性与感觉的阈值

感受性是指个体对刺激的敏感程度,阈值是指在某一特定感觉条件下,个体能够察觉刺激的最低程度。以下是两个感受性与感觉阈值的例子:

听觉感受性与听觉阈值:一名音乐家在一场音乐会上演奏小提琴,观众在音乐厅中聆听着美妙的音乐。在这种情境下,听觉感受性与听觉阈值发挥着重要作用。音乐家的演奏以及音乐厅的声音系统产生了声音波,这些声音波传播到观众的耳朵。听觉感受性是指观众能够感知音乐家的每一个音符、音调和音量变化。听觉阈值是指能够察觉声音的最低音量水平。在音乐会上,观众的听觉阈值通常较低,因为音乐厅提供了良好的声音环境,观众能够听到细微的音乐细节,享受音乐的美妙。

触觉感受性与触觉阈值:在寒冷的冬天赤手握住室外小推车的铁把手,双手感受到的异常寒冷。这种状态能更好理解触觉感受性与触觉阈值:对寒冷感受性高的人可能会更早地感觉到寒冷,因为他们对温度变化更敏感;与粗糙皲裂的双手相比,光洁细嫩的双手皮肤感受到更强烈的寒冷,因为他们有更低的触觉阈值。

4. 感觉的特性

(1)感觉的时间特性

即时感觉:感觉发生在接受刺激后的瞬间,如触摸和听觉。

持续感觉:感觉可以持续一段时间,如视觉感知会持续直到刺激消失或个体不再关注。

(2)感觉的空间特性

远程感觉:感觉可以远距离地感知刺激,如视觉和听觉可以感知远处的对象和声音。

近距感觉:感觉也可以在近距离内感知,如触觉和嗅觉通常需要接触物体或靠近物体才能感知。

(3)感觉的适应性:感觉的适应性是指个体对重复或持续刺激的逐渐减弱的感知反应。这个现象使人们能够更好地适应周围环境,以便关注更重要的信息。如当你从明亮的户外走进一个昏暗的房间,一开始,房间内的物体看起来非常模糊,因为视觉系统还在适应光线变化。随着时间的推移,你的眼睛逐渐适应了房间内的低光环境,物体变得更加清晰可见。

(4)感觉的对比性:感觉的对比性是指个体的感觉强度和性质会受到相邻刺激的影响,这种感觉通常是相对的,例如对颜色的感觉会受到相邻颜色的影响。如果一种颜色与周围的颜色形成鲜明对比,它会显得更饱和且明亮;相反,如果一种颜色被放置在与其相近的颜色之中,它可能会看起来更暗淡或不那么鲜艳。

(二)知觉

1. 知觉的定义

知觉是心理学中的一个重要领域,它指的是个体对外部世界刺激的感知和解释过程。知觉是通过感觉器官(如视觉、听觉、触觉、嗅觉和味觉器官)来获取信息,并将这些信息整合、解释和理解的心理过程。通过知觉,我们能够感知和理解周围环境,识别对象、情境和事件,并做出适应性的反应。

2. 知觉的分类

(1) 空间知觉：空间知觉是指个体对物体在三维空间中位置、方向和距离的感觉和认知过程。它涉及对物体的位置关系、形状、大小以及物体在空间中相对于其他物体的位置的理解。空间知觉使我们能够通过导航与周围的环境进行交互，包括估算距离、感知物体的深度、识别形状等。

(2) 时间知觉：时间知觉是指个体对时间流逝和时间间隔的感知和体验过程。它包括对事件发生顺序的感知、时间的流逝速度、时间间隔的感知（如短时记忆和长时记忆）等。时间知觉是我们理解和组织日常生活事件的重要基础，使我们能够做出时间相关的决策和计划。

(3) 运动知觉：运动知觉是指个体对物体、自己或周围环境的运动和动态变化的感知和理解过程。它使我们能够察觉到物体的运动、速度、方向以及与我们自身位置的关系。运动知觉在日常生活中帮助我们避免碰撞、追踪运动对象和维持平衡。

3. 知觉的特性

(1) 知觉的选择性：知觉的选择性指个体倾向于关注或察觉某些感知信息，而忽略其他信息。这种选择性可以受到兴趣、情感、目标或任务的影响。如一名音乐家在音乐会上演奏时，他的听觉系统会更加敏感于音乐相关的声音，如乐器声、旋律和节奏，同时，他会选择性地忽略其他环境声音，如观众的低语声或外部噪声。这种选择性使他能够专注于音乐表演。

(2) 知觉的整体性：知觉的整体性指个体倾向于将感知信息视为整体或整体形状，而不是单个组成部分的集合。这种特性有助于我们理解复杂的感知对象。如在观看一张面孔照片时，人们倾向于将面孔看作整体，而不是一组单独的特征，如眼睛、鼻子和嘴巴。这种整体性知觉使我们能够快速识别和理解面孔，而不是分别处理每个特征。

(3) 知觉的理解性：知觉的理解性指的是个体对感知信息进行加工和解释，以便更好地理解和解释周围环境。这包括将感知信息与先前知识和经验相结合。如当一个人驾驶汽车时，他不仅感知到前方的车辆和道路标志，还会将这些信息与他的驾驶经验相结合，以理解何时停车、何时变道以及如何应对不同的交通情况。

(4) 知觉的恒常性：知觉的恒常性是指感知信息相对稳定和一致，即使外部条件发生了变化。这有助于我们保持一致的感知体验。如在不同的光线条件下,我们仍然能够识别并保持对物体颜色的感知,傍晚时的太阳光洒在草坪上,看似一片金色,但我们仍然能够觉知到草坪是绿色的。

（5）知觉的主观性:知觉的主观性是指每个人的感知知觉经验是独特且个体化的。不同人对相同刺激的感知和解释可能会有所不同,因为知觉是受到个体的认知、经验和情感等因素影响的。比如玫瑰的香味,对于某些人来说,玫瑰的气味可能带来温馨和愉悦的回忆,使他们感到快乐;但对于另一些人来说,同样的玫瑰气味可能会引发不同的情感和回忆,可能是悲伤或其他情感。

（三）注意力

1. 注意力的定义

注意力是心理学中的一个重要概念,指的是个体对外界刺激或内部信息的有意识、有选择性地集中和处理的心理过程。注意力使个体能够从众多感官信息中筛选出特定的信息,并对其进行加工和理解。注意力涉及关注、集中、保持和调控心理资源以适应当前任务或情境的能力。

2. 注意力的分类

注意力可以按照不同的维度进行分类,主要有以下几种分类方式:

（1）按照注意力的分配方式分类

选择性注意力:指个体选择关注某一特定信息或刺激,而忽略其他信息。这有助于在复杂环境中集中注意力并处理重要信息。如在课堂上有许多其他同学和背景噪声,学生能够有选择性地将注意力集中在教师的讲课上,忽略其他干扰。

分散注意力:指个体同时关注多个信息源,通常用于处理多任务或监控多个刺激。如司机在驾驶汽车时需要同时注意前方道路、交通标志、导航系统和车内的儿童,司机必须分散注意力以应对多个信息源。

（2）按照注意力的持续时间分类

短时注意力:指个体在短暂时间内集中精力处理特定信息,通常用于快速决策和反应。如一个篮球运动员在比赛中接球、投篮,他需要在极短的时间内集中注意力,以做出准确的投篮动作。

持续性注意力:指个体能够在相对较长时间内保持对信息的关注,通常在长时间的学习或执行任务时。如一位作家正在撰写一篇长文,他需要在相当长的时间内保持对键盘和屏幕的注意力,以完成文章的写作。

(3) 按照注意力的方向分类

外部注意力:指个体关注外部环境的刺激,如视觉和听觉注意力,用于感知外界信息。如一个观众在音乐会上欣赏音乐,他的注意力完全集中在音乐家和音乐上,感知外部音乐的声音和表演。

内部注意力:指个体关注内部思维、想象和记忆的内容,用于内省和思考。如一个人在进行沉思冥想时,他的注意力转向内部,关注自己的思绪、情感和内心体验。

(4) 按照注意力的控制方式分类

自主注意力:指个体根据个人目标和兴趣,能够自主选择和控制注意力的方向和分配。如一个学生在自学时,他可以自主选择关注哪些学科和学习任务,根据自己的需求来选择。

外部引导注意力:指注意力受到外部刺激或任务要求的引导和控制,通常用于执行特定任务。如一名手术室护士,在医生的指导下,她需要将注意力集中在手术操作和患者的状况上,以确保手术的成功进行。

3. 注意力的临床特点

(1) 持续性:个体能够将注意力集中在特定任务、信息或目标上,避免分散和干扰。如一位研究人员在实验室中需要长时间观察实验结果,她具有高度的专注力,能够连续数小时地分析数据,不被外界干扰。

(2) 分散抵制性:个体能够抵制分散注意力的诱惑或干扰,保持关注力在任务上。如一名学生在准备考试时关闭社交媒体、手机通知和电视,以抵制分散注意力的诱惑,专心学习。

(3) 灵活性:个体能够在不同任务和情境中灵活地调整注意力,以适应不同的需求。如一名项目经理需要管理多个项目,他具有灵活性的注意力,能够根据每个项目的紧急程度和重要性进行调配。

(4) 可分配性:个体能够同时处理多个任务或信息源,有效分配注意力。如一名行政助理在办公室中需要同时处理电话、电子邮件和文件管理等多个任务,她具有多任务处理的能力。

(5) 优先等级性:个体能够识别和设定任务的优先级,将更多的注意力投入在最重要的任务上。如一名项目经理在项目管理中能够将注意力锁定在关键任务并设置优先级,以确保项目按计划进行。

注意力的这些特点让不同个体在不同情境下表现出注意力的不同品质，这些品质对于个体的工作、学习、生活和社交交往都具有重要意义，可以影响任务的执行效率和质量，以及个体在各种情境下的表现。

（四）记忆

记忆是心理学中的一个重要概念，指的是个体对过去经历和学习信息的获取、储存、保持和检索的心理过程。记忆使个体能够获取和维持对知识、经验、事件和技能的意识和认知。记忆在日常生活中扮演着关键的角色，影响着学习、决策、问题解决和行为。

1. 记忆的基本过程

（1）感知阶段：记忆的过程始于感知阶段，个体通过感觉器官（如视觉、听觉、触觉、嗅觉和味觉）接收外部刺激或信息。这些感官输入经过感知处理，进入记忆系统。想象你正在度假，站在海滩上观看美丽的日落，你的感知阶段包括感官信息，如视觉（看到太阳逐渐落下）、听觉（听到海浪声）、触觉（感受到微风和沙滩的质地）等。这些感官信息在感知阶段被接收并传递到大脑，成为潜在的记忆。

（2）编码阶段：在本阶段，个体将感知到的信息转化为可储存的内部表示形式。这通常涉及将信息以某种方式组织、分类、关联或加工，以便更容易地存储和检索。比如在感知到日落的美景后，大脑会尝试将这个经历编码到记忆中。你可能会注意到颜色的变化、太阳的位置以及与你一同分享这一时刻的他人。这个编码过程可能会包括将这些信息与你以前的海滩度假经验相关联，使这一记忆更有意义。

（3）储存阶段：一旦信息被编码，它将存储在记忆系统中以供将来使用。储存可以分为三个主要类型——短时记忆、中期记忆和长期记忆。长期记忆是最持久的储存形式，可以存储大量信息，可以保持数年甚至终生。如果这次度假是一次特殊而重要的经历，那么这个记忆可能会被储存在长期记忆中。长期记忆是一种相对持久的存储形式，可能会伴随你很多年而不易被遗忘。这意味着你可以在以后的日子里回想起这个美丽的日落。

（4）保持阶段：在保持阶段，信息在记忆系统中被保持和维护，以便在需要时进行检索。这包括保持信息的稳定性和可访问性。

（5）再现阶段：再现是记忆的最后一个关键阶段，个体努力回想和提取已储存的信息,使其进入意识。这可以通过主动回想、提示或相关的信息触发。你可能会自然回想起这个美丽的日落,也许你需要努力回想起那个时刻,重现太阳下山的画面、海浪声音和与你一同欣赏日落的人的面孔。

(6)再认阶段:再认是指个体在面对一组信息时,能够识别出以前是否经历过或学习过该信息。在再认中,个体通常需要判断一个特定的信息是否在之前的记忆中出现过,而无需具体地回想起相关的详细细节。

这些基本过程构成了记忆的运作机制,个体在日常生活中通过这些过程获取和利用信息。不同类型的记忆,如事实记忆、过程记忆、情感记忆等,可能涉及不同的认知和神经机制。记忆研究领域一直是心理学中的一个重要领域,研究人员探索记忆的存储、遗忘、提取和改善方法,以深入了解人类思维和认知功能的本质。

2. 记忆的分类

(1)根据持续时间分类

感知记忆:也称为瞬时记忆,是指非常短暂的记忆,通常不超过几秒钟。感知记忆帮助个体在瞬间处理当前的感官信息,例如,电话号码刚刚呈现在屏幕上,你必须迅速记住它,然后拨打电话,你使用的是瞬时记忆。

工作记忆:工作记忆是一种较短期的记忆,用于处理、保持和操作有限数量的信息。工作记忆则是通过注意力和认知控制来处理信息,需要更高的认知控制能力,包括选择性注意力和抑制,以及信息整合和规划,它通常持续几秒钟到几分钟,具有有限的容量。工作记忆有助于进行日常任务,如阅读、听取说明或进行简单的计算。

长期(长时)记忆:长期记忆是相对持久的记忆形式,可以存储数小时、数天、数年甚至终生。它包括个体对知识、经验、事件和技能的长期储存。例如,学习一门外语是一个需要长期记忆的过程。长期记忆可以进一步分为情景记忆和语义记忆,这两种记忆类型在认知心理学中有不同的定义和特征。

情景记忆:指关于特定事件、经验或情境的记忆,包括有关事件的时间、地点、情感和感官细节的记忆。它与个体在特定情境中的经历和体验相关。这种记忆常常具有情感色彩。例如,你可能记得去年夏天与家人一起度过的一个特别的周末旅行,这个记忆包括旅行的日期、目的地、与家人的互动、风景、气温和你的情感体验。

语义记忆:指有关事实、概念、知识和常识的记忆,与特定事件或情境无关。它是一种抽象的记忆类型,涉及知识的存储和理解。如数学公式、历史事件、词汇定义、科学原理等。例如,你记得世界上最高的山峰是珠穆朗玛峰,这是一个关于地理的语义记忆,这个记忆与特定的时间、地点或情境无关,而是一种普遍的知识。

情景记忆和语义记忆在认知过程中扮演不同的角色。情景记忆帮助我们回忆个人经历和事件的细节,充实了我们的生活回忆和情感体验。语义记忆则有助于我们理解世界、学习新知识和解决问题,它是我们的智力和文化知识的重要组成部分。这两种记忆类型一起构成了我们的长时记忆系统,影响着我们的认知和行为。

（2）根据内容分类

形象记忆:形象记忆是指个体对视觉信息的记忆,包括图像、图表、场景和物体的外观特征。这种记忆通常与视觉感知和空间导航相关联。例如,想象你参加了一次美术展览,在展览中看到了一幅令人印象深刻的油画,数周后你仍然可以回忆起画中的色彩、线条和主题,这是形象记忆的体现。

逻辑记忆:逻辑记忆是指个体对事实、数据、概念和逻辑关系的记忆。这种记忆通常与学习新知识、解决问题和进行推理相关。例如,在记忆若干词汇时,利用编一个故事而将这些词汇串联起来,记住了这个故事就记住了这些词汇,这是逻辑记忆的一种体现。

情绪记忆:情绪记忆是指与情感体验相关的记忆,包括喜悦、悲伤、愤怒等。情绪记忆可以涉及与情感事件相关的情感体验和情感反应。例如,当你经历了一次特别幸福的生日派对,你可能会长时间记得这个特殊时刻的欢乐和快乐,这是情绪记忆的体现。

运动记忆:运动记忆是指与肌肉动作和技能学习相关的记忆,包括体育动作、乐器演奏、手工艺等。这种记忆与肌肉记忆和运动技能有关。例如,学习骑自行车是一个运动记忆的过程,一旦你掌握了平衡和踏车的技巧,这些动作会储存在你的运动记忆中,以后骑自行车时无需再次学习。

（3）根据存储方式分类

显性记忆:显性记忆是指个体有意识地回想起的记忆,可以以语言或图像的形式表达。这种记忆包括事实和事件记忆,通常需要主动努力来提取。

隐性记忆:隐性记忆是指个体无意识地回想起的记忆,通常与技能和条件反射相关。例如,骑自行车、游泳或打字的能力就包括隐性记忆,不需要特意的回想。

（4）根据记忆的过程分类

编码记忆：编码记忆是将信息转化为可存储形式的过程。不同的编码方式，如视觉编码、声音编码、语义编码等，可以影响信息的储存和检索。

储存记忆：储存记忆是将编码后的信息存储在大脑中的过程。长期记忆的形成需要储存记忆。

检索记忆：检索记忆是从储存中提取信息的过程，使其进入意识。这包括主动回想、再认和再现。

（5）根据记忆获得的方式分类

陈述性记忆：是指有关事实、数据、信息和事件的记忆，涉及对特定信息的存储和提取。陈述性记忆也称为声明性记忆，它是与"知道什么"相关的记忆，可以通过语言传授来获得。这种记忆形式包括个体对事实、概念、事件和常识的记忆，而不涉及如何执行特定任务的信息。学习历史事件、学科知识、日期、名字、地理信息等都属于陈述性记忆，例如记住中国首都是北京。

程序性记忆：它包括与特定技能、动作和程序相关的记忆，涉及如何执行特定任务的信息。程序性记忆也称为操作性记忆，它是与"知道如何"相关的记忆。这种记忆形式包括个体对运动、技能、习惯和程序的记忆，允许其执行各种任务，如骑自行车、弹奏乐器、开车、打字、游泳等。例如，一位钢琴家演奏一首曲子时，她使用程序性记忆来执行特定的音符和手指动作。

陈述性记忆和程序性记忆在认知过程中发挥不同的作用。陈述性记忆涉及知识和信息的存储，允许我们回答问题、解决问题和参与智力任务；程序性记忆涉及技能和动作的存储，使我们能够执行各种日常任务和运动技能。这两种记忆类型相互补充，共同构建了我们的认知和行为。

这些分类方式有助于理解记忆的多样性和复杂性，同时也有助于研究记忆的不同方面。记忆在日常生活中发挥着重要作用，包括学习、决策、问题解决和社交交往，不同类型的记忆在不同情境下发挥关键作用，深刻影响我们的认知和行为。

3. 遗忘

遗忘是记忆过程中的一个普遍现象，它指的是个体在一段时间后丧失或减弱了先前获得的信息、经验或技能的过程。遗忘并不意味着信息完全消失，而是暂时或永久地失去了对这些信息的访问或回想的能力。遗忘并非偶然事件,它是一个动态的过程,遵循一系列规律和特点。

(1) 遗忘的规律:遗忘是遵循一定的规律的,德国心理学家赫尔曼·艾宾豪斯(Hermann Ebbinghaus)在 19 世纪末首次提出遗忘曲线,这个曲线描述了记忆材料在学习后迅速遗忘,然后逐渐稳定的趋势。具体来说,遗忘曲线显示出信息的遗忘速度最快发生在学习后的最初几个小时内,然后逐渐减缓。艾宾豪斯的实验表明,如果信息没有在学习后进行复习或强化,那么遗忘率会急剧上升。

(2) 遗忘的特点:遗忘表现出一些明显的特点,如:①遗忘不是均匀的:不同类型的信息和经验在遗忘方面表现出不同的速度和程度。一些信息可能会更容易被遗忘,而另一些信息则更具持久性。②遗忘是可逆的:遗忘并不意味着信息永远丧失。通过适当的记忆巩固和复习,个体可以恢复对信息的记忆和访问能力。③遗忘与存储有关:遗忘与信息的存储和编码方式密切相关。信息存储得越牢固,遗忘率就越低。

(3) 遗忘的影响因素:遗忘是一个复杂的心理过程,受多种因素影响,其中一些因素包括:①学习方式:信息的学习方式和编码方式对遗忘率有重要影响。深度处理和有意义的学习方法通常导致更低的遗忘率。②记忆巩固:信息需要在学习后进行巩固,以增强存储并减缓遗忘。复习和反复记忆可以加强信息的记忆。③干扰:新信息对旧信息的干扰可能导致遗忘。竞争性记忆干扰是一种常见的遗忘机制。④ 情感和情境:信息的情感连接和学习情境可能会影响遗忘。信息与强烈情感体验相关联的情况下,可能更不容易被遗忘。⑤个体差异:不同个体的遗忘速度和程度可能会有所不同,这取决于他们的认知能力、学习策略和遗忘抵抗力。

总之,遗忘是记忆过程的一个自然组成部分,它不仅具有规律性,还受多种因素的影响。了解遗忘的规律和特点有助于我们更好地管理和优化自己的记忆,提高学习和工作效率。

(五) 思维

思维是一种复杂的心理活动,它包括了个体对信息的获取、组织、分析、推理和产生新信息的过程。思维是我们与世界互动、理解世界并采取行动的方式。它不仅仅局限于语言思维,还包括非语言思维,如图像思维、符号思维、感知思维等。思维的本质是对外部和内部信息的认知加工,它形成了我们的知觉、记忆、学习和决策的基础。

1. 思维的分类

思维可以根据不同的特征和目标进行分类。

（1）按思维的性质分类

创造性思维：创造性思维涉及产生新的、独特的观点、理念或创意，它常常与创新、艺术和发明相关。创造性思维有助于解决问题，推动科学和文化进步。例如，爱因斯坦的相对论理论就是一种创造性思维的产物。

逻辑思维：逻辑思维是一种严密的思考方式，通过合理的论证、推理和证据来得出结论。逻辑思维在科学、数学和哲学等领域中发挥着重要作用。例如，在数学中，解决问题的过程通常涉及逻辑推理。

（2）按思维的过程分类

概念形成：概念形成是指将事物分类并创建概念的过程。个体通过识别共同特征，将对象或现象归入特定的类别，以便更好地理解和处理信息。例如，学习将动物分类为哺乳动物或鸟类就是一个概念形成的过程。

问题解决：问题解决是一种思维过程，旨在克服障碍，找到解决方案。这通常涉及识别问题、制定计划、实施方案并评估结果的步骤。例如，解决一个复杂的工程问题就需要问题解决思维。

判断与决策：判断是指评估信息并做出关于其真实性或价值的决定。决策是根据判断的结果选择一种行动方式。判断和决策在日常生活中无处不在，从购物决策到职业选择都需要这种思维过程。例如，一个消费者在购买产品前会判断产品的质量和性价比，然后做出购买决策。

2. 思维的过程

思维过程通常包括以下关键步骤：

（1）分析与综合：分析是指将一个整体或复杂的信息分解为更小、更简单的部分，以便更好地理解和处理。分析涉及将问题或信息细分成组成部分，以研究其特性和关系。综合是指将多个部分或信息合并为一个整体，以产生更全面的理解或解决方案。综合涉及将分析过的信息重新整合，以便更好地理解问题的整体质。如考虑到一份市场调查报告，分析阶段可能包括将报告分解为不同的数据集、图表和文本段落，以便深入研究各个方面；然后，在综合阶段，个体可能会将这些分析结果合并，以制定全面的市场战略。

（2）比较与分类：比较是指将两个或多个事物之间的相似性和差异性进

行对比和对照,以便更好地理解它们之间的关系。比较有助于发现模式和趋势。分类是将事物或信息根据其共同特征或属性进行组织和归类的过程。分类有助于组织复杂的信息并帮助个体更好地理解世界。如考虑到一位历史学家研究不同时期的政治领袖,通过比较这些领袖的政策、决策和影响,历史学家可以识别相似之处和差异之处,然后可以将这些领袖分类为不同的历史时期或政治流派。

(3)抽象与概括:抽象是从具体事物或情境中提取普遍原则、模式或概念的过程。抽象允许个体忽略细节,集中精力于重要的方面。概括是将大量信息或经验归纳为一般性规则、原则或总结的过程。概括有助于个体理解问题的本质和共性。如考虑到一位科学家研究多个科学实验的结果,他们可以从这些实验中抽象出普遍原则或规律,如牛顿的三大运动定律,然后可以将这些原则概括为一种科学理论,以解释各种运动现象。

(4)推理和论证:在思维过程中,个体通常进行逻辑推理、论证或证明,以支持思维的准确性和合理性。逻辑思维是确保思考过程清晰和有条理的关键。如在哲学论文中,作者使用逻辑推理来支持其论点。

这些思维操作相互关联,并在思维过程中相互交织。分析通常需要比较和分类,而抽象和概括可以涉及分析和综合。这些操作在解决问题、做出决策、学习新知识和创造新的思维方式时都发挥着重要作用。通过培养这些思维技能,个体可以更有效地处理信息和应对复杂的认知任务。总之,思维是一种关键的认知过程,它在我们的日常生活和学术研究中都发挥着关键作用。理解思维的概念、分类和过程有助于我们更好地应对复杂的问题,做出明智的决策,并推动各个领域的发展和创新。通过不断锻炼和培养思维能力,我们可以提高自己的认知水平,更好地理解世界并应对挑战。

(六) 想象与表象

想象和表象是认知心理学中两个重要的概念,它们涉及个体如何处理和操纵心理图像和概念。

1. 想象　是指个体在心智中创造、再现或重建感觉体验、事物、情境或事件的过程。在想象中,个体可以在脑海中构建图像、声音、味道、感触和其他感觉经验,尽管这些经验可能并没有在现实中真实存在。想象允许个体在脑内模拟各种情境和可能性,以解决问题、规划未来或体验情感。如当一个人计划一次未来的旅行时,他们可能会在脑海中想象自己站在美丽的海滩上,感受阳光和海浪的声音,尽管这个经验尚未发生。这种想象可以激发他们的兴趣,帮助他们做出旅行决策。

2. 表象 是指个体的心智中的符号、符号系统或内部表示,用来代表或呈现外部世界的信息、对象或概念。表象可以是语言、图像、符号、图表、数字或其他形式的表示方式。表象允许人们在思考、交流和解决问题时使用符号和符号系统。地图是一种空间表象,用于代表地理位置、地形和道路系统,人们可以使用地图来导航、规划旅行路线或理解地理信息。

在认知过程中,想象和表象通常相互作用。想象可以触发内部的表象,以便将其可视化或符号化。例如,当一个人想象一只红色的苹果时,他可以在脑海中创建关于苹果的图像(表象)或使用符号"苹果"来表示这个概念(表象)。这种相互作用有助于人们思考、学习和创造新的概念和想法。总之,想象允许人们创造虚拟的体验和情境,而表象则使他们能够使用符号和符号系统来表示和传达思维。

三、情绪与情感

情绪与情感是人类认知和心理活动中极为重要的组成部分,是人类共同的经验,无论种族、文化、性别、年龄或社会地位如何,每个人都经历和表达情感和情绪。这些情感和情绪可以是喜悦、愤怒、悲伤、恐惧等,它们是我们作为人类的一部分且共有的心理状态,贯穿着我们的生活,影响着我们的决策、行为和人际关系。

(一) 情绪与情感的定义与区别

情绪(emotion)与情感(affection)是心理学中两个关键的概念,它们通常被人们用来描述和解释内在体验和外部表现。情绪是对某个具体事件或情境的明确的短暂的心理反应,其强度和持续的时间与个体对该事件或情境的敏感度有关。情感通常被描述为一种广泛的、持久的内在情绪状态。

1. 情绪的特征

(1)触发性:情绪通常与特定的事件、情境或刺激相关联,如看到一只可爱的小猫会引发喜悦情绪,遭遇危险环境可能引发恐惧情绪。

(2)强烈和短暂性:如当听到好消息时会感到喜悦,但这种喜悦情绪可能很快消退。

（3）生理反应性：情绪通常伴随着生理变化，如心率加快、出汗、面部表情变化等，这些生理反应与情绪紧密相关，有时可用于识别和测量情绪。

2. 情感的特征

（1）主观性体验：情感是个体的主观体验，反映了个体对某种情境、事件或对象的评价和感受。这种体验是独特的，因为它基于每个人的个体经历和观点。

（2）多维性：情感不是单一的，而是涵盖了多个维度，如愉悦－不愉悦、活跃－冷静、紧张－放松等。情感可以同时包含多个情感维度的组合，因此它们可以是复杂和多样的。

（3）持续性：情感通常是相对持久的，它们不仅反映瞬时的情绪，还包括了对长期经历和生活事件的反应。

以下两个例子能很好理解情绪和情感的关系：如一位学生在接到考试成绩时可能会感到焦虑和紧张，这是一种焦虑的情绪，这种情绪通常是短暂的，只在特定的时刻出现；又如一个人对他的家庭生活感到幸福和满足，这是一种愉悦的情感，这种情感可能在一段时间内持续存在，而不是瞬时的反应。总之，情感和情绪是心理学中的重要概念，它们共同构成了人类情感生活的重要组成部分。理解它们的定义、特征和区别，有助于我们更好地理解个体的心理状态和行为反应。

（二）情绪与情感的生理基础

情绪与情感的起源可以追溯到大脑和生理系统。大脑的结构和功能在情感产生和调节中扮演着关键角色，杏仁核的活动与情感处理密切相关，而前额叶皮质则参与情感调节和情感表达。此外，荷尔蒙、神经传递物质和自主神经系统也在情感的生理基础中起到重要作用。

1. 大脑特定部位在情绪与情感中的作用

（1）杏仁核的作用：杏仁核是大脑内重要的情感处理中枢之一，它位于大脑的颞叶中，具有关键的生理学和神经学功能。杏仁核在情感的形成和情绪的加工中发挥重要作用，其主要功能包括：①情感识别：杏仁核有助于识别和解释其他人的情感表达。当我们看到某人的面部表情、姿态或声音时，杏仁核能够快速识别情感，并为我们提供有关他人情感状态的信息。②情感记忆：杏仁核参与了与情感相关的记忆过程。它可以加强与情感体验相关的记忆编码,从而使情感记忆更加持久和有力。③情感调节:杏仁核与前额叶皮质和自主神经系统相互连接,以调节身体的生理反应。例如,在威胁性情境下,杏仁核可以触发生理应激反应,如心跳加速、呼吸急促和出汗。

(2) 前额叶皮质的作用:前额叶皮质是大脑的前额叶部分,与情感调节和情感表达密切相关,它在以下方面发挥作用:①情感调节和抑制:前额叶皮质对情感的调节起着关键作用。它有助于控制和调节杏仁核产生的情感反应,帮助个体更好地管理情感。②情感表达:前额叶皮质参与了情感表达的控制。它有助于选择适当的情感表达方式,如情感表情、声音调子和身体语言。

2. 生理系统在情绪与情感的作用

生理学角度解释情感的起源涉及身体内部生理系统的作用,这些系统对情感体验产生重要影响。一些关键因素包括:①自主神经系统:自主神经系统分为交感神经系统(激活应激反应)和副交感神经系统(促进平静和休息状态)。这两个系统的平衡对情感调节至关重要。情感激发可以引发自主神经系统的生理变化,如心率、血压和呼吸频率的改变。②荷尔蒙:内分泌系统释放荷尔蒙,这些化学物质在情感的调节和表达中发挥重要作用。例如,肾上腺素和皮质醇是与应激反应和情感相关的荷尔蒙。③大脑化学物质:神经递质如多巴胺、儿茶酚胺和血清素,在情感的调节中起到关键作用。不同的神经递质与不同类型的情感和情绪相关。④生物节律:情感和情绪也受到生物节律的影响。例如,昼夜节律和季节变化可以影响个体的情感状态。

总之,情感与情绪的生理基础涉及大脑的特定区域和多个生理系统的相互作用,了解这些生理基础有助于我们更好地理解情感和情绪的产生、表达和调节,同时也为研究情感障碍和情感调节提供了重要线索。

(三) 情绪与情感的分类

情感常常是复杂多样而持久的情绪体验,比如幸福感、道德感、同情感、美感等,很难用一个标准来分类,而情绪因为其特征相对明显,可以按照以下的方式进行分类。

1. 基本情绪分类　基本情绪是人类和其他动物天生具备的情绪,通常被认为是跨文化和跨物种的。常见的基本情绪包括愤怒、喜悦、悲伤、恐惧。例如当一个人遭受不公平待遇或受到侮辱时,他可能会感到愤怒。这种情绪通常伴随着生理反应,如心跳加速和面部表情的改变以及行为表现,出现愤怒的言语或动作。当一个人获得意外好消息或经历愉快的事情时,他可能会感到喜悦,这种情绪通常伴随着笑容、轻松的肌肉状态和积极的生理变化。

2. 复杂情绪分类　复杂情绪是由基本情绪组合而成,具有更多的复杂性和多样性,它们可能在社会和文化方面有更大的变化。嫉妒情绪(情感):嫉妒情感通常包含了恨、不满和渴望等多种成分。当一个人感到嫉妒时,他可能既嫉妒他人的成功,又感到自己的不满和欲望。尴尬情绪(情感):尴尬情感包括了羞耻、紧张和不安等情感。当个体在社交情境中感到尴尬时,他可能会经历这些情感,这通常伴随着自我否定和社交不适感。羞耻情绪:羞耻情绪涉及悲伤、尴尬和自我否定等多种情绪。当一个人在社交场合中犯了错误或做出不当的行为时,他可能会感到羞耻。

3. 时效性情绪分类　时效性情绪是短暂的情绪反应,通常在特定刺激或情境下产生并很快消失。惊讶情绪:当一个人突然遇到意外事件或令人惊讶的情况时,他可能会感到惊讶。这种情绪通常是短暂的,持续时间较短。厌恶情绪:当一个人在食物或物品上感到不悦时,他可能会感到厌恶。这种情绪通常在刺激消失后迅速减弱。

4. 情绪激发源分类　情绪激发源分类是根据情绪的来源进行分类,例如内部或外部因素。内部情绪:内部情绪源于个体的思想、回忆和情感体验,例如,自我怀疑和内疚情绪可能源自对过去错误的反思。外部情绪:外部情绪源于外界刺激和情境,例如,看到一个令人悲伤的场景可能引发悲伤情绪。

总之,情绪可以根据多种标准进行分类,有助于我们更好地理解和探索情感的多样性、复杂性以及它们如何影响个体的心理和行为反应。

(四) 情感与情绪的功能

情感与情绪在人类进化和社会交往中发挥着关键作用,它们在生存和适应性方面起到了保护作用,帮助个体识别危险和机会。此外,情感也在社交互动中扮演着重要角色,有助于建立人际关系、表达情感和连接他人。个体的情感状态对身心健康和人际关系的稳定性有着深远影响。具体来讲有以下功能:

1. 对决策和行为的影响　情感和情绪直接影响我们的决策和行为。例如,愤怒可能导致冲动的行为,而喜悦可能促使积极的行为。我们的情感和情绪在日常生活中指导着我们如何应对各种情境。

2. 对人际关系的影响　情感和情绪在人际关系中扮演着重要角色。它们帮助我们理解和共鸣他人的情感,同时也影响我们与他人的互动方式。情感智商(EQ)在领导力和团队协作中尤为关键。

3. 对心身健康的影响　情感和情绪与身心健康密切相关。积极的情感状态有助于降低压力、改善免疫系统功能,而负面情感可能导致焦虑、抑郁和其他心理健康问题。

4. 对文化和社会联系的影响　不同文化背景下,情感和情绪的表达方式可能不同。了解文化对情感的影响有助于促进跨文化的理解和交流。

5. 对个体发展的影响　在儿童和青少年期间,情感和情绪的发展对于社交技能、自我认知和情感调节能力的培养至关重要。

总之,情感和情绪是人类心理学的核心主题,它们不仅在我们的个体生活中发挥重要作用,也在社会和文化层面具有深远影响。了解情感和情绪的功能有助于我们更好地理解自己和他人,提高心理健康,并促进更积极的人际关系和社会互动。

(五) 情绪与情感的发展与调节

1. 情绪与情感的发展

婴儿和儿童期是情绪与情感发展的关键时期,在这个阶段,婴儿开始表现出基本的情感反应,如愉悦、不安和恐惧。随着年龄的增长,他们逐渐学会识别和表达情感,同时也开始理解和感知他人的情感。主要分为以下两个阶段:(1)情感表达阶段:在早期,婴儿主要通过面部表情、声音和身体语言来表达情感。随着发展,他们学会使用更多的语言来表达情感,同时也会更好地掌握情感的社交规则。(2)情感认知阶段:儿童逐渐学会理解和感知情感,包括他人的情感和自己的情感。这有助于他们建立情感智能,更好地理解和与他人互动。随着大脑的发育和社会经验的增加,人们情感认知和情感表达越来越成熟,同时,情感认知和情感表达的方式也受社会文化差异的影响。

2. 情绪与情感的调节

个体通常会采取各种策略来调节情绪和情感,它有助于个体应对压力、焦虑和负面情绪。情绪调节不仅影响个体的内在体验,还影响其与他人的互动和社会适应能力,情绪调节技能的培养对于个体的情感健康和生活质量至关重要。情绪调节包括以下方面：（1）情绪认知：个体需要能够识别和理解自己的情绪以及情绪的触发因素。情绪认知有助于更好地管理情绪。（2）情绪表达：学会以适当的方式表达情绪对于社交互动非常重要。情绪表达的不当可能导致人际关系问题。（3）情绪调节策略：个体需要发展有效的情绪调节策略，以帮助自己管理情绪，这包括认知再评估、情绪表达、逃避与应对等策略。

情感与情绪的发展和调节在整个生命周期中都是很重要的，不仅影响着个体的心理健康，还对学业和职业发展产生深远影响。情绪和情感可以通过各种方法来测量，包括问卷调查、生理测量、面部表情分析和神经影像学检查等。了解个体的情感状态、情感变化以及情感与其他变量之间的关系，对情绪的调节和心身健康的维护提供了重要手段。

（六）情绪理论

情绪理论是用来解释和理解情感的模型和框架，以下是一些常见的情绪理论：

1. 基本情感理论（Basic Emotion Theory）

基本情感理论由保罗·艾克曼（Paul Ekman）等心理学家提出，他们认为存在一组跨文化和跨物种的基本情感，包括愤怒、喜悦、悲伤、恐惧、惊讶和厌恶。这些情感是生物学上固有的，每种情感都有特定的面部表情和生理反应。例如，当一个人收到令人愉快的惊喜礼物时，他可能会表现出喜悦的表情，如微笑，同时体验到高兴的情感；当遭遇威胁或危险时，个体可能会感到恐惧，这可能伴随着快速的心跳和肌肉紧张。

2. 评价-反应模型（Appraisal-Action Model）

这一理论强调情感的形成与对情境的评价有关，个体会根据情境的重要性、符合性和影响来评估情境。情感是一种对情境评价的自然反应，情感的不同类型源自不同的情境评价。例如，一个人在考试中取得高分，他可能会体验到喜悦情感，因为他评价这一情境为积极、重要和符合期望；当一个人遇到了交通事故，他可能会感到愤怒，因为他评价这一情境为不愉悦、重要且不符合期望。

3. James-Lange 理论（James-Lange Theory）

这一理论由威廉·詹姆斯（William James）和卡尔·朗格（Carl Lange）提出，认为情感是生理反应的结果。个体首先感受到生理变化，然后根据这些生理变化来识别自己的情感。例如,当一个人经历恐惧情感时,他首先可能会感到心跳加速、呼吸急促和肌肉紧张,然后根据这些生理反应识别出自己正在经历恐惧。

4. 配对理论(Two-Factor Theory)

这一理论由斯坦利·舍克特(Stanley Schachter)和杰罗姆·辛格曼(Jerome Singer)提出,认为情感的形成不仅依赖于生理反应,还依赖于对情境的认知评价。情感经验涉及生理反应和认知解释的相互作用。例如,当一个人在恐怖电影中观看吓人的场景时,他可能会感到兴奋(生理反应),但他也会明白这只是电影,所以不会感到真正的恐惧(认知解释)。

这些是一些关于情绪的理论,它们有助于解释情感的产生、特征和影响,不同的理论强调不同的因素,有助于我们更深入地理解情感的复杂性和多样性。

四、意志行为

意志行为是指个体有目的、有意识地选择并采取行动,以实现特定目标或达到特定愿望的能力。意志涉及自我控制、决策、目标设置和持久性行动,是实现个人目标和抵抗诱惑的重要心理过程。

(一)意志行为的基本过程

1. 目标设定　意志行为的第一步是明确目标。个体必须清楚知道他希望实现的目标是什么,这个目标通常与个人价值观和愿望相关。如一个学生设定了目标要在期末考试中获得优异的成绩,因为他渴望进入一所优秀的大学。

2. 决策制定　在明确目标后,个体需要制定决策和计划,以确定实现目标的最佳方法。这可能涉及权衡不同选择和考虑可能的后果。如一个人决定要减重,他需要制定一个健康的饮食和锻炼计划,以达到减体重的目标。

3. 持续性行动　意志行为要求个体持续采取行动,不断朝着目标前进。这可能需要长期的努力和毅力。如一个音乐初学者想要精通一种乐器,他需要每天练习,保持对音乐的兴趣和坚持不懈的努力。

(二)意志行为的特征

1. 自我控制　意志行为通常需要个体克服诱惑和自我控制,抵制不利于实现目标的冲动,可能包括抵制不健康的诱惑、延迟满足、忍受困难和克服挫折。

2. 决心 意志行为通常伴随着坚定的决心和坚持不懈的决心,即使面临困难和挑战也能够坚守目标。

3. 认知灵活性 意志行为不仅需要坚韧,还需要灵活地适应新的情况和变化,以调整策略和方法。

4. 目标导向 意志行为是以实现特定目标或满足特定需求为导向的,行动通常与这些目标紧密相关。

5. 长期性 意志行为通常是长期的,个体必须持续努力,而不是仅仅停留在短期的满足。

总之,意志行为是一种涉及目标设定、决策制定和持续性行动的心理过程。它需要坚定的决心和意志力,以实现个人目标和愿望。意志行为在日常生活中起着重要作用,帮助个体克服挑战、实现成就和提高生活质量。

(周波)

第二节　心理学流派

一、精神分析理论

精神分析理论是心理学中的一个重要分支,它起源于 19 世纪末 20 世纪初的欧洲。创始人是奥地利医师、心理学家西格蒙德·弗洛伊德(Sigmund Freud,1856—1939)。

(一) 弗洛伊德的生平与影响

西格蒙德·弗洛伊德是 20 世纪最重要的心理学家之一,被誉为精神分析学的创始人。他的理论和观点对心理学、精神病学、文化研究和文学等领域产生了深远的影响。

1. 弗洛伊德的生平

西格蒙德·弗洛伊德于 1856 年 5 月 6 日出生在奥地利的弗里德堡(现克拉克诺夫内)。他在维也纳大学学习医学,后来专注于神经科学。在伦敦的查尔斯霍斯医院工作期间,弗洛伊德开始对心理病理学产生浓厚兴趣。弗洛伊德是精神分析的创始人之一,他开创了通过解析患者的无意识过程来治疗精神疾病的方法。

弗洛伊德的主要著作有《梦的解析》、《性学三论》、《自我与本我》等,这些著作探讨了人类心理的深层结构和性心理等重要主题。

2. 弗洛伊德的影响

心理学方面:弗洛伊德的理论为现代心理学的发展奠定了基础,特别是在人格心理学和临床心理学领域。

精神病学方面:他的精神分析方法对精神病学产生了深远影响,为精神疾病的理解和治疗提供了新的视角。

文化与文学方面:弗洛伊德的理论在文化批评和文学分析中有广泛应用,帮助人们更好地理解文学作品和文化现象。

儿童发展方面:他的理论也对儿童心理学和教育产生了影响,尤其是关于儿童性格和情感发展的方面。

(二)精神分析理论的发展历程

精神分析理论是由弗洛伊德创立的心理学理论体系,经过多个阶段的发展和演变。

早期理论(19 世纪末至 20 世纪初):弗洛伊德首次提出无意识心理学理论,将人类行为和精神疾病解释为潜意识冲突的结果。他的著作《梦的解析》(The Interpretation of Dreams)标志着精神分析理论的诞生。弗洛伊德强调性欲驱力在个体心理中的重要性,提出了性心理阶段理论,包括口腔、肛门、生殖等阶段。

结构模型(20 世纪初至 1920 年代):弗洛伊德引入了心理结构模型,将个体心理划分为三个组成部分:本我(Id)、自我(Ego)和超我(Superego)。这一时期的著作包括《自我与本我》(The Ego and the Id)和《我与超我》(The Ego and the Super-ego),强调了冲突和平衡在个体心理中的作用。

文化和社会应用(1920 年代至 1930 年代):精神分析理论开始应用于文化、社会和文学领域,弗洛伊德和他的追随者分析了潜意识在这些领域中的作用。重要的著作包括《文化和其不满》(Civilization and Its Discontents)和《费尔德心理学导论》(Introduction to Psychoanalysis)。

客体关系与自我心理学（1940 年代至 1950 年代）：梅拉妮·克莱因（Melanie Klein）和海伦·塔乌·瑞克曼（Helen Tausk Ricksman）等精神分析师在弗洛伊德的基础上发展了自我心理学和客体关系理论，强调了个体的关系和心理发展。自我心理学提出了自我功能、情感关系和治疗中的移情和反移情等重要概念。

人际关系理论（1950 年代至今）：精神分析理论继续演化，人际关系理论强调了人际关系和早期亲密关系对个体心理的重要性。精神分析领域涌现出许多派别和变种，包括弗洛伊德派、克莱因派、拉康派、自我心理学派等。

（三）精神分析理论的核心概念

1. 本我、自我和超我

本我、自我和超我是弗洛伊德心理学理论中的三个核心概念，它们代表了人类心理结构的不同方面。

本我（Id）：本我是个体心理结构的最早形成部分，它代表了生物和本能的驱动力。本我是原始的、无意识的，只追求满足基本的生存需求和性欲需求。本我遵循快乐原则，寻求即时的满足和避免痛苦。它不受现实世界约束，完全按照冲动和愿望行事。

自我（Ego）：自我是个体心理结构的中间部分，代表了现实性和理性的一面。自我在本我和超我之间起到调解和平衡的作用。自我遵循现实原则，考虑外界条件和社会规则，以满足本我的需求，同时避免引发超我的内疚感或社会制裁。

超我（Super-ego）：超我是个体心理结构的最后形成部分，代表了内化的道德标准和社会规范。它包含个体对父母和社会权威的价值观和道德判断。超我对自我施加道德和伦理标准，它评价自我和本我的行为，产生内疚感和羞耻感，或者奖励自我遵循道德规范。

2. 潜意识

潜意识是指人类心理活动中不能认知或没有认知到的部分，是人们"已经发生但并未达到意识状态的心理活动过程"。潜意识在精神分析理论中具有重要作用，它代表了个体内部不同心理力量之间的竞争和矛盾。其重要性主要有以下几个方面：

理解精神疾病：潜意识冲突的理念是精神分析理论的核心。根据这一理论,精神疾病的根本原因是内部冲突的不解,这些冲突可以导致情感问题、焦虑、抑郁等症状。通过分析和解决潜意识冲突,可以帮助患者减轻或克服这些症状。

自我发展和人格形成:潜意识冲突的解决对于个体的自我发展和人格形成至关重要。个体需要处理来自本我、自我和超我的不同需求和期望,以建立健康的人格结构。

情感表现和行为:潜意识冲突可以影响个体的情感表现和行为。未解决的冲突可能会导致冲动行为、情感爆发、压抑或回避等不适当的应对方式。

潜在的创造性:弗洛伊德认为,一些冲突可以激发创造性思维和行为。通过解决内部矛盾,个体可能会找到新的方式来理解和应对问题,从而产生创新的想法和解决方案。

治疗的重要性:潜意识冲突的解决是精神分析治疗的核心目标之一。在治疗过程中,患者和治疗师一起探索和解决潜意识冲突,以帮助患者更好地理解自己,减轻痛苦并改善心理健康。

3. 心理防御机制

心理防御机制是个体在面对焦虑、冲突或不适的情境时,无意识地采取的心理策略,以减轻或避免不适情感。这些防御机制有时可以帮助个体应对困难情况,但也可能导致不健康的心理过程。以下是一些常见的心理防御机制:

否认(Denial):个体拒绝承认现实中的不适或痛苦,将其排除在意识之外。这可以是对严重创伤或丧失的应对方式,例如,一个人可能否认自己患有严重疾病。

投射(Projection):个体将自己的不适情感、欲望或冲突归因于他人,将自己的内在问题外化。例如,一个嫉妒的人可能会认为别人嫉妒他。

移情(Transference):个体将自己对于一个人或情境的情感,转移到另一个人或情境上。这通常在治疗中出现,患者可能将他们与父母或关系中的人的情感投射到治疗师身上。

反向形成(Reaction Formation):个体采取与其真实感受相反的情感和行为来掩盖或对抗不适情感。例如,一个人可能因为内疚而表现出过度友善的行为。

幻想(Fantasy):个体通过幻想来逃避现实中的不适情感,创造一个虚构的世界或情境。这可以是一种逃避现实的方式。

合理化(Rationalization)：个体用逻辑合理的解释来掩盖不适情感，使其看起来合理化。例如，一个人可能为自己的行为找到合理的理由，以消除内疚感。

抵消(Compensation)：个体通过强调自己在其他领域的优点或成功来弥补在某一领域的不足。例如，一个人可能在学术上表现出色，以弥补社交上的不安全感。

退行(Regression)：个体在面对压力或冲突时回到了较为幼稚或原始的心理状态，以逃避现实情感的压力。这可能表现为童年般的行为或情感表达。

4. 性发展的五个阶段

口腔期(Oral Stage)：这个阶段发生在出生后的最初几年，婴儿主要通过口腔活动(吃、吮吸等)来获得满足。未解决的冲突可能导致口腔焦虑，对吮吸或咀嚼行为的过度依赖，或者口腔依赖性的性格特征。

肛门期(Anal Stage)：这个阶段发生在幼儿期，焦点在排泄控制和肛门区域。童年时期对于排泄的控制和父母的反应可能对个体的秩序感和控制欲产生影响。

生殖器期(Phallic Stage)：这个阶段发生在幼儿期后期，关注生殖器区域。重要的事件包括"恋母情结"和"恋父情结"，这些情结在解析中扮演重要角色。

潜伏期(Latency Period)：在这个阶段，童年性发展似乎停滞，个体更关注学校和同伴关系。然而，潜伏期仍然对后续发展产生影响，因为在这个时期，个体可能会内化一些父母和社会的价值观。

生殖器成熟期(Genital Stage)：这个阶段发生在青春期和成年期，个体重新关注生殖器，并寻求成年性关系。如果之前的性发展阶段存在未解决的冲突，它们可能在这个阶段表现为性问题或关系问题。

5. 移情与反移情

移情(Transference)和反移情(Countertransference)是精神分析和心理治疗过程中的重要概念，涉及患者和治疗师之间的情感互动。

移情：移情是患者将他们在过去关系中或童年经历中对其他人的感情和态度，投射到治疗师身上的过程。这种情感投射通常是无意识的，患者对治疗师产生了特定的情感反应，如爱、恨、依赖等，这与过去的关系经历相关。移情是治疗过程中的重要组成部分，因为它提供了探索患者潜意识冲突和情感历程的机会，有助于患者更深入地了解自己。

反移情:反移情是治疗师对患者产生的情感反应,包括对患者的情感、需求和行为的反应。类似于移情,反移情也可能是无意识的,治疗师的反应可能受到个人经历和情感状态的影响。反移情可以提供有关患者内在世界和治疗过程的信息,但治疗师需要谨慎地处理这些情感,以确保它们不干扰治疗过程。

移情和反移情都是精神分析和心理治疗中的重要因素,它们有助于理解患者和治疗师之间的互动,揭示患者的潜意识冲突,并在治疗中产生深远影响。

6. 自由联想

自由联想(Free Association)是精神分析治疗中的一项核心技术,它是一种让患者自由表达思维和情感的方法,以揭示无意识心理过程、潜意识冲突和隐含的情感。

自由联想的原理:该理论认为个体的无意识心理过程在很大程度上驱动了他们的行为和情感。在自由联想中,患者被鼓励以放松和不加防御的方式表达自己的思维。这意味着患者不需要自我审查、筛选或编辑他的想法,即使是看似不相关或尴尬的想法也应该被诚实地表达。通过自由联想,患者可以自发地说出他的思维,治疗师则会记录这些言辞并注意任何与无意识冲突或情感有关的话语。

自由联想的目的:促使患者进一步探索自己的内在世界,揭示无意识的思维、情感、愿望和抵抗。这种开放式的表达方式有助于治疗师和患者一起探索可能在患者心理中引起问题或困扰的核心冲突。通过自由联想,患者可以更深入地了解自己,识别潜在的心理问题,并最终减轻症状和改善心理健康。

7. 梦的解析

梦的解析是精神分析领域的另一项核心技术,它涉及分析和理解梦中的象征、隐含信息以及与个体的心理冲突和无意识心理过程之间的关系。

梦的作用:梦被视为无意识心理过程的一种表现形式,它们可以揭示个体内部的冲突、愿望、焦虑和防御机制。梦通常包含了象征、隐喻和潜在的含义,需要经过解析才能理解。

梦的解析过程:梦的解析通常是在治疗过程中进行的,患者被鼓励讲述他的梦并描述梦境中的情节、人物和情感。治疗师会帮助患者分析梦中的象征和隐喻,探讨与梦相关的情感和生活事件,以及梦中的符号和符号的可能含义。解析的目标是识别与梦中内容相关的无意识冲突和心理过程,揭示梦的深层含义。梦的解析有助于揭示个体的无意识心理过程,包括冲突、防御机制、移情等。通过梦的分析,患者可以更深入地了解自己的内心世界,理解内在的冲突和问题。

◈ 延伸阅读材料

俄狄浦斯王的故事

俄狄浦斯王是希腊神话中的一位传奇人物,其故事被广泛传颂,也成为戏剧、文学和心理学领域的重要主题。

故事背景:故事发生在古希腊城邦底比斯,城邦人们深受瘟疫和困苦折磨。底比斯的国王拉伊奥斯(Laius)和王后约卡斯塔(Jocasta)前去请示神谕,神谕告诉他们,城邦的不幸源于他们的儿子俄狄浦斯,他将杀害父亲而娶母亲。

俄狄浦斯的早年:为了防止神谕的预言成真,拉伊奥斯和约卡斯塔将新生婴儿俄狄浦斯绑在一座山上将他遗弃。然而,俄狄浦斯被一位牧羊人发现,被带到了科林索斯国王波利波斯(Polybus)和王后米洛波(Merope)的家庭中,并被抚养成人。

俄狄浦斯的成年:俄狄浦斯成年后得知他的生身父母是底比斯的国王和王后,但并不知道神谕的预言。他离开科林索斯前往底比斯,然而在路上与一位陌生人相遇,发生了争执,最终杀死了这位陌生人。

揭开真相:俄狄浦斯继续前往底比斯,在那里他得知城邦受到瘟疫的困扰。他决定寻找并杀害拉伊奥斯国王的凶手,以解救底比斯。在一系列调查中,他发现了自己的真正身份和过去的罪行。最终,他得知自己已经实现了神谕的预言,即杀害了自己的父亲并娶了自己的母亲。

结局:俄狄浦斯在得知真相后感到极度绝望,刺瞎了自己的双眼,并流放出底比斯。他的妻子和母亲约卡斯塔自杀,城邦瘟疫解除。俄狄浦斯最终来到阿尔戈斯,在那里度过了余生。

这个故事被古希腊剧作家索福克勒斯(Sophocles)创作成希腊悲剧《俄狄浦斯王》,成为古典希腊戏剧的经典之一,同时也启发了西格蒙德·弗洛伊德等心理学家关于俄狄浦斯情结(恋母情结)的研究。

二、行为学习理论

行为学习理论是心理学中的一个重要分支,强调个体通过观察和模仿他人的行为,以及通过奖励和惩罚来学习新的行为。行为学习理论起源于 20 世纪初,当时研究人员发现一些动物能够通过观察其他动物的行为来学习新的技能,例如,黑猩猩可以通过观察成年猴子使用工具来学习如何使用类似的工具,其中以伊万·巴甫洛夫(Ivan Pavlov)、约翰·沃森(John B. Watson)、伯福斯·斯金纳(B. F. Skinner)等学者的工作为代表。

(一) 行为主义的基本原理

1. 条件反射 伊万·巴甫洛夫是前苏联著名的生理学家和心理学家,他进行的狗和唾液分泌实验是行为主义心理学的奠基之一,对于理解条件反射和学习过程产生了深远的影响。在巴甫洛夫的著名实验中,他研究了狗的唾液分泌过程。实验包括以下关键元素:

中性刺激:实验中的中性刺激是一个钟(或铃铛),这个刺激通常不会引起狗分泌唾液的反应。

非条件刺激(UCS):UCS 是一种引起狗唾液分泌的天然刺激,通常是食物。

条件刺激(CS):巴甫洛夫通过多次将钟声(CS)与食物(UCS)同时呈现给狗,使得钟声成为一个与食物相关的信号。

条件反射(CR):随着时间的推移,狗开始在听到钟声(CS)时分泌唾液,即使没有实际食物(UCS)出现。

狗在多次学习的过程中,开始将中性刺激的钟声与食物呈现联系在一起,导致了在仅仅听到钟声时就分泌唾液的条件反射。这个实验强调了学习和环境对行为的影响。

2. 操作性条件反应 B. F. 斯金纳(B. F. Skinner)是行为主义心理学的重要代表人物之一,他的研究对行为主义的发展产生了深远的影响。斯金纳进行了一系列实验,其中最著名的是鼠标箱实验,也称为斯金纳的箱子实验(Skinner's Box Experiment)。这个实验通常涉及以下元素:

鼠标箱:这是一个小型的封闭实验箱,内部配有控制某种刺激的机制,例如食物或水。实验者可以记录和控制箱子内的刺激。

操作性条件反射：在箱子实验中，动物（通常是实验室鼠或白鼠）学会了一种称为操作性条件反射的行为。这是一种动物学会通过某种操作来获得奖励的行为，如按下杠杆、敲击键盘等。

奖励和惩罚：实验者可以通过提供奖励（如食物或水）或施加惩罚（如电击或不适刺激）来影响动物的行为。这可以用来研究奖励和惩罚如何塑造和改变动物的行为。

斯金纳的箱子实验结果有以下重要的发现：奖励可以增强操作性条件反射，使动物更倾向于重复产生奖励的行为。惩罚可以减弱或抑制操作性条件反射，使动物更倾向于避免产生惩罚的行为。

行为主义理论强调环境对行为的塑造和控制，箱子实验提供了支持这一理论的实验证据。斯金纳的箱子实验对后来的行为主义研究和应用产生了深远的影响，包括行为治疗和教育领域。他的工作强调了环境对行为的重要性，并促进了对操作条件反射和奖励学习的更深入研究。

（二）行为学习理论的核心概念

强化：强化是指在特定情境下，某种刺激（如奖励、惩罚等）与某个行为或反应之间的关联。强化可以帮助动物或人类更好地学习和记忆新的技能。

模仿：模仿是指个体通过观察他人的行为来学习新的技能。模仿可以分为直接模仿和间接模仿两种形式。直接模仿是指个体直接观察他人的行为并进行复制；间接模仿是指个体通过观察他人的行为结果来推断正确的行为方式。

试错：试错是指在学习过程中，个体不断尝试新的行为方式，并根据结果调整自己的行为。试错有助于个体更快地掌握新的技能。

观察学习：观察学习是指个体通过观察他人的行为来学习新的技能，而无需亲自进行尝试。这种学习方式在动物和人类学习中都有应用。

（三）行为学习理论的应用

行为学习理论在许多领域都有广泛的应用，如教育领域、健康行为、临床心理学、社会和发展心理学。

教育领域：教育者可以利用奖励来强化学生的积极行为，通过惩罚来减少不良行为。基于行为学习理论的教育方法，如行为主义教育和认知行为教育，强调奖励和惩罚对学生行为的影响，以促进学习。

健康行为：行为学习理论可以用来解释和干预健康相关行为，如戒烟、健康饮食和体育锻炼。健康干预项目通常使用奖励和惩罚等激励措施来帮助个体养成健康的生活方式。

临床心理学：在临床心理学中，行为学习理论应用于行为治疗。行为治疗通过改变不健康的行为模式，如焦虑、恐惧和成瘾，以及提高适应性行为来帮助个体。暴露疗法、认知行为疗法（CBT）和系统性脱敏等治疗方法都受到行为学习理论的启发。

社会和发展心理学：行为学习理论也适用于解释儿童和青少年的发展过程。儿童通过观察和模仿成人的行为来学习新的技能和行为；还可用于分析社会认知发展，包括情绪共情、道德判断和决策制定等方面。

三、认知理论

（一）认知理论的概述

认知理论强调个体的思维过程、知觉、记忆、语言、问题解决和学习对行为的影响。这一理论关注思维如何影响我们的感知、情感和行为，以及我们如何处理信息、解决问题和获得知识。认知心理学的历史可以追溯到两千年前的古希腊时代，当时一些杰出的哲学家和思想家如柏拉图、亚里士多德等，都对记忆和思维这类认知过程作过思索。近代认知心理学家以瑞士著名心理学家让·皮亚杰为代表，在 50 年代后期，认知心理学逐渐成为一门独立的学科。

（二）皮亚杰认知发展理论

皮亚杰认知发展理论是著名发展心理学家皮亚杰所提出的，被公认为 20 世纪发展心理学上最权威的理论。认知发展是指个体自出生后在适应环境的活动中，对事物的认知及面对问题情境时的思维方式与能力表现，并随年龄增长而改变的历程。皮亚杰对认知发展研究的特殊兴趣是出于将儿童的认知发展看作是沟通生物学与认识论的桥梁，他认为通过对儿童个体认知发展的了解可以揭示整个人类认识发生的规律，从而建构起他的整个学说"发生认识论"。

皮亚杰将儿童认知发展划分为四个阶段：感知运动阶段（从出生至 2 岁）、前运算阶段（2～7 岁）、具体运算阶段（7～11 岁）、形式运算阶段（11 岁以上）。

（三）认知理论的应用及发展前景

认知理论的应用范围广泛，它不仅对心理学领域有深刻的影响，还在其他领域，如教育、医疗和科技中产生了重要影响。

教育：认知理论帮助教育者了解学生的思维和学习过程，从而开发更有效的教学策略。未来，认知理论可以与技术结合，推动个性化教育和在线学习的发展。

临床心理学：认知理论对临床心理学和心理治疗产生了深远影响。认知行为疗法（CBT）是基于认知理论的一种常用治疗方法，用于治疗各种心理健康问题。未来，认知理论可能与神经科学和精神药物治疗相结合，以改善心理治疗的效果。

人机交互：认知理论在人机交互领域发挥着关键作用。人机界面的设计需要考虑用户的认知特点，以确保系统易于使用和理解。未来，认知理论将与虚拟现实和增强现实技术相结合，创造更沉浸和智能的用户体验。

人工智能：认知理论为人工智能（AI）提供了有益的理论基础。AI系统可以模仿人类认知过程，如自然语言处理、机器学习和决策制定。未来，认知理论将与AI领域更深入地融合，推动更复杂的认知任务的自动化。

神经科学：认知理论与神经科学相结合，有助于深入了解大脑如何处理信息和实现认知功能。未来，认知神经科学将继续推动我们对大脑和思维的理解。

四、人本主义理论

人本主义心理学是20世纪50年代兴起于美国的一个心理学的新流派，是继精神分析和行为主义之后西方心理学中的"第三势力"，以其独特的研究对象和方法，影响了西方心理学的研究取向。

（一）人本主义理论的概述

人本主义理论强调个体的主观体验、自我实现和人类潜力的发展。它关注人的情感、价值观、人际关系和自我意识，强调每个人的独特性和内在的积极潜力。人本主义理论的代表为马斯洛和罗杰斯。

（二）马斯洛的需要层次理论

1. 需要层次理论内容　马斯洛认为人的需要分为五个层次，即生理的需要、安全的需要、归属与爱(社交)的需要、尊重的需要及自我实现的需要。

生理的需要(physiological needs):对食物、水及性等需要都是生理上的需要,这类需要的层级最低,在转向较高层级的需要之前首先要满足这类需要。比如一个人在口渴时不会对其他任何事物感兴趣,他的主要动力是得到饮用水。

安全的需要(safety needs):安全需要包括对人身安全、生活稳定以及免遭痛苦、威胁或疾病等的需要。和生理上的需要一样,在安全需要没有得到满足之前,人们不会有更高层次的需求。对大部分人来说,安全需要表现为生活安稳、病有所医和老有所养。

归属与爱的需要(belongingness and love needs):归属与爱的需要又称社交需要,包括对友谊、爱情以及隶属关系的需要。当生理上的需要和安全需要得到满足后,社交需要就会突显出来,进而产生激励作用。在马斯洛需要层次理论中,这一层级是与前两层级截然不同的。这些需要如果得不到满足,就会影响人员的精神或情绪,甚至会出现心理疾病。

尊重的需要(esteem needs):尊重需要既包括对成就或自我价值的个人感觉,也包括他人对自己的认可与尊重。有尊重需要的人希望别人按照他们的实际形象来接受他们,并认为他们有能力、能胜任工作。他们关心的是成就、名声、地位和晋升机会,这是由于别人认识到他们的才能而得到的。当他们得到这些时,不仅赢得了人们的尊重,同时就其内心因对自己价值的满足而充满自信,不能满足这类需要就会使他们感到沮丧。如果别人给予的荣誉不是根据其真才实学,而是徒有虚名,也会对他们的心理构成威胁。

自我实现的需要(self-actualization needs):每个人都有实现自我潜力的内在动力,这被称为自我实现。个体通过追求自己的目标、价值观和兴趣来实现自我。达到自我实现境界的人,接受自己也接受他人,解决问题能力增强,自觉性提高,善于独立处事,要求不受打扰地独处。要满足这种尽量发挥自己才能的需要,他应该已在某个时刻部分地满足了其他的需要。当然自我实现的人可能过分关注这种最高层级的需要的满足,以至于自觉或不自觉地放弃满足较低层级的需要。自我实现需要占支配地位的人,会受到激励在工作中运用最富创造性和建设性的技巧。

2. 满足需要与健康的关系

马斯洛认为,长期处于基本需要缺失状态中的人会产生心理疾病,而缺失性需要的满足则可以避免疾病。他指出,低层次需求未满足时,人会专注于满足该需求,而忽略高层次需求。只有当前需求满足,高层次需求才会出现。如果长期处于基本生理、安全需求缺失状态,人就会出现焦虑、抑郁等问题。因此,马斯洛认为心理治疗的关键是识别和满足个人的基本需求缺失,因为这是维持正常生理和心理状态的基础。通过满足基本需求可以减轻患者的焦虑、神经官能症等问题,帮助其恢复健康。马斯洛的理论强调需求缺失与心理问题的关系,以及基本需求满足在治疗中的重要作用,为后世心理治疗提供了重要启发,也提示我们要关注自身各层次需求,特别是基本需求,以保证身心健康。

(三)人本主义理论的核心概念

人的自我实现:人本主义理论认为,每个人都有实现自我潜力的内在动力,这被称为自我实现。个体通过追求自己的目标、价值观和兴趣来实现自我。

主观体验:人本主义强调个体的主观体验,包括情感、需求、渴望和内在体验。个体的主观感受对于理解其行为和生活意义至关重要。

自我概念:人本主义理论关注个体的自我概念,即个体对自己的看法和认知。积极的自我概念有助于自我实现和心理健康。

人际关系:人本主义理论认为,人际关系对个体的成长和幸福至关重要。健康的人际关系可以提供支持、认同和爱,有助于个体的自我实现。

非直接性治疗:人本主义心理治疗方法,如罗杰斯的人本主义治疗,强调治疗师与患者之间的理解、尊重和真诚。治疗师不会给予建议或指导,而是提供一个安全的环境,让患者自我探索和解决问题。

重视当下:人本主义理论强调个体关注当下的生活体验,而不是过去或未来。这被称为"当下体验",有助于个体更好地理解自己的需求和欲望。

文化和社会因素:人本主义理论认为,文化和社会环境对个体的发展和自我实现有重要影响,因此应该考虑这些因素。

(四)人本主义理论的应用及未来趋势

1. 人本主义理论的应用领域　人本主义理论强调个体需求和自我实现,在心理治疗、教育、组织发展等领域中推崇以人为本、关注个体价值的理念,对提高人的心理健康和幸福感产生重要影响。

心理治疗：人本主义心理治疗方法，如卡尔·罗杰斯的客观关系治疗，被广泛应用于心理治疗实践。它强调治疗师与患者之间的理解、尊重和真诚，为患者提供情感支持和自我探索的环境。

教育：人本主义理论对教育领域产生了重要影响。它鼓励教育者关注学生的个体需求、自我实现和情感健康，倡导以学生为中心的教育方法。

领导和组织发展：人本主义理论在领导和组织发展中强调领导者与员工之间的互动和支持。它鼓励领导者采用开放、诚实和关怀的风格来提高员工的士气和绩效。

心理健康促进：人本主义理论强调积极的心理健康和自我实现。它在心理健康促进和预防领域中提供了有益的理念，强调个体的情感需求和幸福感。

2. 人本主义理论的未来趋势　人本主义理论的未来发展趋势是继续拓展整合性方法，利用数字技术拓宽应用范围，加强跨文化适应性，并与积极心理学加强交流，共同探索提升个体福祉与实现潜能的途径。

整合性方法：未来，人本主义理论可能会更多地与其他心理学流派和治疗方法整合，以提供更全面的治疗和咨询。这可能包括整合认知行为疗法、正心理学等。

数字心理治疗：随着技术的发展，人本主义理论可能会与在线心理治疗和数字心理健康应用程序相结合，以为更多人提供心理支持和治疗。

跨文化适应性：人本主义理论将继续适应不同文化和社会背景的需求。研究人员将努力理解人本主义理论如何在不同文化中的应用，并开发跨文化适应的治疗方法。

积极心理学连接：人本主义理论与积极心理学有许多共通之处，未来可能更加密切地连接这两个领域，共同研究幸福、满意度和个体潜力的实现。

（五）人本主义理论的地位及争议

1. 人本主义理论的地位

人本主义理论强调每个人的独特性、尊严和主观体验，它强调人类内在的积极潜力和自我实现的重要性，为个体提供了一种积极、尊重和人性化的视角。

在心理治疗中的应用：人本主义理论在心理治疗领域有广泛的应用，例如，卡尔·罗杰斯的客观关系治疗。这些方法强调治疗师与患者之间的关系、真诚和尊重,为患者提供支持和自我探索的机会。

影响积极心理学:人本主义理论对积极心理学的发展产生了影响,后者关注幸福、满意度和人类潜力的实现。它与人本主义理论共享关于积极心理健康和自我实现的兴趣。

2. 人本主义理论的争议

科学性问题:一些批评者认为人本主义理论缺乏科学性,因为它强调主观体验和难以量化的概念。这导致了一些人对其研究方法和实证支持提出质疑。

理论模糊性:人本主义理论相对较为开放和宽泛,缺乏明确的理论结构。这使得一些人认为它不够系统化,难以应用于实际研究和治疗。

不足的跨文化适应性:人本主义理论可能在跨文化背景下面临挑战,因为它的一些概念和方法可能与不同文化的价值观和信仰相冲突。

不足的治疗效果比较:一些研究发现,人本主义治疗方法在一些情况下与其他心理治疗方法相比,可能治疗效果不如预期。

五、生理心理理论

1874 年,德国学者威廉·冯特发表了《生理心理学原理》一书,主张使用来自自然科学的实验方法和神经生理学的研究成果来研究心理学,提出"科学的心理学就是生理心理学",成为生理心理学学科诞生的标志。

(一)生理心理理论的概述

生理心理学(又称生物心理学)是一门研究心理过程与生理机制之间相互关系的学科。生理心理学不是单纯地研究和说明脑本身的活动,也不是单纯地分析行为和心理活动,而是把脑当作心理活动的物质本体,综合研究二者间的关系。它探讨了大脑、神经系统和生理过程如何与思维、情感、感知和行为相互作用。生理心理学在理论上对阐明"心理活动是脑的重要功能"具有关键意义。在实践中,生理心理学可为神经科学的临床诊断和治疗提供方法与依据。

(二)生理心理理论的基本原理及假说

1. 生理心理理论的基本原理

生理心理学的基本原理涵盖了大脑和生理系统如何影响行为、思维和情感的过程。

神经递质和神经传递:生理心理学研究神经递质(如多巴胺、谷氨酸、血清素等)如何在神经元之间传递信息。这些神经递质的水平和活动与情感、记忆和行为紧密相关。

神经解剖学和大脑结构:生理心理学关注大脑的解剖学结构,如皮质区域、海马体、杏仁核等,以及它们在认知和情感过程中的作用。不同大脑区域负责不同的功能。

神经网络:大脑中的神经元通过复杂的网络连接在一起。生理心理学研究这些神经网络如何协同工作,以支持各种心理过程,如学习、记忆和决策。

神经可塑性:生理心理学关注大脑的可塑性,即它如何随着经验和学习而改变。这包括突触可塑性,即神经元之间连接的强度可以增加或减弱。

感知和感觉处理:生理心理学研究感知和感觉处理的生理机制,如视觉和听觉系统如何解析感觉输入,并将其转化为我们的感知体验。

药物和神经系统:研究药物如何影响神经系统和行为是生理心理学的一部分。这包括了解药物如何影响神经递质水平以及它们对认知和情感的影响。

2. 生理心理理论的主要假说

(1) 定位学说与整体学说

定位学说:定位学说始于加尔和施普尔茨海姆提出的颅相学说。他们认为,人的大脑神经系统的不同部位各有其特定的功能。这一理论的关键性研究是对失语症患者的研究。失语症患者在语言表达和理解上存在缺陷,从中可以看出特定脑区与语言功能的关联。

整体学说:整体学说认为,大脑皮层的各个部位几乎以均等的程度参与认知功能,大脑是以整体方式工作的。这一学说提出了均势原理和总体活动原理。均势原理指出,大脑皮层的各区域对学习和认知功能贡献是均等的,没有哪一区域起主导作用;总体活动原理指出,大脑整体活动的效率与受损伤的面积成正比,而与受损部位无关。也就是说,无论脑受损的是哪个部位,只要损伤面积越大,大脑活动效率下降越严重。

两者的统一:根据巴甫洛夫的条件反射研究,神经元之间能够形成"暂时联系",这是神经元的一个普遍特性。这一发现为定位学说和整体学说的统一提供了生理学基础。尽管神经元有形成广泛联系的倾向,但大脑不同区域又表现出了一定的功能专门化。例如,简单的运动性条件反射的中枢位于小脑,简单的空间记忆主要依赖海马,而处理更复杂的空间关系则需要下颞叶、颞顶叶和枕叶皮质等区域的协同参与。这说明,在大脑这个复杂的网络中,各区域在保持相对独立的处理特定类型信息的功能特化的同时,也通过广泛的神经连接参与到信息处理和综合的网络合作中。这种功能专门化和功能整合的结合,揭示了定位学说强调功能局部化和整体学说强调全脑协作的优点,实现了两者的统一,更全面地解释了大脑认知功能的本质。

(2)功能系统学说:俄国科学家鲁利亚根据其前期研究,把脑分成了三个相对独立但又相互联系的功能系统。

第一功能系统(动力系统):脑干网状结构和边缘系统。功能:保持大脑皮层的一般觉醒状态。

第二功能系统(信息接受、加工和储存系统):枕叶、颞叶和顶叶及相应皮层下组织。功能:接受来自机体内外的刺激,加工后保存。

第三功能系统(行为调节系统):额叶的广大脑区。功能:编制行为程序、调节和控制行为的系统。

(3)模块学说:人脑在结构和功能上是由专门化并互相独立的模块组成的。

(4)神经网络学说:人的心理现象都是由不同脑区协同活动构成的神经网络实现的,而这些脑区可以经过不同神经网络参与不同的认知活动,并且在这些认知活动中发挥着各自不同的作用。

(三)生理心理理论的应用及相关发展趋势

生理心理学理论广泛应用于临床诊疗、药物治疗、神经科学研究等领域,并与精准医学、大数据、脑机接口、人工智能等前沿技术深度融合,推动神经成像、个性化治疗、机器学习在精神疾病诊断及康复中的应用,对提高心理疾病诊断与治疗水平具有重要作用。

1. 生理心理理论的应用领域

临床心理研究:生理心理学在临床心理学中具有重要作用,帮助诊断和治疗神经心理疾病,如抑郁症、焦虑症、脑损伤和神经系统疾病。生物标志物的研究有助于理解这些疾病的生理机制。

神经心理研究:生理心理学研究大脑功能与认知和情感之间的关系。神经心理学家使用神经影像技术(如 fMRI 和 EEG)来诊断和治疗神经系统障碍,并研究大脑可塑性和康复方法。

药物治疗:生理心理学的研究有助于开发和改进药物治疗方法,如抗抑郁药和抗焦虑药,了解药物如何影响神经递质和神经系统有助于精确调整治疗方案。

神经科学研究:生理心理学为神经科学提供了基础,帮助科学家深入研究大脑和神经系统的运作。这有助于我们更好地理解认知过程、意识和情感。

脑机接口技术:生理心理学的知识已被应用于脑机接口技术的发展,允许人们使用大脑信号来操控外部设备,如假肢或电脑。

2. 生理心理理论的相关发展趋势

神经成像技术的进步:随着神经成像技术,如高分辨率 fMRI 和脑电图的不断改进,生理心理学研究变得更加精细和准确。

精准医学和个性化治疗:生理心理学有助于精准医学的发展,允许医生根据个体的生理特征和基因型来定制治疗方案。

大数据和机器学习:生理心理学的研究数据不断积累,机器学习算法的应用有望加速数据分析,帮助识别更多的生物标志物和疾病模式。

脑科学和人工智能的融合:生理心理学的研究成果在人工智能领域中有广泛应用,如自动识别情感、脑机接口技术和人工智能辅助诊断。

(四) 生理心理理论的地位及争议

1. 生理心理理论的地位

生理心理学具有科学性与客观性,广泛应用于临床,推动神经科学发展,并通过发现生物标志物提高疾病诊断水平。它深化对行为和思维的理解,对临床治疗与预防具重要意义。

科学性和客观性:生理心理学以其科学性和客观性而闻名。它将心理学与生物学相结合,通过研究生理机制来解释心理过程,从而提供了深入理解行为和思维的途径。

临床应用:生理心理学的原理在临床心理学中具有广泛应用,帮助诊断和治疗神经心理疾病。它为精神疾病的生理机制提供了更深入的理解。

神经科学发展:生理心理学的研究有助于推动神经科学领域的发展,包括大脑功能、神经可塑性和神经网络的研究。

生物标志物的发现:生理心理学的研究有助于发现生物标志物,这些标志物可以用于诊断和监测神经系统疾病,为早期干预提供了机会。

2. 生理心理理论的争议

生理心理学研究存在一定争议,主要集中在:过于强调生物决定论而忽视心理社会因素,个体及脑功能复杂性给研究带来困难,以及神经影像技术对隐私和伦理的冲击等方面。纯生物学解释有局限,仍需结合心理社会因素给予全面理解。

神经决定论争议:一些争议涉及生理心理学是否过于强调生物决定论,即行为和思维完全由生理机制决定。这一观点可能忽视了心理社会因素的重要性。

个体差异和复杂性:生理心理学研究中的个体差异和生理机制的复杂性是一个挑战。不同人的神经系统可能对相同的刺激有不同的反应,这增加了研究的复杂性。

道德和隐私问题:神经影像技术的进步引发了有关隐私和伦理问题的争议。例如,如何使用脑扫描数据和谁可以访问这些数据都引发了讨论。

纯粹生物学解释的限制:一些人认为,生理心理学可能无法提供有关情感、主观体验和心灵的完整解释,因为这些方面超出了生物学的范畴。

(张财溢)

练习题

1. 心理现象包括哪些内容?心理现象的特点有什么?

2. 认知过程包括哪些主要的方面?各自的特点是什么?

3. 记忆的过程有哪些?记忆分类有哪些?各自的特点是什么?

4. 基于精神分析理论,简述个体为什么存在心理防御机制,常见的心理防御机制有哪些?

5. 简述弗洛伊德性心理发展的五个阶段。

6. 基于马斯洛需要层次理论,简述满足需要与健康的关系。

第三章　医患关系与医患沟通

第一节　患者心理

一、概述

患者是指身患疾病、机体正常功能受到影响的人,患者心理即指处在疾病之中的人对外界事物的主观体验。不同的患者可表现出各不相同的心理状态,如抑郁、焦虑、恐惧、孤独等,同一个患者在疾病的不同阶段也会有不一样的心理特点,尤其是求医及遵医行为。导致心理变化的影响因素各异,包括患者主观因素和客观上的经济、社会、文化等因素。此外,正常人在转换为患者角色的同时,也会产生不同的心理需求。

二、患者心理特点

(一) 患者的认知活动特点

患者较平时会更在意自身的躯体变化,对于主要病变部位及其相邻器官的不适更为敏感。具体表现在对疼痛或其他症状感受过于强烈、与事实不匹配,或因长期患病导致知觉麻木。另外,患者对身边环境的感受也有不同,同样是外界的刺激如噪声、强光,部分患者的不适感会增加,另一部分患者则可能对刺激反应度下降。在思维活动上,患者可能变得犹豫不决,缺乏独立思考的能力,或变得强硬固执,无法听取他人的意见。

(二) 患者的情绪特点

患者在病程中,可能因为疾病本身所致的病痛产生担心、忧虑的情绪。长期患病的患者由于日常活动受限,缺少转移注意力的方式,能够交流倾诉的对象不足,精力体能不够,则更易产生自我厌弃的想法,从而出现如焦虑、抑郁、烦躁、愤怒等情绪,这些情绪可单一出现,也可几种情绪交替出现。

(三)患者的意志行为特点

由于客观生理方面的不便,患者通常更容易产生对他人的依赖心理。疾病可能导致患者难以独自完成一些日常自理行为,如无法自行起身、直立、行走,因此需要他人的帮助。同时,患者在接受自己的病人角色之后,需要获得他人对自己的肯定,以得到心理上的支持。

除上述主观行为外,某些患者可能会出现不自觉的躯体症状,比如脑神经损伤患者可出现无法自控的手脚颤抖或运动。另外,平常不易情绪激动的患者会在患病后变得急躁焦虑,更有甚者会大吵大闹、摔砸物品。除上述特点外,初次诊断出疾病或感知到症状的患者会出现否认疾病、讳疾忌医的表现,其中不乏存在侥幸心理的患者,认为医生诊断错误或是轻视病情严重程度。长期患病者由于病情反复、治疗未见明显效果,则可能会对病情麻木,抗拒治疗,失去对疾病能够康复的信心。

(四)患者的性格转变

通常来说,一个人的性格不会有突然的转变,但患者由于受疾病困扰,生理和心理同时遭受了一定的打击,在短期内性格可发生较大的转变。可能原本情绪稳定的人在患病后变得暴躁易怒、难以接近,也有可能原本性情冷漠的人变得和蔼可亲、乐于助人。

(五)求医行为与遵医行为

1. 求医行为及其影响因素

求医行为是指患者处在疾病状态,主动或被动向医务人员或医疗机构寻求帮助以获得治疗的行为。主动求医的患者通常是发觉自身身体不适,自发前往医疗机构寻求帮助,不一定存在第三方的介入。被动求医的患者即使已经出现身体不适的症状,但出于畏惧等心理,拒绝自行求医,于是在第三方的介入下接受医务工作者的帮助。另外,被动求医也存在于患者处于意识非清醒状态,在未知的情况下接受治疗。

影响患者求医行为的原因很多,大致可分为主观和客观两类。主观因素大多出于患者对治疗的畏惧,担心疾病的预后以及是否存在复发的情况。另外,也有部分患者对疾病认识不足,即使自己已查询过网络资料,询问过亲朋好友的意见,但也无法像医务人员一样正确评估病情进展程度,因此耽误就医的良好时机。影响患者求医的客观因素则通常多样,较为常见的是经济条件的限制,面对高昂的手术费用或者需要长期服用的高价药物,经济拮据的患者无法负担,因此拒绝就医。另外,偏远欠发达地区的医疗条件不足,医疗设备不够完善,缺乏医疗人才,无法进行一定难度的治疗方式,而医疗条件发达的地区资源有限,无法保证所有外地就医的患者都有医可看,这也是导致患者就医困难的一大原因。

2. 遵医行为及其影响因素

遵医行为是指患者能够谨遵医嘱,按时按规服药,听从医生的建议适当活动或休息,即患者拥有良好的依从性。

患者出现不遵医行为可能是对医生不够信任、医患关系紧张或受偏颇的社会舆论所致。患者认为自己缺少了医护的医疗关怀,没有得到医务工作者的认真对待,产生了心理落差,因此依从性下降,直接导致治疗效果不理想,更降低了对医护的信任感。另外,年龄、受教育程度也有一定的影响。在所有违背医嘱的患者中,中老年人较为多见,高龄患者生理机能减退,存在免疫力下降、放化疗不良反应耐受性下降等情况,这些会进一步增加患者的情感刺激,引发心理问题。此外,文化程度为初中及以下的患者也常出现违反医嘱的情况,文化水平较低的患者对自身病情、治疗方案等相关知识理解能力存在一定局限性,部分患者对疾病发生发展、治疗过程等可能存在偏激情绪,影响患者治疗护理依从性,影响治疗效果,增加其应激情绪;另外,若患者文化水平较低,可能会影响其护理治疗客观看待能力,易在医疗护理操作中出现强烈应激情绪。

(六) 不同患者心理特点举例

(1) 急性发病期患者心理特点:急性发病期患者通常起病急骤、病情较重,因此患者面对突发情况感到措手不及,内心多有恐惧慌张的心理,需要一段时间心理才能趋于平静,接受患病的事实。

(2) 慢性病程期患者心理特点:慢性病程期多由急性期转变而来,由于病因不明、病情迁延不愈、不断复发等,治疗效果并不明显,因此部分患者会出现情绪低落、对治疗失去信心的心理,最终可能直接导致患者拒绝接受治疗或就医依从性下降。

（3）康复期患者心理特点：康复期患者处于疾病即将恢复阶段，生理上的病痛大幅度减轻，行动更加自如，因此心理负担也减轻很多，患者可从此前的抑郁、焦虑等低迷状态解脱出来。但也有部分患者由于担心疾病的预后、日后如何护理等问题而更加敏感或焦虑。

（4）临终患者心理特点：临终患者心理较为复杂，大致可分为两类：一类患者畏惧死亡的到来，留恋家人或有想做之事未能完成，可出现遗憾、恐惧、焦虑的心理；另一类患者内心则相对平静，可以坦然接受遗憾和死亡。以上两种心理并不绝对单独发生在一个患者身上，一个患者也可有两种状态交替出现。

（5）手术患者心理特点：需要进行手术的患者其心理可分为三个阶段。首先是在手术前，最常见的患者心理是紧张不安，严重者甚至影响正常作息和饮食。手术中，局麻患者在意识清醒的状态下感受到皮肤被切开，紧张情绪可能更为加重。另外患者担心手术过程中出现意外，注意力过分集中于手术医生的一言一行，可能会感到压力过重。手术后，多数患者心理压力得到释放，但也有部分患者会持续焦虑。

（6）残疾患者心理特点：突发事故所致残疾的患者多难以适应、拒绝接受现实，失去生活自理能力的患者甚至会产生轻生的倾向。天生残疾患者与残疾已久的患者则可能长期存在自卑心理，内心封闭，难以与外界接触交流，变得敏感、易怒等。

（7）医疗美容者心理特点：寻求医疗美容者通常被称为求美者，其心理与普通患者相比有较多不同。求美者往往有怀疑自我、挣扎纠结、对医美寄予希望、担心效果不佳等心理。

（8）癌症患者心理特点：癌症患者存在不同程度的焦虑情绪，应对方式、癌症 TNM 分期、家庭支持等均是患者心理状态的影响因素。加上术后放疗是患者术后慢性疼痛的重要影响因素，这会直接影响患者的心理状态，降低心理健康水平。在确诊前癌症患者多紧张不安，确诊后往往难以相信、否认病情，接着可伴有后悔、怨恨等情绪，对生活失去兴趣或无法振作。少部分患者可坦然面对死亡，表现出乐观积极的心态。

三、患者心理需求

患者的心理需求是导致心理发生变化的根本原因，如果患者的需求得到满足，则会获得积极向上的心理，反之则会产生焦虑、抑郁、恐惧等消极心理。

因此,尽早发现并满足患者的心理需求,对于解决患者心理问题至关重要。

1. 恢复生理正常功能的需求

患者的身体发生器质性的变化,从而表现出各不相同的症状,影响日常活动,此时其最迫切的需求即是解决疾病,恢复身体的各项功能,早日回到正常生活中。

2. 恢复心理正常功能的需求

患者出现心理问题,或者器质性的疾病导致患者心理产生变化,产生诸如焦虑、抑郁、躁狂等心理状态,也会影响患者的正常生活与疾病恢复,因此,早日帮助患者恢复心境,回到健康的心理状态也十分重要。

3. 获得良好的医疗环境的需求

患者由于疾病,本身即处于较为虚弱的状态中,因此对环境是否安全、舒适便更为敏感。若环境混乱嘈杂,则使患者担心治疗不能有效进行,不利于疾病恢复。

4. 被尊重和受到平等对待的需求

身患某些特殊疾病,可能导致他人对患者持有异样的眼光,患者希望能够得到足够的尊重。另一方面,经济与社会地位不同,处于弱势的患者往往更敏感和小心翼翼,担心医务工作者对自己敷衍行事,不能尽职尽责,因此患者也具有受到平等对待的需求。

5. 获得社交与情感交流的需求

住院患者与原来的社交关系保持了相对的距离,但一定的社交活动对任何人来说都是有必要的。尤其是长期住院患者,他们往往缺少一定的娱乐活动和消遣方式,从而有更强烈的社交需求。另外,与人沟通、增进情感交流也是抒发情绪、排解郁闷的良好方式,这也是患者除获得基本医疗支持外十分重要的需求。

6. 被关怀、被接纳的需求

患者的心理健康状况与家庭功能密切相关,家庭作为患者生活的重要场景,可为患者提供物质及精神支持。家庭亲密度越高,患者获得的能量越多,可帮助其树立战胜疾病的信心,改善情绪状态。适度的家庭成员陪伴会给患者足够的安全感,但时刻的陪伴或许反而增加负担。因此,患者需要与医护、家人及看护者时常沟通内心想法,以免产生失落的情绪。

第二节　医患关系

一、医患关系的概念

医患关系通常是指在医疗过程中，"医"和"患"之间建立的特定的相互关系。广义上来讲，"医"指的是医护工作者和医疗机构工作人员；"患"指的是患者、患者家属或患者家属以外的患者监护者。西格里斯说过："每一个医学行动始终涉及两类当事人：医生和病员，或者更广泛地说，医学团体和社会，医学无非是这两群人之间多方面的关系。"

医患关系主要存在三种模式：主动－被动模式、指导－合作模式、共同参与模式。精神科的医患关系模式一般是主动－被动模式，医生处于主导地位，患者处于被动。而心理障碍科的医患关系一般是共同参与模式，即在平等的基础上，医生与患者双方有共同治好疾病的期望。在 ICU、急诊等患者病情较重的科室，患者因为处于昏迷或者休克状态，无法表达自己的主观意愿，医患关系通常为主动－被动模式。在普通专科中，患者大多为清醒状况，有一定的主动性，医患关系为指导－合作模式。全科中多为慢性病患者，他们对自己的疾病具有一定的医学知识掌握，在医生指导之外，自己也能注重平时的管理，为共同参与模式。

二、医患关系的重要性

近年来，随着我国医疗卫生事业的发展和医疗水平的提升，人们对医疗效果和效率的追求提高，医患纠纷增多，甚至演变成医疗暴力。伴随医疗纠纷的增加，医患关系之间的裂隙逐渐扩大，医患关系如履薄冰。如今，众多医闹事件被媒体广泛宣传，引发社会热议。少数医生的不良职业道德行为被广泛关注，颠覆了医生的"白衣天使、救死扶伤"形象，导致人们对医生的信任逐渐下降，医患关系更紧张。

医患关系恶化，暴力伤医事件频发，医务工作者的生命安全和基本权益得不到保障，严重影响了他们的工作积极性，降低了医生的就业意愿。医务工作者的减少降低了医疗服务团队的数量，而随着人们对自身健康的关注，求医人员数量增多,这导致资源供需不平衡的进一步扩大。随着医患关系的不断恶化,医生的"防御性医疗费用支出"逐渐增加,导致整体医疗费用支出增加。近年来,个人医疗费用的支出增加,"看病难、看病贵"问题凸显,也加剧了患者和医生之间的矛盾。

随着医学的发展,传统的医学模式转变为生物-心理-社会医学模式,这就要求医生不仅要关注疾病本身,也要关注患者的心理和社会因素对其健康的影响。建立良好的医患关系,要求了解患者的个人、家庭和社会情况,从生理和心理角度精准把握患者的疾病或健康相关问题,达到治疗的预期效果。良好的医患关系可以营造舒适的氛围,使双方身心舒畅,增加患者对医生的信任,减轻患者对疾病的应激心理,从而通过心理疏导的方式来减轻患者的病痛。同时,舒适的氛围可以提高医生的工作效率,降低工作疲惫感,有利于医生的心理健康。良好的医患关系可以使双方保持及时且充分的信息交流,医生充分收集疾病相关信息,推进疾病诊断;患者对医生的信任更好地帮助他们遵循医嘱,促进康复。医患之间的配合是医疗工作顺利进行的关键。良好的医患关系有助于患者接受医生的健康教育,改变不良的生活方式,建立健康行为模式,有效预防疾病复发。

三、医患关系紧张的原因

1. 导致医患关系紧张的医生方面的原因

第一,医患双方信息不对等。医生对于疾病的发生发展、治疗方式、药物的作用机制等的信息掌握多于患者,当医生未充分告知,从而使患者无法从已知信息当中获取与所付资源等价的效果,就会导致患者对医疗效果的不满,极易使医患关系紧张,医患之间出现信任危机。第二,医疗资源不平衡。现今医疗资源有限、分配不均,较好的医疗资源往往集中在城市,较多患者的医疗需求无法在基层医院得到满足,而在三甲医院等患者花费大量时间排队,在病痛情况下易形成急躁情绪,造成医患关系的紧张。第三,部分医生医德仁心的缺乏。医生在长期的行医过程中容易疲倦懈怠,缺乏良好的共情能力,同时大量的科研教学任务使他们超负荷工作,容易形成冷漠的形象,对患者缺乏耐心,而患者在疾病之下易造成情绪紧张、心理负担过大,双方容易在此情况下发生口角,造成医患关系的紧张。

2. 导致医患关系紧张的患者方面的原因

第一,患者认知不足,期望偏高。患者缺乏对医疗知识的掌握,对诊疗结果抱有过高的期望,认为高昂的医疗费用一定能使疾病治愈,因此,当费用投入并未获得理想效果或慢性疾病未见明显改变时,心理预期被打破,对医生的信任降低,导致医疗纠纷,甚至引起语言或身体冲突,医患关系处于紧张状态。第二,医患信息对接不畅,沟通困难。在医疗过程中,患者及其家属未能够与医生进行及时沟通,或者沟通不充分,对一些医学专有名词不能理解,造成双方信息偏差,患者不能详细掌握病情;另一方面,患者对病情有所隐瞒,医生不能正确诊断,从而影响诊疗效果,造成医患关系破裂。第三,患者情绪失控。在诊疗过程中,患者由于疾病原因造成心理压力过大,情绪不稳定,且医患之间患者通常处于弱势方,容易引起情绪过激,发生冲突,从而加深医患之间的矛盾。

3. 导致医患关系紧张的双方心理原因

第一,移情与反移情。在心理疏导过程中,患者容易对医生产生"移情",移情作用通常会影响患者对医生的评价和配合,同时医生也会对患者产生"反移情",从而会影响医生与患者之间的交流。当医患双方不能客观理智地对待彼此,就容易造成医患关系的紧张。第二,心理应激和不良情绪问题。医疗行为中,患者由于病痛不适容易引起情绪过激,尤其在急诊患者中,迫切地向陌生人求助容易引起心理应激;而医生不仅要解决患者的生理问题,还要满足患者的心理需求,从而面临极大的压力。当医生认为自己不足以承担上述责任时,较易产生心理应激,因此医患双方在此环境下容易激发矛盾,将双方不良情绪发泄给对方,造成关系的紧张。第三,医患之间的需求冲突。在医疗诊治当中,医生往往处于主导地位,通常希望患者能够遵循医嘱,以充分达到治疗效果,而患者则希望医生能够尊重自己,以高超的医术在短期内解决自己的疾病需求。当双方都不能及时充分满足彼此需求时,容易暴发医患冲突,引起医患纠纷,导致医患关系的紧张。

四、如何构建良好医患关系

随着医患关系的日益紧张,医患矛盾的增加,构建良好的医患关系已成为医疗服务中的重点,是当务之急。

1. 医生增加情感投入,提供关爱,聆听患者需求

在医疗服务中,医生要从患者的整体出发,不能只局限于疾病本身,在运用专业知识解决患者疾病的同时,更加要注重投入情感,尊重、倾听、理解患

者。医生在诊疗过程中需要细心倾听患者的心理需求,关注患者的心理变化,及时给予适当的人文关怀,缓解患者的焦虑,尽量充分理解患者的处境,从对方角度出发,与患者充分共情,将有助于获取患者的信任,增加患者的配合度,提高疾病治疗效果,维系和谐的医患关系。

2. 患者筑牢信任基石,稳定情绪,维系心灵契约

面对疾病疼痛对身体的折磨,患者往往会产生巨大的心理压力,造成情绪的波动。这时,保持情绪平稳、减少冲动行为是促进医患关系和谐发展的重要前提。患者需要保持乐观的心态,从医生的角度出发,换位思考,体谅医生的辛苦,主动提供疾病相关信息,充分表达自己的需求,积极配合医生进行治疗。患者对医生保持信任是重中之重,双方互相信任才能有助于诊疗计划的推进,达到预期的治疗效果。

3. 充分信息沟通,消除歧义

医患关系的恶化部分是由于医患之间信息差异导致,信息不对称是建立良好关系的重要屏障。医疗行为中,医患之间进行积极的交流沟通,患者充分地将身体健康信息传达给医生,有助于医生充分了解患者的疾病情况、心理状况和迫切需求,为其制定个性化的诊疗计划;医生充分与患者进行沟通,用通俗的语言转述为患者获得的信息,帮助患者更好地了解自己的病情,有助于增加彼此的信任感,积极配合治疗,从而避免不必要的冲突和纷争,减少医患矛盾,促进良好医患关系的建立。

4. 合理利用媒体,宣扬积极面

随着社交媒体的发展,大众的认知行为往往会受其影响。一些小众媒体为了阅读量、点击率,从而对部分医闹事件断章取义,夸大或捏造事实,激化群体之间的矛盾,使医患关系更加紧张。应利用官方媒体公正报道事实,公正客观,避免报道者主观情绪影响观众的看法,帮助群众树立正确的是非观,宣扬正面事件,充分报道医患和谐的事例,从事实出发宣扬健康的医患关系。

5. 端正医容医貌,树立积极医师形象

外貌一般是陌生人之间第一印象的落脚点,良好的医容医貌可以有效提升第一印象,增加医生的可信度。端庄的仪表、干净整洁的白大褂、临危不乱的态度、温柔大气的形象是患者心中理想的医生形象。对患者保持微笑,着装得体,不奇装异服,对患者态度友善,能够使患者建立对医生的初步信任。

第三节 医患沟通技巧

一、医患沟通的内涵

医患沟通是医患关系维系必不可少的技巧。医患沟通是指医患双方在诊疗咨询中,通过语言、动作、表情、文字书写等方式进行沟通,建立医患之间的信任,使医生充分了解患者的身体健康状况、社会地位、家庭关系、心理健康等情况,帮助患者理清自己的问题和表述自己的需求;同时医生通过沟通,充分向患者解释病情以及治疗方案实施的目的和预期效果,达到医患之间信息交流的全面性。沟通普遍存在于人际交往当中,而医患沟通也是常见的沟通之一。不同于一般的人际沟通,医患沟通主要用于满足患者的健康需求,要求医务人员在交流中站在患者角度思考,亲切友好地对待患者,全面关注患者的生理心理健康。

二、医患沟通的意义和重要性

医患沟通是医疗诊断的前提。在疾病诊治过程中,医生首先要了解疾病的主要表现和疾病的发生发展。了解疾病首先就是询问病史和体格检查,在此询问过程中医生对疾病的主要症状、发病经过、用药情况、诊疗经过和既往史均涉及医患沟通,体格检查过程中患者和医生的交流沟通影响了患者的配合度,进而影响医生对患者疾病的体征表象的信息收集。因此,良好的医患沟通决定了病史采集和体格检查的可信度,决定诊断治疗的走向。

良好的医患沟通改善医患关系,提高治疗效果。医生通过与患者良好的沟通,能够实时跟进患者的治疗进度,根据具体情况及时调整治疗方案。同时,良好的沟通帮助患者建立对医生的信任,充分了解自己的病情和后续治疗,以良好的心态积极配合治疗,使治疗效果发挥最大化。

医患沟通是医学人文精神的需要。美国医生特鲁多说"有时是治愈,常常是安慰,总是去帮助",医学的最大价值不是治愈疾病,而是安慰病人让其获得精神上的帮助。医学人文的根本是:爱人,关爱人,理解人性,呵护人性。健康是人类最基本的需求,人们在社交中得到尊重时才能满足心理需求。在医患沟通中,医生对患者的疾病进行诊治,这就满足了患者健康需求,同时在交流沟通过程中,双方处于平等地位,医生及时安慰关心,减轻患者的焦虑,缓解其紧张的心理,满足了患者的心理需求。因此,医患沟通既能满足患者的健康需求,也能满足心理需求,减轻患者的身心痛苦,促进其康复,体现了医学人文精神。

医患沟通是减少医闹纠纷的有效手段。现今医闹纠纷频发,究其主要原因多由医患双方之间的交流沟通不充分,双方理解出现偏颇,信任感降低导致。增强医患沟通,能够帮助医生充分了解患者的需求及其受疾病困扰的心理,同时也能使患者更好地理解医生的辛苦,了解疾病治疗结果并非能完全理想。双方的相互理解,可以有效减少医闹纠纷。

良好的医患沟通增加医生的个人幸福感,完成自我实现。医患沟通不仅仅单方面满足患者的需求,同时也在满足医生的精神需求,因为职业所获得的幸福感就是医生的无形的薪酬。良好的医患沟通使医患双方建立起紧密的联系,通过双方的合作促进疾病的治愈,同时也增加了医生在患者心中的重要性。当疾病好转时,患者及家属对医生辛苦的理解,他们感激的目光、赞美敬佩的话语都是一种无形的薪酬,增加了医生对自己职业的幸福感。

三、医患沟通技巧

1. 观察

患者进入诊室时,可通过患者的姿态、动作、神情、眼神、交流方式和习惯等一般观察对患者的个人就诊态度、精神面貌、意识状况、诊疗配合程度和个人心理需求相关情况进行初步评估。这些对疾病的诊断和后续治疗有重要价值。同时,可以通过观察陪同者与患者之间的交流来判断他们的身份、二者之间的主导关系和他们对疾病的态度。通过这些观察可以发现对诊治有影响的家庭和社会因素,从而对潜在的风险进行提前预防,针对个体情况制定具体诊疗计划。

2. 尊重

尊重是医患沟通的基础,具体体现在尊重病人的人格、感情、隐私、文化和宗教背景。每位患者都是一个具有不同情感、生命价值和独立人格的个体。尽管他们的价值观、思想理念、生活方式、文化宗教信仰可能相差甚远,但无论他们的社会地位、经济收入、性格与性别差异等,医生都应该接纳每一位患者,平等友善地与他们进行交流。患者对于自己的隐私保护具有较强的意识,尊重患者隐私,营造舒适的就医环境,有利于增强医患之间的互相信任,为良好的医患沟通奠定基础。

3. 倾听

医患沟通的信息获取主要依赖于患者的表述,在快速的问诊中,医生容易因为忙碌而忽视患者的自我表述或者打断患者,导致患者对医生的信任和自我表述欲望下降。很多关键信息的遗漏大多是由于患者表述过少或不愿表诉说造成。花费足够的时间去倾听患者的诉说内容,才能掌握疾病相关信息和患者隐藏的情感诉求。当患者保持沉默时,并不意味着倾听结束。医生需要通过自己的观察分析其沉默的原因,主动抛出话题来缓解气氛,引导患者说出沉默的原因,消除患者的顾虑,给予患者恰当的反馈,加深彼此之间的联系。

4. 提问

医生想要获取自己需要的信息时,提问是很好的手段。初次就诊的患者心理防备一般较重,所以当患者保持沉默时,医生可以主动抛出问题来打破僵局,缓解气氛,引导患者进行诉说。在沟通中,开放性问题比封闭式问题更容易调动患者表达的积极性,比如"可以具体说说你最近的睡眠情况吗?"而不是"你最近睡眠不好,对吗?"因为封闭式问题容易使患者处于低位,陷于"受审"的感觉当中,导致沟通的不顺畅,而开放式问题使患者感受到被尊重,不仅调动患者的积极性,也为医生获取更多信息提供帮助。

5. 非言语沟通

在医患沟通中,除了言语沟通之外还有非言语沟通。非言语沟通技巧包括但不局限于仪容仪表、眼神交流、表情、手势等。当医生穿着整洁,神态自然,恰当的肢体动作,适时的眼神交流可以给患者呈现出一个认真负责、积极工作、关心有爱的良好形象,初步获取患者的信任。医生还可以通过频频点头、眼神对视肯定、身体前倾、微笑等细微的动作传递给患者积极的信号,鼓励他们进行自我表述。而医生的蹙眉、后仰等动作可能会传递给患者一种不感兴趣、怀疑的信号,从而终止话题。

6. 共情肯定

共情是一项高级艺术,它是指当患者具体描述一件事情时,医生不仅仅能够理解患者表面所说的意思,还能够理解患者言语背后的心理状态并描述出来,使患者感到被理解,获取安全感。比如一个小朋友抱怨说"我最近被老师点名发言的次数比同桌少",这时医生关注的问题不是点名机会少的原因,而是这句话背后的咨询者的想法:他担心老师对他的关爱没有同桌多。

"肯定"是指肯定病人感受的真实性而非肯定他病态的想法,接纳理解病人的想法而不是简单的否定,这将有助于医患沟通的顺利进行。

7. 澄清

澄清是指理清楚整个事情的经过,包括患者从诊治开始到结束时的一些情感体验或者情绪变化。如果在沟通过程中发现很多患者对事件、自我感受等表述是模糊不清的,运用此技巧可帮助患者将模糊的心理状态具体化,从而使整个事件变得清晰,并且协助患者进行自我探索,对自己的问题、感受和需求有清楚的认知。

8. 对焦

沟通时,患者容易因为存在多个问题而找不到表述重点。医生可以通过专业知识选择主要问题作为"焦点",将患者从游离的话题拉回表述的着重点,从而减少干扰,增加对此问题的深入了解,帮助医患沟通顺利进行。

（徐治）

练习题

1. 患者的心理需求包括哪些?
2. 医患关系的模式有哪几种?
3. 如何构建良好的医患关系?
4. 请列举医患沟通的技巧。

第四章 临床心身医学

第一节 心身谱系障碍

心身医学作为新兴领域,专注于深入研究精神与身体(包括身体结构和功能)之间的紧密联系,提出对"健康"这一概念更高层次的要求。同时,有研究发现心身医学相关问题导致人们健康状况的严重下滑和社会功能的相对减退。因此,提升临床医生在心身相关疾病的诊断、评估和治疗方面的专业水平显得尤为迫切。本节将重点介绍心身反应障碍、心身症状障碍和心身疾病三类疾病。

一、概述

1. 心身相关障碍与心身谱系障碍

在古代文明中,人们对心身关系有着多种认识。例如,古希腊医学家希波克拉底认为身体和心理是相互关联的,他提出"体液学说"来解释人体健康和疾病。我国的传统中医学也强调身心的相互作用,认为情志不和可以导致身体疾病。在 20 世纪初,心理学家弗洛伊德对心身关系进行了深入研究,提出了精神分析理论,主张心理冲突和潜意识会对身体健康产生影响。他的研究奠定了心身医学的基础。

心身相关障碍是一类躯体性器质疾病或功能障碍,社会心理因素在该疾病的发生与发展过程中发挥重要的作用。1982 年,《中华医学会精神病分类》首次将"心身疾病"纳入精神障碍的诊断范畴,在随后的数十年中,心身障碍始终被列为精神障碍谱系疾病。

2017 年,中华医学会心身医学分会首次提出心身相关障碍的分类体系,将心身相关障碍分为 5 类:心身反应;心身症状障碍;心理因素相关生理障碍;心身疾病;躯体疾病伴发心身症状。2019 年,中华医学会心身医学分会第一次常委会进一步将心身相关障碍修定为 9 大类,包括:心身反应障碍、心身症状障碍(心身障碍)、心身疾病、心理因素相关生理障碍(进食障碍、睡眠障碍、性功能障碍)、应激相关心身障碍(急性应激障碍、创伤后应激障碍、适应障碍、ICU 综合征、癌症后心身障碍、尿毒症后心身障碍、职业心身耗竭)、躯体症状及相关障碍、与心身医学密切相关的精神障碍(抑郁障碍、焦虑障碍、强迫及相关障碍)、躯体疾病所致精神障碍和心身综合征。其中,由于心身反应障碍、心身症状障碍和心身疾病在一定的社会心理因素下可以相互转化,故将上述三类疾病均归为心身谱系障碍。三者的区别与联系如表 4-1 所示。

表 4-1　心身反应障碍、心身症状障碍、心身疾病三者的联系与区别

	心身反应障碍	心身症状障碍	心身疾病
心理社会因素	常为急性应激	常为急性或亚急性应激	少数为急性重大应激,多为慢性应激
人格特征	A 型行为	A 型行为、D 型行为	A 型行为、D 型行为、述情障碍
器质性病变	无	常无	有
病程	短,1~2 周	大多 3 月以内	3 月以上
症状	轻	中	重
治疗	心理治疗为主	轻度:心理治疗;中重度:心理治疗＋(精神)药物治疗	心理治疗＋(精神)药物治疗＋物理治疗
预后	好	较好	较差
转化	可转化为心身症状障碍	可转为与心身疾病共患	可与心身症状障碍共患

2. 流行病学研究

心身相关障碍发病率的特点是在发达国家高于发展中国家,更常见于女性、高龄、中年和低教育水平的人群,且文化因素、社会压力和生活方式也是影响心身谱系障碍的发生和发展的重要因素。据调查,心身疾病在我国的发病率约为 20.5%~43.6%,门诊患者高于住院患者。例如,近年来,越来越多的皮肤科医生发现皮肤疾病患者普遍存在异常的精神及心理因素。一项大样本多中心研究发现,皮肤病患者中存在抑郁、焦虑症状及自杀意念的患者占比高达 10.1%、17.2% 和 12.7%,严重影响了患者的生活质量。可见,明确各类心

身相关障碍的病因与发病机制,制定个体化的干预手段,对减轻患者的疾病负担至关重要。

3. 病因及发病机制

心身相关障碍是多因素综合作用的结果。人格因素可以通过影响个体的认知、情感和行为模式来对身体和健康产生影响,如 A 型个性本身就是冠心病的独立危险因素之一;情绪因素,特别是长期焦虑或抑郁状态,对心血管系统、内分泌系统、免疫系统和自主神经系统等均有一定的负面影响。此外,遗传因素在心身相关障碍的发病中也起一定作用,相关家系研究显示冠心病具有明显的遗传倾向,且亲属患病年龄越早、个体患病的风险越高。

4. 诊断和处置原则

心身相关障碍的诊断需要综合使用临床访谈、病史收集、身体检查和相关实验室检查等方法,来帮助评估症状的严重程度。其主要诊断要点有如下两个方面:①明确社会心理因素与躯体疾病的发生、发展及转归的时间顺序与相关性;②关注心身相关障碍的疾病特征,如患者的人格特征、发病与情绪因素的关系、共病、家族史、个体差异、疾病转归倾向等。

根据心身相关障碍的疾病特征,综合治疗是目前推荐的治疗方法,包括药物治疗、心理治疗和物理治疗,三者相辅相成,能较好改善病人预后及提高社会功能。

二、心身反应障碍

1. 概述

心身反应是一种暂时的急性应激"反应",通常将那些病程较短(<1 个月)的归为此类别。心身反应障碍(psychosomatic reactions disorder)涉及身体和心理之间复杂的互动过程,是指精神性刺激后引发至少一种心身症状,在刺激消除后会自行恢复正常,可与躯体疾病伴发。

研究表明,情绪和情感状态可以引起身体上的生理反应。例如,当我们感到害怕或紧张时,身体可能会出现心跳加速、呼吸加快、肌肉紧张等反应,愤怒时胃酸分泌量和胃黏膜血流量的改变等。同样地,快乐和放松的情绪状态可以使身体放松、心率平稳。此外,值得注意的是:身体的状况也具有影响我们思维和情感状态的能力。例如,当我们感到身体疲惫或患病时,可能会出现疲惫、烦躁或情绪低落等情感体验。这种相互作用强调了身体和情感健康之间不可分割的联系,以确保身体和心理的健康状态。

2. 诊断标准

心身反应障碍的诊断标准要点如下:

症状标准:至少存在以下一项症状:

　　（1）情绪反应:焦虑、抑郁、恐惧、愤怒、敌意、无助等;

　　（2）生理反应:心慌、胸痛、胸闷、恶心、呕吐、便秘、疼痛、尿频、尿急等;

　　（3）行为反应:坐立不安、逃避与回避、敌对与攻击、失眠、物质滥用等。

严重标准:社会功能部分受损或自感痛苦,促使其主动求医。

病程标准:病程少于 1 个月。

排除标准:排除其他各类心身相关障碍。

3. 治疗

针对心身反应的治疗通常以心理治疗为主,其中认知行为疗法（CBT）最为常用。该方法可用于辨识和改善不健康的认知和情感模式,以减轻相关的生理症状。其次,心理动力治疗可以协助个体探索潜在的情感问题和冲突,以解决导致心身反应的根本原因,亦可以用于该类患者。此外,渐进性肌肉松弛法、深度呼吸和冥想等放松技巧,通过逐渐缓解不同肌肉群的紧张来减轻身体上的紧张和疼痛,以降低焦虑水平,最终改善患者心身反应症状。

三、心身症状障碍

1. 概述

心身症状障碍是一组与社会心理因素密切相关的综合征,是心身反应障碍的进一步发展。它是指由精神心理刺激引起的功能障碍,症状多由器质性躯体病变为基础,或虽存在躯体疾病,但疾病严重程度与患者症状严重程度不相称,患者因此痛苦不安。多数患者自知力不完整,且不符合现有的精神障碍诊断标准。

2. 诊断标准

心身症状障碍的诊断要注意鉴别其他躯体疾病和精神科疾病,因此明确诊断标准对于疾病的认识有重要的意义。需符合以下 4 个标准:

症状标准:至少存在以下一项症状:

　　（1）情绪反应:焦虑、抑郁、恐惧、愤怒、无助等;

（2）生理反应：心慌、胸痛、胸闷、恶心、呕吐、便秘、疼痛、尿频、尿急等；

（3）行为反应：坐立不安、逃避与回避、敌对与攻击、失眠、物质滥用等。

严重标准：社会功能受损、患者自感痛苦，促使其主动求医。

病程标准：大于1个月（注：大于3个月为慢性）

排除标准：排除现有的各类精神障碍。

3. 心身症状障碍严重度的评定

医务工作者可利用心身症状障碍严重度评定量表（表4-2）来评估疾病严重程度，其中：0~4分为轻度，建议自我调节；5~8分为中度，建议心身科门诊就诊；9分以上为重度，建议心身科住院治疗或精神科治疗。

表4-2 心身相关障碍严重度评定量表

条目	评分			
	0分	1分	2分	3分
应激（有因）	无	轻度	中度	重度
病程（有时）	<1周	<1个月	<3个月	≥3个月
严重度（有度）	对日常工作和生活无影响	轻度影响日常工作和生活	中度影响日常工作和生活	重度影响日常工作和生活
病程（有证）	一周内	1个月内	3个月内	3个月以上

4. 心身症状障碍和神经症的比较

心身症状障碍和神经症之间可能存在一些相似之处，因此在临床上能够准确区分这两种疾病显得至关重要。心身症状障碍更侧重于持续存在的身体症状，缺乏明确的生物医学病因解释，心理因素在症状的产生和维持中起重要作用；而神经症的主要特点是焦虑和担忧情绪的过度表达。两者之间的区别具体内容见表4-3。

表4-3 心身症状障碍与神经症比较

	心身症状障碍	神经症
心理社会因素	病因	诱因
人格特征	A型行为、D型行为	神经质
伴发躯体疾病	可以伴发	常不伴发
病程	大多3个月以内	3个月以上

（续表）

	心身症状障碍	神经症
症状	较轻	较重
核心症状	躯体化症状＋心理症状	心理症状＋躯体化症状
治疗	心身干预治疗（药物＋心理）	综合性治疗（药物＋心理）
预后	轻度较好，中重度较差	较差

四、心身疾病

（一）概述

1. 心身疾病的概念

心身疾病是指一组与社会、心理因素有关的病理生理过程或躯体疾病。具体来说，个体在无生物因素的影响下出现系列异常的心理生理功能改变，并在此基础上发生与精神心理因素变化有关的躯体疾病症状群。其主要特点是与心理应激、内心冲突关系密切，并且具备明确的躯体器质性病变。

2. 病因及发病机制

心身疾病的发生是多因素综合的结果，包括心理、生理和环境因素的相互作用：一是心理应激与情绪因素，个体在遭受应激事件后，随之而来的悲伤、愤怒等情绪过于强烈或是持续时间过长，可能进一步引发心身疾病；二是生物学因素，包含遗传、代谢、免疫炎症、神经活动等；三是不良生活方式和行为习惯，如频繁摄入高糖、高盐、高胆固醇食物，以及酗酒、吸烟和赌博等不健康行为，都可能增加心身疾病的风险。

3. 心身疾病的分类

传统的心身疾病往往是指心理因素引起的躯体疾病，即原发性心身疾病，如甲状腺功能亢进、原发性高血压、支气管哮喘、溃疡性结肠炎、局限性肠炎与类风湿性关节炎等。近年来，心身疾病的范围在逐渐扩大，包括内科疾病中的心律失常、冠心病、神经性咳嗽等，外科的尿频、排尿障碍等，皮肤科疾病中的荨麻疹、神经性皮炎、牛皮癣以及儿科疾病中的小儿遗尿症、口吃等等。

4. 心身疾病的防治原则

随着国民经济的发展和人民生活水平的提高，心身健康成为建设"健康中国"的重要组成部分，而心身医学在其中扮演着关键的角色。对于常见心身疾病,医务工作者应重视"防"大于"治"。早期筛查与诊断时,可参考以下内容:一是评估患者是否存在心理问题,依此来判断是否有社会心理因素影响的存在;二是需进一步明确心理状况,社会心理因素和躯体症状的发生是否存在关联;三是观察患者病情改变时是否由于社会心理因素影响;四是疾病的出现是否与患者本身的性格或易感性特征有一定的关联;五是需要同时排除神经症,尤其是疑病症、焦虑症和癔症等疾病。

心身疾病的治疗不仅需要对症,更需要对因。该类疾病的发生发展通常与患者的心理特征和不良行为密切相关。例如,对疾病强烈的恐惧可能导致某些癌症患者病情恶化并加速其死亡。因此,心身疾病的治疗不仅需要针对身体疾病进行医学治疗,还需要同时关注患者的心理状态,从而达到"标本兼治"的治疗目标。

心身疾病的治疗方式包括心理治疗、药物治疗、其他治疗。常用的心理治疗包含:①心理支持疗法:通过了解患者的性格特征、兴趣爱好、人际关系、生活中的矛盾冲突等情况,进而及时发现患者的心理问题,并参考性格特征等信息给予个性化心理指导。②认知行为疗法:通过改变不合理认知,缓解患者的焦虑、抑郁、恐惧等负性情绪反应,减轻患者强烈而持久的应激反应。除此之外,还有放松疗法、生物反馈治疗等方法可用于疾病的干预。

药物的合理利用则可以为心理治疗创造条件,对提高患者的生活质量起到重要作用。除了传统的心理、药物治疗外,也需要辅助部分物理治疗技术,如经颅磁刺激技术、经颅直流电刺激技术、生物反馈技术等。

(二)常见心身疾病:糖尿病和消化性溃疡

1. 糖尿病

多项研究表明,糖尿病的发生和进展与各种因素引起的紧张情绪有一定的关系。现代快节奏的生活方式、激烈的竞争环境和复杂的人际交往对人们的心理健康造成了沉重的负担,将人们推向了持续的应激状态。

30～40 岁的中年人糖尿病发病率明显增加,尤其是脑力劳动者,这可能与该年龄段个体面临工作、生活和家庭等各个方面的压力密不可分。同时,个性特征对糖尿病的发病和恶化具有一定影响,其生理基础可以追溯到肾上腺素的作用。情绪不稳定、易怒的患者往往具有较高的肾上腺素水平。肾上腺素的增加不仅可能诱发糖尿病,还能使已患糖尿病的患者血糖升高、血小板功能亢进,导致小血管栓塞和各种并发症的产生。

对糖尿病患者进行心理社会干预是非常重要的,这有助于他们更好地应对患病过程中遇到的心理困扰,从而提高患者的生活质量。同时,采用认知行为治疗方法可以帮助患者养成良好的自我管理习惯,具体包括:设定可行的目标、制定行动计划、监测血糖水平、养成良好的饮食和运动习惯,以及提供积极的反馈和激励。有研究表明,阿戈美拉汀属于抗抑郁药,同时也是一种靶向褪黑素类药物,具有耐受性良好、撤药反应较小等特点,对治疗2型糖尿病合并抑郁障碍患者可有效提高治疗效果和睡眠质量,合理控制血糖水平,且不增加不良反应。

2. 消化性溃疡

消化系统被认为是与心身相关性最敏感的器官,其中胃肠道被视为最能够表达情绪的部位。长期的精神紧张、情绪波动或心理创伤易导致消化性溃疡的发生,并且这些心理因素还会影响疾病的进展。消化性溃疡患者大多共病焦虑障碍,并伴有繁多的躯体不适症状,如全身乏力、心悸、口干、便秘、尿频等。另外,有研究表明,消化性溃疡患者中较多的是 A 型性格的人。这种类型的人具有好胜心强、雄心勃勃的特点,常处于精神高度紧张、焦虑和忙乱的状态。根据艾森克人格问卷的结果显示,患者倾向于忧郁质气质类型,容易感受到焦虑和紧张,难以适应外部环境,整体上表现为孤僻、悲观、沉静、喜怒无常、过度思虑、易激怒但又常常将情绪积聚在内心无法发泄。

消化性溃疡的患者首先要积极配合消化内科专科治疗,与此同时综合心理干预的方法全方位对疾病进行治疗,缓解心理社会应激造成的不良影响。常用的心理治疗可以分为以下几种:①心理支持疗法:通过了解患者生活中的矛盾冲突、情绪反应、性格爱好等情况,及时发现患者的心理问题,针对患者的心理问题,参考性格特点给予个性化心理指导。②认知行为疗法:对患者认知中的非理性和自我否定部分进行干预,消除患者对疾病的恐惧,通过认知行为治疗降低患者的焦虑、抑郁、恐惧等负性情绪,减轻患者强烈而持久的应激反应。除此之外,还有放松疗法、生物反馈治疗等方法用于疾病的干预。

(刘志芬)

第二节　心理因素相关生理障碍

一、进食障碍

（一）概述

进食障碍（eating disorders，ED）包括异常的进食行为和（或）对食物的先占观念，以及对体重和体形的显著担忧。主要包括神经性厌食（anorexia nervosa，AN）、神经性贪食（bulimia nervosa，BN）和暴食障碍（binge eating disorder，BED）。

ED 好发于青少年及年轻女性，女性明显多于男性。其中 AN 发病年龄较 BN 早，AN 平均发病年龄为 13～20 岁，BN 为 16～18 岁。AN 在所有精神障碍中死亡率最高，达 5％～15％。BED 的患病率明显高于 AN 和 BN，尤其在减重人群中的发病率高达 20％～30％。

（二）病因与发病机制

目前进食障碍的病因与发病机制尚不清楚，与生物学、心理学、家庭和社会因素均有关。进食障碍是复杂的遗传性疾病，遗传度约 50％～83％。单胺类递质系统（如 5 - HT、NE 和 DA）与进食障碍密切相关。童年期被虐待、被嘲讽、学习或感情的受挫等负性生活事件可能成为发病的直接诱因。低自尊、完美主义、刻板性的人格特征是进食障碍的高危因素之一。不同类型进食障碍的家庭模式的特点不同，如控制与反控制在 AN 家庭中突出，而被忽视、拒绝则在 BN 家庭中突出。

（三）临床表现

1. AN 的主要临床表现

对苗条的病理性追求、体像障碍、对食物的兴趣增加、否认想要减肥而以"没胃口""胃胀""便秘"等躯体问题为借口、继发出现抑郁甚至自伤等严重的情绪问题，与进食相关的强迫症状（强迫性地计算食物热量、照镜子、称重、运动、站立等）。随着疾病的进展，因严重营养不良导致的生理紊乱及并发症可累及全身每一个器官、系统，部分患者甚至采用催吐或滥用泻药、利尿剂等清除行为,导致体内酸碱失衡和电解质紊乱,严重者会危及生命。

2. BN 的主要临床表现

频繁而持续的暴食发作。暴食发作定义为在独立的一段时间内,体验到对进食行为失去控制,个人进食明显增多,或较平常明显不同,并无法停止进食或对进食类型或数量进行控制。患者有强烈的失控感,一旦开始暴食,很难自动停止,为此常掩饰自己的暴食行为。暴食伴有反复的、不适当的代偿行为以预防体重增加(例如自我催吐,滥用泻药或灌肠剂,剧烈运动),个体并无显著的低体重,但存在与体重或体形相关的先占观念,这种先占观念对自我评价有强烈的影响。患者往往情绪波动性大,易产生不良情绪,如愤怒、焦虑、抑郁等,自伤、自杀等行为也较 AN 发生率高。长期的暴食及清除行为会导致出现电解质紊乱和酸碱失衡、急性胃扩张、反流性食管炎、龋齿、唾液腺分泌增多、腮腺肿大等躯体症状。

3. BED 的主要临床表现

频繁、反复出现暴食发作,伴有进食时的失控感。与 BN 相比,无催吐等补偿性行为来消除暴食带来的体重增加。暴食常与负性情感、人际应激源、饮食限制、与体重体型和食物相关的消极感受、无聊感有关,常在没有感到身体饥饿时秘密进行或尽可能不引人注意,也可以是有计划的。暴食容易引起恶心、腹痛、腹胀、消化不良等消化系统并发症及肥胖相关并发症,如高血压、2型糖尿病、睡眠呼吸暂停综合征等。

(四) 诊断和鉴别诊断

依据 DSM-5 诊断标准,AN、BN、BED 的主要诊断要点包括:

1. AN

低体重(成人 BMI<18.5kg/m^2,儿童和青少年应低于相应年龄 BMI 的第 5 百分位)来自持续性的能量摄取限制、强烈害怕体重增加或变胖或持续妨碍体重增加的行为、对自我的体重或体形产生感知紊乱,病程要求持续 3 个月以上。按照"有无规律的暴食或清除行为"分为限制型和暴食/清除型。

2. BN

频繁、反复出现暴食发作(每周 1 次或更多,持续至少 3 个月以上),并且存在对于进食的失控体验;同时反复出现不恰当的补偿行为以防止体重增加;自我评价受到身体体型或体重的过度影响。

3. BED

频繁、反复出现暴食发作(如每周 1 次或更多,持续至少 3 个月以上),暴食发作并不常规伴随防止体重增加的补偿行为,但存在显著的痛苦情绪。ICD - 11 中认为暴食发作的核心特点是对于进食的失控体验,既可以是"客观的",也可以是"主观的",病程的要求是至少平均每周 1 次、持续 1 个月。

不同类型的进食障碍需要与消化系统等躯体疾病、抑郁发作、肥胖等鉴别;而不同亚型之间需要根据体重或 BMI 是否处于正常范围、暴食行为的发作频次以及失控感、有无清除行为等多个方面进行区分。

(五) 治疗

不同类型的进食障碍治疗的总体目标是一致的:恢复正常的进食相关行为、恢复躯体健康、治疗躯体并发症。治疗方面以提供综合治疗为原则,包括营养治疗、躯体治疗、心理治疗和药物治疗。

(1) 营养治疗:被各国指南推荐作为进食障碍的一线治疗方案,主要包括营养咨询和营养重建,通过制定合理的体重恢复目标、合理的营养重建方案以及方案的实施达到营养恢复的目标,其中饮食监管及禁止暴食和呕吐行为是最基本、最主要的治疗。

(2) 躯体治疗:造成躯体症状的原因有营养不良、营养不良的病理生理后果、导致体重降低的行为、自伤行为和医源性原因等。治疗方式以支持治疗及处理各种并发症为主,可以请内科医生、儿科医生、营养学家协助治疗。

(3) 社会心理干预:主要包括家庭治疗、认知行为治疗、人际心理治疗和辩证行为治疗等。家庭治疗是青少年 AN 心理治疗的首选,而认知行为治疗是治疗 BN 证据最充分的,其次是人际心理治疗和辩证行为治疗。

(4) 药物治疗:目前为止尚无明确的证据显示药物对 AN 患者的核心症状有显著改善作用,不建议作为治疗 AN 的单独或主要方法。氟西汀是唯一获得美国 FDA 批准用于治疗 BN 的药物,维持治疗可预防复发。舍曲林可用于未成年 BN 患者。托吡酯可明显减少暴食和清除症状,但可造成体重减轻,不适用于体重正常或偏低的患者。被美国 FDA 批准用于治疗成人中至重度 BED 的唯一药物——二甲磺酸赖右苯丙胺(LDX)经证实可减少暴食发作的频率,但它并不适用于减肥。

（六）预后

进食障碍的治疗较为困难，病程呈复发和缓解交替的特点，症状常迁延数年。多数 BN 患者有 AN 病史。AN 治疗后长期缓解率仅为 30%～40%。BN 治疗后长期缓解率为 55%，预后较 AN 好，约 70% 的患者经治疗可以康复，但复发率较高，死亡率为 0.4%。BED 呈慢性病程，平均病程为 14 年，比 BN 或 AN 的平均病程 6 年更长，伴发的肥胖可能是除了 BED 外评估健康结局的一个重要方面。

二、睡眠障碍

（一）概述

睡眠是人类必不可少的一项生理活动，许多精神和躯体疾病都与睡眠障碍（sleep disorders）存在着密切联系。在临床中，失眠障碍是最为常见的睡眠障碍。研究提示约 6%～15% 的人患有失眠障碍。昼夜节律失调性睡眠觉醒障碍在临床上因为认识不足，容易被误诊误治。

（1）失眠障碍（insomnia disorders）：是指在有充足的睡眠机会和适宜环境下，仍持续存在睡眠起始、时长、维持或质量困难，并导致日间功能损害。失眠障碍典型的日间症状包括认知功能、情绪调节、社会功能的受损，部分还伴有躯体不适主诉。

（2）昼夜节律失调性睡眠-觉醒障碍（circadian rhythm sleep-wake disorders，CRSWDs）：是由于昼夜时间维持与诱导系统变化或内源性昼夜节律与外部环境间不同步所引起的各类睡眠觉醒障碍。CRSWDs 可分为内源性和外源性，内源性障碍包括睡眠觉醒时相延迟障碍、睡眠觉醒时相提前障碍、非 24 小时睡眠觉醒节律障碍、不规律睡眠觉醒节律障碍；外源性障碍包括时差变化睡眠障碍、倒班工作睡眠觉醒障碍、非特殊昼夜节律性睡眠觉醒紊乱。

（二）病因与发病机制

目前，最常用于解释慢性失眠的理论基础是 Spielman 等提出的"3P"模型（易感因素、促发因素和维持因素）。"3P"模型假定某些个性特征的患者具有失眠易感性，他们在促发因素的作用下出现了急性失眠，多数患者的失眠症状在去除促发因素之后消失。但若失眠发生后的应对方式不当,或是促发因素持续存在、不能消除(维持因素),则短期失眠发展为慢性失眠。

人类昼夜节律的调节最重要的授时因子是光线的明暗循环,除此以外,睡眠觉醒昼夜节律、褪黑素分泌和核心体温节律的调节还受到作息规律、睡眠姿势、运动或社会活动、进食时间等因素的影响。当内源性睡眠倾向与社会功能需求不一致时,就会导致昼夜节律失调性睡眠觉醒障碍。

(三)临床表现

失眠障碍患者的基本主诉应包括失眠症状及觉醒期症状。失眠症状是睡眠起始困难、睡眠维持困难,或两者兼而有之。通常入睡潜伏期和入睡后觉醒时间大于 30 分钟被视为具有临床意义。早醒通常被认为是睡眠终止至少要早于所期望起床时间 30 分钟。觉醒期间症状常包括疲劳、主动性或进取心下降、注意力和记忆功能下降、激惹或情绪低落、日间瞌睡等。

昼夜节律失调性睡眠觉醒障碍最常见的表现是人体自身昼夜节律紊乱或与外部环境时间不同步,睡眠的主诉则为入睡困难、睡眠维持困难及日间睡眠增多。

(四)诊断和鉴别诊断

慢性失眠障碍(chronic insomnia disorder,CID),要求必须三个要素齐全,即持续睡眠困难病程达到或超过 3 个月、存在适当的睡眠机会以及日间觉醒期相关的功能损害。其中觉醒期间功能损害并非真正的功能异常,只要患者的表现是对自身问题的过度关注即可满足条件。

短期失眠障碍(short-term insomnia disorder,STID)与 CID 有许多共通特征,主要区别是 STID 病程短于 3 个月。

国际睡眠障碍分类第 3 版(ICSD-3)关于 CRSWDs 的一般诊断标准如下:①主要由内源性昼夜时间系统改变或内源性昼夜节律与社会环境所要求的睡眠觉醒时间错位引起的慢性或反复性睡眠觉醒节律紊乱;②该昼夜节律紊乱引起失眠或(和)过度嗜睡;③这些睡眠觉醒紊乱引起临床显著的不适或精神、躯体、社交、职业、教育等重要功能损害。需注意与失眠、睡眠过多、正常睡眠、睡眠卫生不良及其他医学问题及精神疾病相鉴别。

(五)治疗

失眠障碍具有慢性、复发性或持续性倾向的特点,从发病之初就需要积极的干预。慢性失眠的治疗主要包括非药物治疗和药物治疗两大类,最常用的治疗方案是综合治疗。

1. 药物治疗

临床上具有失眠治疗适应证的药物包括苯二氮䓬受体激动剂、褪黑激素受体激动剂、抗组胺 H_1 受体拮抗剂、食欲肽受体拮抗剂。有些药物虽然获批的适应证不包括失眠,但在临床中也常作为治疗失眠药物使用,其中包括抗抑郁药、镇静类抗精神病药以及中草药。

2. 非药物治疗

主要指失眠的认知行为治疗(cognitive behavior therapy for insomnia, CBT-I)。通常情况下,CBT-I 是认知治疗和行为治疗相结合形式,它至少包括一种认知成分和一个核心行为成分(睡眠限制、刺激控制),其中的行为治疗是 CBT-I 的核心。CBT-I 多数由睡眠卫生教育、放松疗法、刺激控制疗法、睡眠限制疗法和认知治疗组成。研究揭示 CBT-I 与药物疗法的短期疗效相当,但是的长期疗效优于药物疗法,目前被推荐为首选的标准治疗方法。

对于 CRSWDs 的治疗,总的策略上应进行个体化调控,利用外源性"授时因子"帮助患者适应 24 小时睡眠觉醒的变化,加强外部环境及行为的昼夜管理,重新建立适应性的睡眠觉醒的昼夜节律。对于因精神、神经科疾病及内科疾病导致生物钟结构或功能紊乱的患者,应在病因治疗基础上,对患者进行睡眠健康教育和时间疗法,通过定时光照、定时服用褪黑素、定时运动等方式帮助患者重置生物钟,必要时遵医嘱服用镇静催眠药或促觉醒药。

(六) 预后

失眠的发生可以表现隐匿性或急性。隐匿起病的患者常常在个体早期或幼童时就已经开始出现失眠症状。短期失眠患者多在去除促发因素后睡眠恢复正常,但也有一部分患者会进展为慢性失眠。调查结果显示,失眠患者治疗 1 年后有 70% 继续被报道有失眠,3 年后有 50% 依然存在失眠。

随着都市化进程加快、夜间照明条件改善,工作方式和工作时间也发生了变化,CRSWDs 有增多趋势,也越来越被重视。其治疗的重点是关注高危人群,对于疾病早发现、早诊断、早治疗,将患者的生活节律与外环境变化同步,重置新的睡眠觉醒周期。

三、性功能障碍

（一）概述

性功能障碍是指患者在性活动的不同阶段持续或反复出现生理功能障碍，以致无法获得令其满意的性生活，患者感到明显的痛苦，且社会功能受到影响。

（二）病因与发病机制

性功能障碍可由多种因素造成，包括器质性、功能性、药源性等。这里介绍的是非器质性性功能障碍，与心理社会因素密切相关，通常有错误的性观念、性知识缺乏、既往性创伤或性虐待经历的影响、人格障碍、与性伴侣关系紧张或由各种因素造成的负面情绪等。

（三）临床表现

性功能障碍有多种不同的形式，可以发生在性行为的不同阶段。

1. 性兴趣和性唤起障碍

（1）性欲减退（hypoactive sexual desire disorder）：指患者对性生活持续的兴趣降低，甚至丧失。

（2）勃起功能障碍（erectile disorder）：又称为阳痿（impotence），指男性患者在性生活时有性欲，但阴茎勃起不充分或勃起维持时间短暂，从而不能插入阴道完成性交过程。

2. 性高潮障碍

（1）女性性高潮障碍（female orgasm disorder）：指女性患者在性交时反复出现无法达到性高潮，或者性高潮延迟的情况。

（2）延迟射精（delayed ejaculation）：指男性患者在性交过程中出现显著的射精延迟或不能射精，即使已经获得了恰当的性刺激或存在射精的欲望。

（3）早泄（premature ejaculation）：指男性患者在性交中反复发生过早射精，导致性生活不满意。

3. 性疼痛障碍

（1）性交疼痛（dyspareunia）：指男性或女性患者在性交前、性交时或性交后的反复出现生殖器疼痛，这种疼痛不是由局部病变引起的，也不是由阴道干燥或阴道痉挛引起的。

（2）阴道痉挛（vaginismus）：指女性患者在性交时，环绕阴道口外 1/3 部位的肌肉出现非自主性痉挛或收缩，以致阴茎插入困难或引起疼痛。

（四）诊断和鉴别诊断

1. 诊断要点

排除器质性因素后诊断需符合以下几点：

（1）患者不能参与其所希望的性活动；

（2）功能障碍持续或反复存在；

（3）障碍存在至少 6 个月；

（4）患者感到明显的痛苦，或社会功能受到影响；

（5）障碍不是由其他精神障碍、躯体疾病或某种物质或药物引起的。

2. 鉴别诊断

（1）躯体疾病所致性功能障碍：需由泌尿科医师或妇科医师进行医学检查，排除需要治疗的躯体疾病。

（2）物质或药物因素所致性功能障碍：许多物质或药物都对性功能有影响，可询问患者的用药情况予以鉴别。

（五）治疗

1. 心理治疗

性心理治疗的主要方式有认知疗法、行为治疗、精神分析治疗等。认知疗法使患者重视并了解各年龄段的性健康知识，减少性焦虑，转变性观念，增加性兴趣。行为治疗通过行为练习帮助患者表达性欲、增加性快感体验，可以让患者的性伴侣加入治疗，利用正反馈效应，帮助双方在性生活过程中充分放松，从而改善性唤起、达到性高潮。常用的训练方法有性感集中训练、生殖器刺激训练等。精神分析治疗则着力于处理患者的恋父或恋母情结。最新系统综述显示，正念疗法对各种性功能障碍都有效。

2. 药物治疗

枸橼酸西地那非是在男性患者有性欲及性刺激的情境下发挥作用，对勃起功能障碍有一定疗效，但其不能增强患者的性欲。也可使用性激素替代疗法。

（六）预后

非器质性性功能障碍以心理治疗为主，故患者的治疗意愿和配合度对预后有很大的影响。对于女性患者来说，还需加强锻炼，注意盆底肌的修复和功能训练。女性性功能障碍治疗总体预后优于男性性功能障碍患者。

（陈珏）

第三节 应激相关心身障碍

应激相关障碍（disorders specifically associated with stress，DSAS）是一组因异常威胁性或灾难性的社会心理因素导致的精神障碍。在ICD-11中包括创伤后应激障碍（post-traumatic stress disorder，PTSD）、复杂性创伤后应激障碍（complex PTSD，CPTSD）、延长哀伤障碍（prolonged grief disorder，PGD）、非复杂性居丧反应（uncomplicated bereavement，UB）、适应障碍（adjustment disorder，AD）、去抑制性社会参与障碍（disinhibited social engagement disorder，DSED）、反应性依恋障碍（reactive attachment disorder，RAD）等诊断分类。DSM-5还包括急性应激障碍的诊断。2019年中华医学会心身医学分会"中国心身相关障碍分类-2（CCPM-2）"提出，应激相关心身障碍还包括ICU综合征、职业心身耗竭、癌症及尿毒症相关心身障碍。诊断本组疾病，应激源或创伤事件是必备条件，没有应激源不能诊断为DSAS，当然不是所有暴露于应激源的个体都会出现DSAS。区分本组各类障碍，重点关注应激事件导致的症状性质、模式和持续时间，及由此产生的社会、生活功能的损害。

PTSD是本组疾病中最常见的类型，是应激事件导致延迟出现和持续存在的障碍。在一般人群中患病率为4%左右，有1/3以上患者终生不愈，超过一半的患者与物质滥用、抑郁障碍、焦虑障碍共病，自杀率是普通人群的6倍。PTSD有以下临床特征：①创伤经历的再体验，即创伤事件以鲜明生动的侵入性记忆、闪回或梦魇等形式再现，通常伴有恐惧或恐怖等强烈的情感和躯体感觉。②回避行为，极力回避创伤事件思维或记忆、活动、情境和人物等。③持续性、高水平的对当前威胁的高度警觉，或在遇到外界刺激时呈现强烈的惊跳反应。

CPTSD是ICD-11新增加的诊断，其定义指暴露于单个或一系列极端威胁或恐怖的事件后发生的障碍；这些应激事件通常是长期或反复的，并且个体很难从这些情境中逃脱，例如受到虐待、奴役，种族灭绝活动，长期的家庭暴力，儿童遭受反复的躯体或性虐待。CPTSD除了PTSD的所有特征外，同时存在以下三个表现：情绪调节上的异常；存在异常信念，如认为自己是渺小、失败、无价值的，对创伤性事件有愧疚感、自责自罪感；难以与他人保持亲密的关系。

PGD是在至亲之人去世后出现持续而广泛的哀伤反应，表现为极度思念或持续的先占观念，伴强烈的情感痛苦；哀伤反应超过6个月，并且与个体的文化及宗教背景不相称。

RAD是童年早期异常的依恋行为，患儿在有新的主要照顾者后，仍难以主动/被动寻求安慰、帮助或喂养，对照顾者给予的安慰很少有回应，极少向成人寻求安全的行为，不符合孤独症谱系障碍的诊断标准。该诊断仅适用于儿童，且在5岁前就有相关特征，不适用于实足年龄9个月以下的婴儿。

ICU综合征的特点是症状发生在监护过程中或转出后出现的一组临床综合征，至少有下列一项：闪回、回避、警觉性增高，焦虑抑郁，睡眠障碍，谵妄，其他症状如注意力不集中、躯体化症状等。癌症相关心身障碍是指癌症患者继发性出现如情感障碍、睡眠障碍、躯体化症状、认知症状、适应障碍等。尿毒症相关心身障碍是患尿毒症后继发性出现心身症状，如情感障碍、认知症状、谵妄等。

职业心身耗竭是指长期暴露于工作场所压力，但未能成功管理压力导致的综合征，主要表现为能量消耗或疲惫感，心理上对工作保持距离，或对自己的工作消极和愤怒，工作效能下降，至少持续3个月。

诊断可参考ICD-11诊断标准，以及中华医学会心身医学分会制定的CCPM-2。袁勇贵等编制的简易心身症状量表（brief psychosomatic symptom scale, BPSS），在应激相关心身障碍筛查中有很好的信度和效度。自评量表常用中文版Davidson创伤量表（Davidson Trauma Scale, DTS-C）和PTSD清单（PTSD Checklist, PCL）。DTS-C内部一致性系数0.97，分半信度0.96，当截断值为44分时诊断准确率达到85%。他评通常采用PTSD临床量表（clinician administered PTSD scale, CAPS），是DSM-5相关的综合性诊断工具。

在创伤性事件评估时要注意以下几点：①确定事件是否突发或超出个体控制能力，以及个体对事件是否存在强烈的负性感知，这是决定事件具有创伤性的必备条件；同时要评估间接经历的事件也可能引起创伤。②评估时机的确定：应在客观危险已经结束、主观恐惧缓解后进行。③对所有可能的创伤性事件进行评估，因为个体的创伤性事件并不局限于一件事。④个体对事件的感知、态度、认识与反应程度等起中介作用的内容要详细评估。⑤重视文化差异对本组疾病的影响，特别是回避和麻木症状、痛苦梦境，头晕、呼吸急促和发热感等躯体症状，文化概念对痛苦的理解等。

应激相关障碍的治疗包括心理治疗、药物治疗和物理治疗。常用心理治疗有认知加工治疗，延时暴露治疗，而眼动脱敏治疗还存在一定的争议。一线治疗药物包括氟西汀、帕罗西汀、舍曲林；如果发生性功能障碍，可换用安非他酮；非典型抗精神病药物经常作为增效剂使用，也用于治疗创伤引起的噩梦；而 α 受体阻断剂哌唑嗪可减少噩梦。苯二氮䓬类药物可导致 PTSD 慢性化，被认为是治疗的相对禁忌证；针对睡眠障碍建议使用曲唑酮或非典型抗精神病药。一些文献报道、针灸、艺术疗法和虚拟现实有效。

（陈炜）

第四节　躯体症状及相关障碍

躯体症状及相关障碍是一类疾病，主要表现为多种躯体不适症状，反复检查找不到器质性病变，多与心理因素相关，患者为了应对这些躯体症状表现出异常观念、感受和行为。这类疾病有一个共同特征，即显著的躯体症状伴随极大的痛苦和功能损害。这里重点介绍具有代表性的躯体症状障碍、疾病焦虑障碍和转换障碍。

一、躯体症状障碍

躯体症状障碍的特征是具有非常痛苦或导致严重功能损伤的躯体症状，同时具有关于这些症状过度和不恰当的思维、感觉和行为。

在一般成年群体中,躯体症状障碍的发病率可能在5%～7%左右,女性似乎比男性更多地被报道躯体症状,因此在女性中躯体症状障碍的患病率可能更高。躯体症状障碍的发病机制至今尚无明确定论,主要涉及感觉认知、情绪调节、应激、痛觉过敏等方面的异常。躯体症状障碍患者主要以一个或多个躯体症状为特征,涉及消化系统、心血管系统、皮肤感觉系统、神经系统和泌尿生殖系统等。患者常感受到明显的痛苦,关注自身症状但否认与其他因素有关。即使检查结果正常,他们仍恐惧症状的严重性,怀疑可能因医学限制未能诊断出病因。这些患者通常注意力过度集中在躯体症状上,将正常感觉视为疾病,并担忧任何躯体活动可能造成伤害。研究发现,他们普遍存在认知行为异常,逛医(doctor-shopping)行为较常见,但对躯体症状的担忧仍难以减轻。

躯体症状障碍的治疗困难,常需大量医疗资源。综合治疗策略包括考虑心理社会因素对患者的影响,提醒患者注意情感管理,并逐步帮助患者意识到负性情感与躯体不适的关系。建立长期支持性医患关系和心理治疗,对症状缓解尤为重要。药物治疗可针对相应症状使用合适的药物,如抗抑郁药物,常用抗抑郁药包括5-羟色胺再摄取抑制剂(SSRI)、5-羟色胺和去甲肾上腺素再摄取抑制剂(SNRI)和去甲肾上腺素能和特异性5-羟色胺能抗抑郁药(NaSSA)等,具有减轻躯体症状且不良反应较少的优点。治疗方案应根据个体特点制定,提高患者依从性。

二、疾病焦虑障碍

疾病焦虑障碍是指坚信和/或恐惧自己患有某种严重躯体疾病,没有躯体症状或躯体症状很轻微,尽管反复检查结果均为阴性,且医生给予足够的解释后仍坚信自己患病,是一种对严重未被诊断的疾病过度担忧的心理疾病。

一般人群1～2年的健康焦虑和/或疾病信念的患病率为1.3%～10%,性别差异不明显。重大生活应激和严重的但最终对个人健康的良性威胁、儿童期遭受虐待或在儿童期患严重疾病,是疾病焦虑障碍的危险因素。患者通常在全面医学检查后仍无法接受没有严重疾病的事实,导致焦虑情绪。他们对未确诊的疾病持续关注,不相信阴性的检查结果和医生的解释。这种焦虑占据生活重要的地位,影响日常活动和社交,甚至可能导致家庭矛盾。

疾病焦虑障碍易复发,治疗也较为困难。可以通过支持性心理治疗建立良好医患关系,耐心倾听患者的倾诉,纠正躯体感觉的误解,鼓励以建设性方式应对症状。认知治疗帮助患者纠正错误认知和重新调整对待疾病的态度。必要时可合并小剂量抗焦虑药或抗抑郁药,治疗剂量一般低于焦虑症或抑郁症的治疗剂量,同时向患者充分解释药物可能导致的不良反应,以避免加重疑病症状。

三、转换障碍

转换障碍又称功能性神经症状障碍,旧称"癔症",指独立的神经系统症状,不能用相应的病理机制来解释,而与明显的心理压力有关。Freud 采用"转换"一词来表示隐藏的、未表达的情感向躯体症状转换的假定过程。

短暂的转换症状是常见的,但是这种疾病的确切发病率难以确定。个体的持续转换症状的发生率估计为每年(2～5)人次/10 万人,女性明显多于男性,气质、性格、环境、遗传和生理均与转换障碍相关。转换障碍的临床症状多样,包括运动症状、感觉症状和其他症状如语音、发音等,一般指部分感觉或运动功能丧失。医生诊断时要求症状不能由神经系统疾病解释,必须有临床证据显示与神经疾病不相符的明显证据,必须基于全面的检查而不是单一的临床表现进行诊断。支持诊断的伴随症状可包括:既往有多发的相似躯体症状、发作伴随应激或创伤、分离症状以及可能存在的继发性获益。

对于急性转换障碍患者,可通过暗示治疗给予他们安抚和症状改善的信号,同时应迅速努力解除诱发症状的应激状况。医生应以共情和积极的态度对待患者,并提供社会接受的方式来帮助他们恢复正常生理功能,如物理治疗。通过适当的评估,帮助患者意识到他们的问题是可以理解的、常见的,并且能得到良好的预后。

非急性转换障碍的治疗强调去除加剧症状和功能丧失因素,鼓励正常行为。给患者解释症状和功能丧失是心理因素导致的问题,而非躯体疾病。鼓励患者能重新掌握控制紊乱功能,必要时可行物理治疗。治疗重点从转移症状到解决诱发症状问题。治疗者应关心患者,但鼓励自助,而不应该对患者的功能丧失做不适当的妥协。如对不能行走的患者,鼓励再次行走,但不提供轮椅。需有明确计划,治疗团队对患者保持一致。药物无直接治疗作用,认知-行为治疗有一定帮助。处理患者个人和社会问题很重要。简短、针对性的心理治疗有帮助,深入治疗可能引起移情反应。对于未改善的患者,全面查看病史,排除未发现躯体疾病。所有患者应认真做好长期随访,排除器质性疾病。

⊙ **延伸阅读材料**

王先生,60 岁,全身多处疼痛 6 个月余。6 个月前患者出现右肩部疼痛,2 个月后出现左侧胸痛,休息不能减轻,并逐渐出现身体其他部位的疼痛,伴消化系统症状,恶心、纳差、便秘等,还常出现胸闷气促症状。

个人史:6 个月前刚刚退休,之前任某国企高管。

王先生开始时辗转于医院的各个科室,经全面检查都没有发现明显的病变。王先生因此变得更加焦虑不安,找不到病因却越想越怕。后来,在神经内科医生的建议下,王先生到心理科就诊,医生详细了解了病史及检查结果,考虑诊断为"躯体症状障碍",予抗抑郁药治疗后,躯体疼痛等症状得到改善。

(周千 骆艳丽)

第五节 与心身医学密切相关的精神障碍

一、焦虑障碍

焦虑障碍在 ICD - 11 中定义为焦虑及恐惧相关障碍(anxiety and fear-related disorders),是一组表现为过度的焦虑、恐惧及相关行为紊乱,导致显著的痛苦,或社交、工作及其他重要领域功能显著损害的疾病,主要分类有广泛性焦虑障碍(generalized anxiety disorder, GAD)、惊恐障碍(panic disorder, PD)、场所恐惧症(Agoraphobia)、特定恐惧症(Specific phobia)、社交焦虑障碍(social anxiety disorder, SAD)、分离性焦虑障碍(separation anxiety disorder)和选择性缄默症(selective mutism)。

焦虑与恐惧的关系十分密切。焦虑是指对即将发生的事情感到恐慌和不安,它指向未来,无明确的对象、无具体内容的担心和害怕,伴有植物神经紊乱;而恐惧则是对现实感知到的、紧迫威胁的反应。焦虑是人类最基本的情绪,大多数情况下的焦虑是正常的,由实际危险引起的现实焦虑更具有积极意义,可以提高个体警觉性与积极性,降低危险的发生。只有当焦虑过分强烈,并且与刺激的严重程度不相称,或在公认无害的处境中诱发,以及在没有原因时发生、在危险过后还存在,才是病理性焦虑。所有焦虑都有下列特点:①预期性(anticipatory),也就是担心不好的事情出现;②自由浮动(free-floating),即在不同的时间和场合都会出现无名焦虑,以致无法集中精力。

我国成人焦虑障碍患病率高达 7.6%,居所有精神疾病的首位。目前就其病因和发病机制来说仍不明确,生物、心理和社会因素均起到一定的作用。生物学因素包括遗传、生物节律紊乱、下丘脑-垂体-肾上腺轴功能失调、神经递质平衡失调等;大脑边缘系统如杏仁核的激活增加,前额叶皮层激活减少。心理因素包括童年不良经历、性格特点、生活事件等。社会因素包括文化、生活节奏、经济状况等。

焦虑障碍有以下核心的精神性症状:①唤起增高,过于警觉,注意力不集中,紧张不安,较强的惊跳反应;②主要心境表现是恐惧、担心;③对自身或他人遇到的危险扩大化和非现实性,或认为个体无法应付;④目的行为受限,运动性不安、无目的小动作,回避主观意识中的不安全环境。焦虑障碍还伴有躯体症状,如胸骨缩榨感,常伴气短;过度换气表现,常见昏厥、感觉异常、手足搐搦等;肌紧张症状如头痛、疲劳、躯体疼痛、僵硬、颤抖等;显著的自主神经紊乱,如心动过速、脸发红、口干、腹痛腹胀、尿频、阳痿、出汗等;大部分患者均存在睡眠障碍,多见入睡困难等;一些患者还表现出易激惹、人格解体等。

不同的焦虑障碍各有临床特点。GAD 具有典型的预期性和在多个时间、场合的焦虑。PD 表现为突然的、意外的、一过性的恐惧及躯体症状。SAD 的症状往往限定为面对他人的关注时感到恐惧和担心,以及必须与人交往或在人前表现时感到尴尬。老年人焦虑障碍有较明显的特征,在描述焦虑症状时常使用诸如"成问题"或"顾虑"之类的词汇,而非年轻人常用的"担心"或"控制不了";对健康和残疾更加担忧;年龄特异性恐慌,如担心成为别人的负担,担心摔倒,或囤积;他们更强调躯体症状如眩晕、颤抖,而非焦虑的情绪症状;有些老年人仅表现能引起痛苦或损害的亚临床焦虑症状,但不满足任何一种焦虑障碍的诊断标准。

　　焦虑障碍的评估可采用广泛性焦虑量表(generalized anxiety disorder 7，GAD‐7)、汉密尔顿焦虑量表(Hamilton anxiety scale，HAMA)，而贝克焦虑量表(Beck anxiety inventory，BAI)可用于自评；Fergus 简版社交焦虑与社交恐怖量表评估恐惧症状。由于尚无血液、遗传或影像学生物标志物，诊断焦虑障碍依赖于精神状态相关病史和检查，可参考 ICD‐11、DSM‐5 相关标准。

　　在诊断的过程中，还至少与以下疾病进行鉴别：(1) 疾病焦虑障碍(illness anxiety disorder，IAD)有三方面特征：①明显的先占观念。虽然躯体症状不存在或轻微，但患者强烈认为症状意味着一种严重疾病，不会因为缺乏与疾病相符的实验室或体检结果，以及对严重疾病不可能发生的解释而放弃这种信念。②对疾病过度恐惧。患者过度担心自己患有的疾病非常严重，会导致死亡与功能丧失。③过度在意躯体感觉，过度检查躯体变化：如过度注意皮肤破损、脱发等常见躯体变化，并将之与更为严重的后果联系。(2) 强迫障碍：思维通常与不合理信念有关，如污染信念，体现为侵入性或不想要的想法、冲动或画面，往往伴随强迫行为如强迫洗手、计算。(3) PTSD：如果焦虑发作前曾遭遇威胁生命的创伤事件，个体就会在焦虑发作的同时合并创伤性事件的内容。(4) 躯体疾病所致焦虑障碍：如甲状腺疾病，心脏疾病，某些神经系统疾病如脑炎、脑血管病、脑变性病，系统性红斑狼疮等，焦虑症状继发于躯体疾病，与躯体疾病的发生发展密切联系。(5) 物质依赖：苯丙胺类、可卡因、咖啡因、阿片类、激素、镇静催眠药、抗精神病药物等的戒断，焦虑症状表现为易怒、情绪不稳定、注意力难集中、疲倦、难以入睡；详细询问精神活性物质的使用史，必要时做尿液筛检。

　　通常采用药物、心理、物理及其他治疗方法来治疗焦虑障碍，治疗原则强调全病程、综合治疗，尤其强调心理治疗与药物治疗相结合。大部分指南推荐一线治疗，包括认知行为疗法，抗抑郁药(SSRI 或 SNRI)，以及 CBT 联用 SSRI 或 SNRI。二线治疗如普瑞巴林与丁螺环酮等。一般不推荐长期使用苯二氮䓬类药物，显而易见的原因是存在潜在的药物滥用及认知损害的副反应。全病程治疗包括急性期治疗、巩固期治疗和维持期治疗三个时期。在临床症状缓解后需要巩固治疗，指南推荐药物维持治疗至少 1～2 年。维持治疗中需要加强心理治疗，减少复发。

二、抑郁障碍

各种抑郁障碍（depressive disorders）表现为抑郁心境如感到悲伤、易激惹、空虚或愉快感的丧失，伴有其他认知、行为或植物神经症状，严重损害个体日常生活和功能水平。在 ICD-11 分类中包括单次发作抑郁障碍、复发性抑郁障碍、季节性抑郁障碍（seasonal depressive disorder）、恶劣心境障碍（dysthymic disorder）、混合性抑郁和焦虑障碍（mixed depressive and anxiety disorder）、持续性抑郁发作（current depressive episode persistent）。针对 6～18 岁的儿童青少年的抑郁，DSM-5 设置了破坏性心境失调障碍（disruptive mood dysregulation disorder，DMDD）的诊断，其核心特点是慢性的、严重的易激惹，往往因受挫引发频繁的情绪爆发，在言语或行为上针对物品、自身或他人的攻击，每周至少 2～3 次，持续至少 1 年，且在 2 个以上情境如家里和学校出现，这些表现与发育水平不协调；这种易激惹和愤怒情绪还包括在发作间期的每天很多时间出现，能被患儿周围的人所察觉。

抑郁障碍自杀率高，疾病负担重，是严重的公共卫生问题，我国成人患病率为 6.8%。目前仍未清楚了解其病因和发病机制，发病的危险因素多种多样，性别、年龄、种族、社会经济地位、人格特征、社会环境、躯体因素、精神活性物质滥用和依赖及药物因素等都可能增加抑郁障碍的发生。生物学因素包括遗传、神经生化和神经内分泌等方面，阳性家属史者发病是一般人群的 2～4 倍。神经生化机制主要涉及 5-羟色胺、去甲肾上腺素和多巴胺三个主要的神经递质，且这三个单胺能神经递质系统协同发挥作用，主要是突触间隙的浓度和功能下降。神经内分泌主要涉及下丘脑-垂体-肾上腺轴、下丘脑-垂体-甲状腺轴和下丘脑-垂体-性腺轴，以及下丘脑-垂体-生长激素轴功能障碍。慢性压力会增加谷氨酸的水平，也导致谷氨酸的功能受到干扰，这种谷氨酸能激增会降低突触连接，并导致 γ-氨基丁酸（GABA）功能缺陷。谷氨酸和 GABA，或它们在抑郁障碍大脑不同区域的平衡被破坏，被认为是抑郁症的最终共同通路之一。近年来的研究发现，抑郁障碍大脑区域出现神经网络紊乱，导致神经可塑性异常，脑源性神经营养因子的表达受到抑制，海马神经元体积缩小和功能受损。

抑郁障碍的主要临床表现：在抑郁发作期间，一个人会经历抑郁情绪，感到悲伤、烦躁、空虚，可能会失去乐趣或对活动的兴趣。抑郁情绪几乎每天都会发作,在一天中的大部分时间持续,至少持续两周;还存在其他症状:注意力不集中,记忆力下降或负性记忆增强,过度内疚或自我价值感低下,对未来感到绝望,有死亡或自杀的想法或者行为,睡眠紊乱,食欲或体重变化,感觉非常疲倦或精力不足。也会伴有其他躯体不适,如便秘、疼痛、性欲减退、阳痿、闭经和自主神经功能失调症状等。

不同的抑郁障碍有各自临床特点。恶劣心境障碍表现为持续性的至少2年抑郁心境,在2年的病程中,症状及数量从未出现过持续2周以上的情况;没有症状是时间很少持续超过2个月;儿童和青少年抑郁心境可表现为情绪易激惹,至少1年时间。混合性抑郁和焦虑障碍表现为在至少2周的大多数日子里同时存在抑郁和焦虑症状,但均不符合抑郁发作、恶劣心境、或某种焦虑及恐惧相关障碍的诊断;当符合每一个诊断标准时,应该及时给出相关诊断。DMDD主要针对6~18岁儿童青少年,要求首次发病在6~10岁,核心特点是慢性、严重的易激惹。

抑郁障碍的评估可使用自评、他评量表结合的方法,常用的量表包括HAMD、患者健康问卷(PHQ-9)、抑郁自评量表(SDS)等。诊断应严格按照ICD-11、DSM-5的标准,两个诊断标准有一定的差异。在诊断过程中,注意寻找病因,排除器质性疾病或共病,如帕金森病的临床表现中就存在抑郁症状,卒中可导致抑郁等;物质/药物所致的抑郁也非常普遍;双相障碍可有抑郁相,但治疗方法有很大的不同;老年人抑郁与痴呆的鉴别非常重要,淡漠、线索回忆不能改善记忆提示痴呆的可能;包括PTSD、居丧反应都需要仔细鉴别。

抑郁障碍已有有效治疗方法,包括药物治疗、心理治疗(认知行为治疗、人际心理治疗等)、物理治疗(改良电抽搐治疗、经颅磁刺激、经颅电刺激等),及其他如光照、运动等方法。轻度抑郁障碍可单独采用心理治疗或其他非药物治疗(不包括电抽搐);中度和重度患者采用抗抑郁药物联合心理治疗和/或其他非药物治疗;病情严重及自杀风险高,单独/联合电痉挛治疗。根据国内外指南推荐,一般建议单药治疗,一线药物包括SSRI(氟西汀、舍曲林、帕罗西汀、氟伏沙明、西酞普兰和艾司西酞普兰)、SNRI(文拉法辛、度洛西汀和米那普仑)、NDRI(米氮平),褪黑素受体激动剂(MT_1 和 MT_2受体)和 $5-HT_{2c}$ 受体拮抗剂(阿戈美拉汀),多模式抗抑郁药物(伏硫西汀等),要求足量、足疗程,定期评估疗效及不良反应,确定个体化方案。Herrman 等发表在 Lancet 的报告支持采用个性化、分阶段的抑郁症照护方法,明确症状的时间顺序和强度,根据个人的具体需求和病情的严重程度推荐干预措施，从自助、改变生活方式到心理疗法和抗抑郁药，再到更强化、更专业的治疗，如针对严重、难治抑郁症的电抽搐疗法。

三、强迫及相关障碍

强迫及相关障碍（obsessive-compulsive and related disorders）是一组表现为反复的思想或行为障碍，主要包括强迫症（OCD）、躯体变形障碍（body dysmorphic disorder，BDD）、疑病症、嗅觉牵涉障碍（olfactory reference disorder，ORD），这类障碍存在的认知性现象是最接近核心的特征，如强迫观念、侵入性思维、先占观念（preoccupations），同时伴反复的行为。囤积障碍虽然也列入该组障碍，但不存在侵入性的思维，主要特征是强迫行为性质的累积物品需求，以及与丢弃物品相关的痛苦。反复的、习惯性的针对皮肤（拔除毛发、抠抓皮肤）也归于本组障碍，然而缺乏认知性症状。

DSM-5 和 ICD-11 将强迫及相关障碍从焦虑谱系障碍中分离出来，成为独立的诊断疾病。其中 OCD 人群的流行率为 $1‰ \sim 3‰$。不同的生理、心理、遗传、环境因素等都可能是 OCD 的诱因。眶额皮质-纹状体-丘脑环路异常，5-HT 水平较低；显著的生活事件，易焦虑、完美主义的性格特征等，都可能和 OCD 发病有关。

强迫症的主要临床表现有强迫思维和/或强迫行为。强迫思维是反复的、持续侵入性（非自主的）和不必要的想法、冲动/意向（如害怕自己跳楼），往往伴明显的焦虑；个体常试图忽略或抵制强迫思维，或通过强迫行为来减轻。强迫行为是反复出现的清洗、检查等，或重复的精神活动（默念词语、计数、祈祷、内心核查和演练仪式等），这些重复行为或精神活动是为应付强迫思维而被迫执行的（部分自主），为满足"必须"严格执行的规则，或达到"完善"的目标。重复与纠缠是 OCD 两个核心临床表现，"重复"定义为每天花费 1 小时以上的时间和精力反复做一件事，而达到的效果有限；"纠缠"是指明知过分或者毫无必要却无法控制，患者努力克服，但所有的努力都是徒劳的，感到非常痛苦。

不同的强迫相关障碍有各自临床的特点：BDD 是指外表无或轻微缺陷，患者却坚信存在缺陷或夸大缺陷，认为自己的外表丑陋不堪或令人讨厌，别人都在关注他/她，因此感到苦恼。BDD 主要特征是持续性、侵入性地陷入对外表小缺陷或臆想的瑕疵中。ORD存在持续的先占观念，坚信自己身上的臭味（体臭、口臭）他人已经闻到、注意到了，别人已经在评论、议论其身上的气味了。疑病症则确信自己罹患一种或多种严重的、进行性的或威胁生命的疾病。囤积障碍表现为过度积攒或难以丢弃物品，这些物品往往实际价值不高；过度积攒是反复的与积攒或购买物品相关的渴望及行为，难以丢弃物品是因为自己认为这些物品需要保存，如果被丢弃物品则感到痛苦。

强迫及相关障碍诊断可参考 DSM‐5 或 ICD‐11。全面采集病史，包括强迫障碍发生发展的影响因素，强迫的持续时间及自我缓解方法，既往治疗过程和人格特质等，也要对共病、家属史、安全性进行评估。应详细记录症状变化规律，每天花费的时间，设法摆脱强迫的努力程度、抵抗方法及最终效果；记录因强迫症状而主动回避的问题或情境，以及强迫对工作、家庭、社会关系、情绪的影响。可采用耶鲁‐布朗强迫症状量表（Yale-Brown obsessive-compulsive scale，Y-BOCS）进行评估。

重点与 GAD、精神分裂症鉴别。GAD 表现为持续的担忧、紧张，预期性的焦虑不安、"漂浮"样困扰，担心的内容广泛，多不固定，很少有自我抵抗的感觉。精神分裂症以怪异的思维为核心，常见精神病性症状如幻觉、妄想和言行紊乱等，淡漠处之，与环境、现实不协调等。同时要注意，药物、器质性疾病都可能出现强迫障碍，应从发病规律中找出强迫障碍发生的原因。

强迫及相关障碍的治疗原则有：创建治疗联盟，提高治疗依从性；药物和/或心理治疗的综合长期治疗；个体化原则；创建合适的治疗环境。一线药物包括舍曲林、氟西汀、氟伏沙明和帕罗西汀，二线药物有氯米帕明及其他抗抑郁药。心理治疗是 OCD 康复的重要措施，认知行为治疗的暴露与反应预防疗法（exposure and response prevention，ERP）是一线治疗方法。深部脑刺激、rTMS、个性化高清晰度的经颅交流电刺激对 OCD 有较好的效果。一项对来自 15 个国家、19 个强迫症专科治疗中心 7 000 多例 OCD 的调查显示，53.3％的患者使用 SSRI，氟西汀和氟伏沙明的使用比例最高；利培酮和阿立哌唑作为增效剂使用比例最高。被全球主流强迫症指南推荐为一线治疗的暴露与反应预防心理治疗的比例在不同国家相差很大，神经调控及精神外科治疗比例很低。

（陈炜）

第六节　心身综合征

2019 年 2 月在无锡召开的"中华医学会心身医学分会 2019 年第一次常委会"上通过的中国心身相关障碍分类第二版(CCPM‐2)上首次将三大类共 18 个心身综合征作为第九类纳入其中,它是在国际心身医学分会 2017 年心身医学研究用诊断标准修订版(diagnostic criteria for psychosomatic research-Revised,DCPR-R)的基础之上结合中国当前临床实际进行修订而提出的,增加了神经质、体像障碍、逛医行为以及重大疾病/手术后的躯体不适共四个综合征,并将疑病症改为疑病观念,关注于应激与个性、患病行为和心理表现共三大方面(图 4-1)。

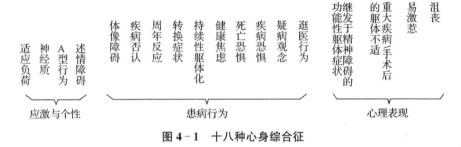

图 4-1　十八种心身综合征

下面简单介绍这些综合征及其特征:

一、应激与个性

1. 适应负荷

临床上我们常常能够观察到生活压力事件导致的健康损害,McEwen 基于稳态的定义明确了压力和其致病过程之间的关系。适应负荷可反映这些生活中压力事件的累积效应。如果在压力源出现后的半年内出现以下两个及以上症状:入睡困难、夜寐不安、早醒、精神不振、头昏眼花、广泛焦虑、易怒、悲伤、堕落,并且严重影响其对事物的处理能力(如感觉被日常生活工作压得喘不过气来)或严重影响其社会功能或职业功能,则适应负荷随即产生。

2. 神经质

神经质是一种稳定的人格特质,通常有以下表现:①求生欲望过于强烈;②内省力过强;③将专注力指向生命安全,过分关注自身的体验或不适;④患得患失,犹豫不决,常推迟或避免作出决定;⑤常有不安全感,喜欢穷思竭虑;⑥对拒绝和批评过分敏感;⑦过分追求完美;⑧主观强求不以人们意志为转移的客观现实;⑨常郁郁不乐、忧心忡忡,有强烈的情绪反应。具备上述特征中的 5 条即被认为存在神经质,它是一种消极的人格特性,具有负性情绪倾向,这类人群通常对生活事件的应对能力较差,更容易遭受心理上的困扰。

3. A 型行为

研究者们一致认为人格特性尤其是 A 型行为在疾病的发生发展中发挥着重要的作用。它被描述为致力于用尽可能少的时间获得尽可能多的收益和积极参与长期不断的竞争。判定 A 型行为至少出现 5 个及以上以下表现:①极端追求在期限内完成工作或其他活动;②稳定和普遍的时间紧迫感;③表现出自动表达特征(快速和爆发性的说话,突然的身体移动,紧张的面部肌肉、手势),提示正处在时间造成的压力下;④敌意和愤世嫉俗;⑤易激情绪;⑥趋向于加快躯体活动;⑦趋向于加快精神活动;⑧极度渴望获得成就和认可;⑨高竞争性。

4. 述情障碍

述情障碍是指无法使用合理的语言描述情感,显著影响心身疾病的产生。最新的研究表明其与非自杀性自伤关系密切。具备以下症状的 3 条及以上则被认为存在述情障碍:①无法使用合理的语言描述情感;②趋向于描述细节而不是感觉(比如:事件发生的条件而不是感觉);③生活中想象力贫乏;④思考的内容更多地关注与外部事件而不是想象或情绪;⑤没有意识到常见的躯体反应是与各种感觉联系在一起的;⑥偶发暴力行为,常见不恰当的情绪行为表达。

二、患病行为

1. 逛医行为

逛医行为是指因害怕或担忧因躯体症状的误诊或误治而反复游走于不同医生和不同医院之间,且这种行为持续的时间至少 6 个月。这种行为的背后是患者对医生的不信任和对疾病的不了解,抑或是因为不愿意面对残酷的现实,通过不断寻求医务服务而寻求任何一个可能的机会。这种行为却严重造成了医疗资源的浪费以及医患矛盾的潜在加剧风险,因此,需针对逛医行为进行明确诊断。

2. 疑病观念

过去,人们关注疑病症,而往往在临床上有些病人仅仅表现出过度关注自身健康,担心患上某种严重疾病,病程不超过 6 个月,也没有明显的社会功能损害,但处于紧张、焦虑和不安中,严重影响其自身健康。这种并未达到疑病症诊断标准的过度担忧的状态称为疑病观念。

3. 死亡恐惧

在过去的 6 个月中,在没有实际危险,或即使存在一些不良事件但医生已做过合理的处理,有合理的解释与保证的条件下,至少有两次出现有即将发生的死亡感和/或死亡信念冲击,被称之为死亡恐惧。通常这类人群对于死亡相关信息(比如:葬礼、讣告)存在持续而显著的恐惧和回避行为,如若暴露于这些刺激会唤起其直接的焦虑反应。

4. 疾病恐惧

没有理由地持续害怕遭遇一些特殊疾病(比如:艾滋病、癌症),尽管有合理的解释与保证,这种怀疑仍然不能消除,症状持续达到 6 个月。这种恐惧倾向于表现为对自己的攻击,而不是像疑病症只是表现出来持续的、长期的担忧。

5. 健康焦虑

健康焦虑是指在过去至少 6 个月的时间内对健康的过分担忧,具体表现为过度担心患有或即将患有某种疾病,伴有频繁进行医疗咨询和身体检查、对健康信息的高度关注等行为。

6. 持续性躯体化

功能性躯体障碍(如:纤维肌痛、疲劳、食管动力障碍、消化不良、肠易激综合征、非典型性胸痛、尿道综合征),持续时间超过 6 个月,造成患者极大困扰,导致重复医疗行为或造成生活质量下降。通常存在其他器官系统自动唤醒症状(比如:心悸、出汗、震颤、脸红),夸大治疗的副反应,提示疼痛阈值低和高暗示性。

7. 转换症状

转换症状是根据 Engel 标准提出的,描述为感觉运动的缺失或者无法用器质性原因解释的随意运动,矛盾心理是其标准之一。这类人群的躯体不适通常缺乏相应生理机制或解剖学证据,应有的体征或实验室检查结果亦常缺如,同时可能与临床特征不符。且至少有以下特征中的 2 项特征存在:①对症状的矛盾纠结(如:当他/她描述造成自己痛苦的症状时,却表现出轻松或不确定);②富有色彩和戏剧性地表达,高暗示性,情绪变化快;③心理应激会使得症状成形,但患者没有意识到之间的联系;④患者曾经有过类似的症状,或者看到别人有过,寄希望于他人。

8. 周年反应

通常指患者到一定年龄,或发生在父母一方或亲近的家庭成员罹患疾病或者死亡纪念日的一些自动唤醒的症状(如:心悸、出汗、肠易激综合征、疼痛等)或功能性躯体障碍(如:肠易激综合征、非典型性疼痛),造成患者苦恼,导致生活质量下降,同时患者抱怨的躯体不适缺乏器质性病理证据。

9. 疾病否认

疾病否认是指即当患者存在疾病症状、体征和诊断,或需要治疗时,坚持否认自身患病,并且否认治疗的必要性。

10. 体像障碍

体像障碍又称丑人综合征,是指关注外表上可见的、在别人看来不明显的或轻微的一个或多个缺陷(不足),为之烦恼,并表现出重复的行为(比如照镜子、过度修饰)。体像障碍具有较高的发病率,再加上此类患者还会出现较高的药物滥用史以及自杀倾向,因此需要引起社会的广泛重视。

三、心理表现

1. 沮丧

沮丧定义为:至少持续 1 个月的时间里以感觉不能处理一些紧急的问题和/或缺乏他人足够的支持(无助),以坚信没有办法解决当前所遇到的问题和困难而有未能达到预期目标的挫败感(无望)为特征。

2. 易激惹

易激惹是一种短时间发作的情感状态,但也可能广泛化、慢性化;在这种状态下,患者或尝试加强控制情绪,或表现为愤怒言行的激烈爆发。易激的经历对患者来说总是不愉快的,对怒气的合理排解通常表现为缺乏。

3. 继发于精神障碍的功能性躯体症状

一种精神障碍(包括所涉及的临床表现中包含的躯体症状)发生在功能性躯体症状之前。合理的医疗评估不能发现器质性病理证据来解释患者抱怨的躯体不适,躯体症状造成患者苦恼,重复医疗行为,导致生活质量下降。

4. 重大疾病/手术后的躯体不适

一种明确的重大躯体疾病（如心肌梗死）或手术后发生的头痛头晕、胸闷等功能性躯体症状，这些不适无法用疾病本身来解释，即使有些患者可能存在疾病本身所致的相关躯体症状，但其所主诉的躯体不适远远强于疾病本身引起的不适感，严重影响患者疾病或术后恢复，导致其生存质量下降。因此，临床医生应重视重大疾病/手术后的躯体不适。

经初步试用，上述 18 种综合征的临床价值得到明确。只是目前而言，心身医学的研究领域仍处于起步阶段，心身疾病的筛查工具的创制仍需进一步完善。

（刘晓云　袁勇贵）

练习题

1. 请简述心身谱系障碍中三类疾病之间的联系与区别。

2. 心身谱系障碍的治疗原则是什么？临床上常用的治疗方法有哪些？

3. 进食障碍的不同亚型的区别是什么？目前推荐的治疗方法有哪些？

4. 非器质性性功能障碍主要有哪些临床表现形式？它们的主要特征是什么？

5. PTSD 最常用的心理治疗方法有哪些？

6. 简述躯体症状障碍与疾病焦虑障碍的异同。

7. 疾病焦虑障碍有哪些特征？

8. 抑郁障碍的鉴别诊断有哪些？

9. 常见的心身综合征包括哪些？

第五章　心理生理评估

第一节　心理评估

一、心理评估的概念

在医学心理学中心理评估的作用至关重要，心理评估（psychological assessment）是指在利用心理学的理论和方法的基础上，对个人的心理品质及水平作出全面、系统和深入、客观描述的过程。其内容包括个人在评估中的心理过程和人格特征等，如情绪状态、记忆、智力、性格等。临床上各类病人在发病过程中往往都会存在不同程度和类型的心理问题或心理障碍，对这些问题的把握有助于全面了解病人的病情和实际状况，也是防治心身疾病的一个重要方面。医学心理学工作的一个重要领域是临床心理干预，而心理评估是心理干预的重要前提和依据，心理评估不仅可以帮助医生对患者心理状况作出心理诊断，还可以指导医生为患者制定个体化的心理干预措施，并对心理干预的效果作出评价。与医学相关的领域，如医学教育、行为医学、公众健康服务、精神病与精神卫生学、医学社会学、康复心理学、护理心理学等，均涉及心理评估技术的应用，并且在其中发挥着越来越重要的作用。

◇ 延伸阅读材料

心理评估的历史

我国古代就已经有许多关于人个性、才能评定的论述。春秋战国时期，教育家孔子就曾根据自己的观察评定学生的个别差异，把人分为中人、中人以上和中人以下，这相当于测量学中的命名量表和次序量表。孟子也曾说过："权，然后知轻重；度，然后知短长。物皆然，心为甚"，指出了心理现象的可测性。

　　西方心理测验的思想源自对人个别差异的研究。解释个体差异的一个重要转折是达尔文出版了具有高度影响力的《物种起源》,根据达尔文的理论,一个物种中一些个体具有比其他成员更为适应或在一个特定环境中成功的特性,只有那些最好的或最具适应性特点的个体才能生存下来。高尔顿将达尔文的理论应用于人类的研究,为证明他的观点,高尔顿开始了一系列的个体差异研究(如反应时间、视力和体力等)。高尔顿的工作随后由美国心理学家卡特尔扩展,他创造了"心理测验"的概念。

　　心理测验的第二个主要发展是实验心理学的研究和早期试图通过科学的方法解开人类意识奥秘的尝试。冯特于 1879 年在莱比锡大学建立了第一个心理学实验室,被认为是正式建立了科学心理学。实验心理学的诞生和发展,给心理测量过程带来了另一个要求——严格的标准化,标准化是现代心理测验的重要评价指标。与此同时,由于社会需要的推动,心理测验逐渐朝实用和普及的方向发展。现代测验的一个重要突破是在 20 世纪初,法国教育部任命了一个委员会来研究确定智力低于正常的个体,从而为他们提供合适的教育方式。该委员会的一个成员是比奈,他与法国医师西蒙一起合作,开发了第一个重要的普通智力测验,被称为比奈—西蒙量表。比奈的工作启动了系统评估人类智力个体差异的尝试,之后智力测验的理念逐渐席卷全球。其中最著名的是 1918 年出版的美国斯坦福大学的推孟教授于 1916 年修订的"斯坦福—比奈量表"。这一量表首次使用了"智力商数"的概念,简称为 IQ,是心理年龄和实际年龄的比值,从此"智商"一词便为全世界所熟悉。后来美国心理学家韦克斯勒(Wechsler)又进一步提出了"离差智商"的概念。目前世界上的智力测验虽为数众多,其基本原理和主要方法都是由比奈奠定的。

　　心理测验运动自 20 世纪初兴起,20 年代进入狂热,40 年代达到顶峰,50 年代后转向稳步发展。在此期间测验的主要发展趋势包括:①编制出了一批操作测验,既可弥补语言文字量表在理论上的缺陷,又可适用于文盲和有言语障碍的人。②出现了团体智力测验,扩大了测验的应用范围。团体测验是在第一次世界大战期间,为满足军队对官兵选拔和分派兵种的需要出现的。③多重能力倾向测验逐渐受到重视。随着因素分析理论的发展,多重能力倾向测验在二次大战后编制出来。④除智商外,涉及情感适应、人际关系、动机、兴趣、态度、性格等人格特点的测验也逐渐发展起来。⑤认知心理学崛起后,将实验法与测验法结合,产生了信息加工测验,为了解人类心理能力提供了一些补充方法。

尽管测验的效果还存在争议,心理测验仍是目前了解人的复杂心理状态的最有利工具。到目前为止,国际上大约有上千种心理测验在应用。

二、心理评估的程序及方法

心理评估根据目的不同,其一般程序可能会有所差别,但基本过程大致相同,与医学诊断的过程十分相似。在评估过程中常用的方法包括心理测验法、观察法、会谈法和调查法等,其中测验法作为一种标准化、数量化的方法,比其他方法所得结果更客观。

(一) 心理评估的基本程序

1. 确定评估目的

首先要确定来访者首要需要解决的问题是什么,进而确定心理评估目的,并根据目的在后续选择相应方法。如一位提出评估要求的人想要了解被评估人学习困难的原因,就需要鉴别被评估人的智力水平或人格特征;在临床进行心理咨询时,首先也要对来访者作出有无心理障碍的判定。

2. 明确评估问题与方法

在确定了来访者的评估目的之后,详细了解被评估者当前的心理问题,包括问题的发生原因、发展、可能的影响因素,被评估者的家庭背景环境、早年的生活经历以及当前的适应情况、人际关系等。在这一过程中,可应用调查法、观察法和会谈法等心理评估方法对来访者问题进行评估。

3. 了解特殊问题

对于来访者的一些特殊问题、重点问题可以进行深入了解再运用上述方法进行评估。这类似于医学诊疗过程中的生理生化检查。这期间除了用传统的心理评估方法外,还主要借助于规范化的心理测验如心理相关量表等,有时还用"作品"分析法进行分析。

4. 结果描述与报告

当获取了大量的信息之后,按照一定的理论模式和要求,进行系统归类、比较、统计整理、分析表达,以便对所获取的信息有一个全面、系统、明晰的了解。在此基础上,进一步对获取的信息的科学性、可信性、准确性等作出客观评价,并根据评价写出报告及结论,对来访者及相关人员进行解释,以确定下一步对问题的处理目标。

(二)心理评估的常用方法

1. 观察法

观察法(observational method)是心理评估中重要的方法之一,其主要是通过直接或间接的方法(如摄影录像等)对被评估者的行为表现进行观察或观测的一种心理评估法。在进行心理评估时,对被评估者的观察是评估者获得评估信息的常用手段。观察法的优点是获取材料较为客观和真实,在儿童和一些精神障碍者的心理评估中,观察法显得尤为重要。相对的,观察法也有其不足之处,观察法得到的是被评估者的外显行为,只能间接反映被评估者内部心理,同时观察法的有效性还取决于观察者的洞察能力、分析综合能力等。

在心理评估中观察内容常包括外表、体型、言谈举止、注意力、人际交往风格、兴趣、爱好及不同情境下的应对行为等。在实际观察中,应根据观察目的、方法及观察的阶段选择相应的观察目标行为,并对这些准备观察的行为作出清晰的定义,便于后期准确地观察和记录。记录时要注意记录方式应根据观察方法的不同灵活变通,做到全面、准确地记录下被评估者的行为表现。

观察法分为自然观察法与控制观察法两种形式。前者指在自然情境如家庭、学校、医院或工作环境中,被评估者的行为不受观察者干扰的条件下按照被评估者原本的方式和目的行事所进行的观察;后者指在预先设置的情境中所进行的观察。通常,自然观察法中的被评估者行为表现相较于控制观察法会更真实、客观,而控制观察法中被评估者行为则可能出现行为偏差。比较理想的方式是采用"单向玻璃"或监视器进行观察,但注意不要触犯医学及心理学的伦理原则。

2. 心理测验法

心理测验法是根据心理学的原理和技术,对行为样本进行客观性描述的标准化测量手段。这是一种通常采用严格标准化和信效度好的测量工具进行测量的定量分析方法。心理现象是客观存在的,和物理、生理现象一样,也是可以测量和作量化分析的。心理测验正是为了这一客观需求而产生的心理测量技术。有了这种技术便能取得心理行为变化上量的数据,从而可以比较、鉴别和评价不同个体之间心理行为上的差异,或者比较同一个体在不同时期、不同条件或不同情景下的心理状况及反应。在医学心理学的研究与临床实践中,常需要广泛应用各种心理测验对心理、行为进行评价。

心理测验法在心理评估中有着十分重要的地位。其他心理测验法方法如观察法等都难免受评估者主观意识的影响,而心理测验法测量过程是标准化、数量化的,所得结果可以与参照常模进行比较,从而克服了观察法等其他方法的缺陷。

3. 会谈法

会谈法又被称为交谈法或晤谈法,指评估者通过与被评估者有目的的交谈来收集被评估者心理特征及行为资料的评估方法,也是心理评估最常用的基本方法之一。其特点为:①作为一种评估方法,会谈与日常生活中交谈有着明显区别,是有目的、按一定操作规范进行的交谈。②会谈法是会谈者与被会谈者的相互影响和相互作用的过程,整个会谈过程不仅是会谈者通过提问方式作用于被会谈者的过程,而且也是被会谈者通过回答等方式反作用于会谈者的过程。依据会谈的结构化程度,可以分为结构化会谈、非结构化会谈和半结构化会谈。

会谈作为一种互动的过程,在会谈中评估者起着主导和决定的作用。评估者应努力掌握会谈过程的主动权,积极影响被评估者,尽可能让他们按照预定的计划回答问题。

4. 调查法

在心理评估里,调查法是指当资料不可能从被评估者获得时,间接地从相关的人或材料那里获取资料的一种方式。当然,即使有些资料可以从被评估者那里获得,也可以通过调查法进行印证来权衡其可信性。

按取向性进行分类,调查法包括历史调查和现状调查两种:①历史调查,主要是了解被评估者过去的一些情况,如各种经历、表现、成就、个性、人际关系等。调查对象除了档案、书信、日记、履历表等文本资料外,还有熟悉和了解被评估者过去情况的人。②现状调查,主要围绕与当前问题有关的内容进行,如在现实中的表现水平和适应能力等。调查对象可以为被评估者的亲人、同学、朋友、老师、领导等。

调查方式除一般询问外,还可采用调查问卷进行。调查法的优点是可以结合被评估者的过去和现在两个方面的内容,广泛而全面。不足之处是调查往往是通过间接的方式收集材料进行评估,材料真实性容易受被调查者主观因素的影响。所以调查时不仅仅要考虑调查内容,还要考虑到被调查者与被评估者的现实情感、利益等关系。

三、心理测验的基本知识

(一)标准化心理测验的基本条件

1. 心理测验的误差

心理现象较为抽象复杂如智力或攻击性,由于没有刚性标准可用来测量某些特征,心理测验结果的"弹性"尺度就更大,很多因素可以引起测验结果的偏移,叫作测量误差。心理测验的误差来源主要有以下几个方面:

(1)测验自身:来源于测验编制过程,如条目的代表性、题目设计的难度、理解等,测验记分方法有时也会影响,如主观题可能导致被试的答案受情绪等的影响。

(2)施测过程:测量环境及各种条件的一致性与否会给测量结果带来较大的影响。若测量时间、是否限制时间等标准不统一或者随意调换测验顺序等,都会使测量结果出现较大偏差。

(3)施测者:施测者对被试者的偏好态度、测试时情绪的好坏、疲劳与否、对结果的预期以及前后对比效应等,都会影响到被试者的反应,也会影响到对评分标准的掌握。因此施测者需要经过标准化的训练以避免这些干扰因素。

(4)被测者因素:被试者情绪、心理生理状态、应试动机的强弱都会直接影响测验结果。如果一个被试者对测验毫无兴趣,只是被动做出反应,甚至消极对抗,那测试结果必然会产生极大偏差。所以在做心理测验之前,要向被试者明确测验意义,充分发动其应试动机,保证测验顺利进行并得到尽可能真实结果。某些测验可能会诱发测验焦虑,这种紧张体验在一定强度下有助于测验成绩的提高,但过分强烈的紧张体验会使被试注意力难以集中,从而影响测验结果进而造成一定的测验偏差。

2. 心理测验的标准化

为了减少测验误差,就需要对与测验目无关的因素的影响进行控制,从而使心理测验获得准确结果,这个控制的过程就被称作标准化。标准化包括测验编制的标准化和测验使用的标准化两方面。编制的标准化可保证测验本身符合要求,而使用的标准化可保证规范操作、使用得当。

测验使用的标准化可分为三个方面:①施测过程标准化,如指导语和时间限制必须统一。②评分计分标准化,如评分规则必须详细准确。③分数解释标准化,如必须有合适的常模和解释标准。

测验编制的标准化要求在编制测验工具时需遵循特定的编制程序和原则,通过试测不断修改最终达到较满意的效果。衡量一个测验是否达标的技术指标主要包括以下几种:

(1) 信度(reliability):指测验结果的可靠性或一致性,即多次测验分数稳定可靠、一致的程度。它包括评定内容和不同评分员测试出分数的一致性以及测试时间的一致性。通常用信度系数衡量信度的大小,其数值在-1~$+1$之间,系数值越大,信度越高,表明测验的一致性及可靠性越好。通常能力测验的信度要求 0.80 以上,人格测验的信度要求 0.70 以上。

(2) 效度(validity):指测验的有效性或准确性,即测验能够测量出欲测量心理特性的程度。一个心理测验的效度越高,表明它所测量的结果越能真实地代表欲测量的行为特征。

(3) 常模(norm):是指一种测验在一定人群中测查结果的标准量数,是一种供比较的标准量数,即指一定人群在测量所测特性上的普遍水平或水平分布状况。常模由标准化样本测验结果计算而来,即某一标准化样本的平均数和标准差。有了常模,就可以对一个人的测验结果进行比较从而得出分数的优劣高低、正常或异常,也能更好地反映人的心理特性。

人的心理现象影响因素较多,因此对每一种心理测验工具都需要建立自己的常模,甚至同一心理测验在不同国家、地区或随着时代的变迁,都要重新修订,建立新的常模。然而建立常模的过程是繁琐而复杂的,其大致步骤包括三个方面:①科学抽样,从拥有清晰和明确定义的总体人群中,抽取容量足够大、具代表性的被试样组。②使用拟建立常模的测验,采用标准化的施测手段对该测验进行施测。③对收集到的全部资料数据进行统计分析,真实的分析被试组在该测验上的水平分布状况。采用较多的评估形式是分数、百分位、标准九分、划界分等。关于这些分数的相互关系,具体应用时要根据实际情况而定。

（二）心理测验中需注意的问题

1. 正确认识各种量表的正常值和划界分

目前国内的大多数心理学评定量表都是从国外引进，由于语言、文化等差异，在不同国家及文化背景下使用时，测评的信度和效度可能会有所不同。因此，在使用量表等测评工具时应注意所用的测评工具是否已经经过中文版本的信度和效度检验。对一些使用分界值来评估的筛查工具要特别注意，国外使用和推荐的分界值可能并不完全适用于国内的情况，以此一些使用常模的测量也不宜直接引用国外常模，而应先进行国内常模研究。在应用测评工具时不能仅限于一项测验，应尽可能采用针对一个心理特性的多项测验，这样才能全面了解脑功能及心理特性的变化。

2. 测评者最好要经过统一的培训

通常只有接受过正规神经心理测验培训，并获得有关部门颁发的心理测验操作资格证书者，才能进行心理测验。但有时神经心理测验涉及国家的执法等问题，因此应慎重对待。心理学测量工具一般都有指导语和较详尽的操作程序，对量表的熟练操作的熟练与否也会对测量结果产生一定的影响，对测量工具越熟悉，操作经验越丰富，得出的结果越客观。在多中心或多位评定者研究中，评定者之间结果的一致性是一个非常重要的信度指标，评定者最好要进行统一的培训。

3. 控制好混杂因素的影响

一般来说数量化指标是心理学量表测评的评估标准，与生化、影像客观指标一样，心理行为的测量结果会受被试者的年龄、职业、教育程度、测验时的情绪、动机、所处环境、测试的时间、与测评者的合作程度等多种因素的影响，故心理学量表的测试应尽可能地在无外界干扰的安静环境下进行，同时尽量取得被测对象的理解和配合并形成良好的合作关系，从而更真实地反映被试者的心理状况。

4. 根据测查的目的选用测验

需要根据被试者的不同情况选用恰当的测验，必要时再联用其他心理测验，例如使用智力、记忆、人格等测验，全面评估被试者的情况，从而得出准确的结果。

四、常用心理测验

据现有资料显示,目前已经出版及使用的心理测验有 5 000 多种,这些测验可以根据不同的分类标准分成很多种。需要注意:这些心理测验的分类标准是相对的,从不同的角度及运用不同的分类标准进行分类,同一个测验可以归属于不同的类型。目前主要的分类方法有以下几种:①按测验功能分,有:人格测验、能力测验、成就测验、神经心理测验、临床评定量表等;②按测试对象人数分,有:个体测验、团体测验;③按测验性质分,有:投射性测验、构造性测验;④按测验方式分,有:纸笔测验、操作测验、口头测验、电脑测验。

(一)智力测验

智力测验(intelligence test)是指依据相关智力的概念和理论,经过标准化过程编制而成的用于评估个人一般能力的测验。其在教育、临床医学、司法鉴定、人事管理等许多领域中有所运用。我国多数心理学家认为:智力是对如观察、记忆、注意、想象、思维等各种认识能力的综合表现,其中创造性解决问题的能力和抽象思维能力是智力的核心内容。

1. 智商

智商是智力的量化单位,即通过智力测验将智力水平数量化,用数字的形式表达出来,以便于人们的理解与比较。计算智商的公式常用离差智商,其公式为:$IQ=100+15(X-M)/SD$。公式中,M 为该年龄阶段样本在智力测验的平均成绩,X 为某被试者在智力测验的成绩,SD 为样本成绩的标准差。在该公式中$(X-M)/SD$是标准分(Z)公式,如果 X 等于 M,则标准分(Z)为零。为了不使 IQ 为 0,当被试者的智力测验成绩与其所在年龄组样本的平均成绩恰好相等,规定该被试者的 IQ 为 100。即 X=M 时,其 IQ 为 100。同时规定每个标准差为 15,即:如果 IQ 为 115,则被试者 IQ 高于平均智力水平一个标准差;如 IQ 为 85,则表示低于平均智力水平一个标准差。离差智商计算方法克服了比率智商计算方法受年龄限制的缺点,成为目前通用的 IQ 计算方法。

2. 智力水平的分级

智力量表编制后,经过标准化的采样(样本必须代表性好,其测验成绩呈正态分布),可以将智力水平根据 IQ 值进行分级,通常是将智商平均值(100)

和其上、下一个标准差(一般为15)的范围定位为"平常智力",其余依据高于或低于平常智力水平依次分级,其分级方法见表5-1:

表5-1　智力水平分级

智力等级水平	韦氏量表 IQ
极优秀	130 以上
优秀	120～129
中上	110～119
中等	90～109
中下	80～89
边缘	70～79
轻度智力缺损	55～69
中度智力缺损	40～54
重度智力缺损	25～39
极重度智力缺损	＜25

3. 韦氏智力量表

韦氏智力量表(WAIS)是由美国心理学家韦克斯勒进行起草和编制的,其在编制时,为了更真实地反映出一个人的智力情况,编制若干套适合不同情景和年龄的智力量表。其中包括:①韦氏学前儿童智力量表(WPPSI 1963),适用于4到6岁半的儿童;②韦氏儿童智力量表(WISC 1949),适用于6～16岁学龄儿童;③韦氏成人智力量表(WAIS 1955),适用于16岁以上的成人。中国修订本为"中国修订韦氏成人智力量表(WAIS-RC)",全量表(full scale,FS)共含11个分测验,其中言语量表(verbal scale,VS)由6个分测验组成、操作量表(performance scale,PS)由5个分测验组成。根据测验结果,按常模换算出三个智商,即全量表智商(FIQ)、言语智商(VIQ)和操作智商(PIQ)。言语智商(VIQ)代表言语智力水平,操作智商(PIQ)代表操作智力水平,而全量表智商(FIQ)可代表被试者的总智力水平。韦氏学前儿童智力量表及韦氏儿童智力量表的结构与韦氏成人智力量表相当,但言语量表和操作量表所含的分测验数目和内容各有不同。被试者完成全部项目测试后,测评者可分别查找相应的换算表,得到各分测验量表分及三个智商。对被试者进行智力诊断时,不仅需要对三种智商的水平进行评价,同时还需比较言语智商(VIQ)与操作智商(PIQ)之间的关系,并分析各分测验量表的分数剖析图从而更加综合、准确做出判断和评价。

4. 斯坦福-比奈智力量表

斯坦福-比奈智力量表(Stanford-Binet intelligence scale)是1916年由美国斯坦福大学教授特曼对"比奈—西蒙智力量表"修订而成的量表,经过1937年和1960年的两次修订,最终成为目前世界上最广泛使用的智力测验之一。测验在不同年龄组测试时间也有所不同,一般幼儿不超过30~40分钟,成人不多于90分钟。测验程序是以稍低于被试实际年龄组开始,如果在这组内有任何一项目未通过则降到低一级的年龄组再继续进行测试,直至某组全部项目都通过,全部通过的这一年龄组就作为该被试智龄分数的"基础年龄";然后再依次实施较大的各年龄组,直至某组年龄的项目全部失败为止,此年龄组作为该被试的"上限年龄"。目前该测评量表已更新到第四版,共有15个分测验,组成四个不同领域,即词语推理、数量推理、抽象视觉推理以及短时记忆。我国陆志韦于1937年修订了1916年版本,1986年吴天敏根据陆氏修订本再作修订。由于该量表在编制之初就是为预测儿童学习能力所作,因此该量表一直多用于教育领域。

5. 瑞文标准智力测验

瑞文标准智力测验是由英国心理学家瑞文于1938年编制的非文字的智力测验。瑞文测验的编制者于1947年、1956年对此曾做过小规模修订,1947年又编制出更适合小年龄儿童和智力落后者的彩色推理测验,同时还编制了适合高智商者的高级推理测验。该测验除了可以测试被试的一般智力水平之外,还能测量被试的解决问题的能力、观察力、思维能力、发现和利用自己所需的信息及适应社会生活的能力。它的主要特点是适用年龄范围广,并且不受文化、种族、语言的限制,可以用于一些生理及文化缺陷者,如用于聋哑儿童、文盲。该测验既可以用于个体,也可以对团体进行实施,使用方便,省时省力,结果解释直观简单,更利于解读,同时该测验也具有良好的信度和效度。1985年,我国学者张厚粲等人对该测验进行了修订,建立了中国常模。

(二) 人格测验

人格测验(personality test)也称个性测验,主要测量个体行为独特性和倾向性等特征。人格是一个人稳定的心理活动特点的总和,人格理论假定这种个体的人格差异的存在,并认为这些差异是可以测量的,并根据学派的理论采用不同的方法来评估人格。

1. 明尼苏达多项人格测验

明尼苏达多项人格测验(Minnesota multiphasic personality inventory, MMPI)是由明尼苏达大学教授哈瑟韦(Hathaway)和麦金力(Mckinley)于1940年初编制,该量表最初只作为对精神病有鉴别作用的辅助量表,后来逐步发展为人格量表,是迄今为止应用最广的人格测验量表。该量表的制定时是分别对正常人和精神病人进行测量,以确定在哪些条目上不同人有显著不同的反应模式,因此该测验最常用于协助临床诊断,鉴别精神疾病,在精神医学、心身医学、行为医学、司法鉴定等领域应用都十分广泛。

MMPI适用于16岁以上、至少有6年教育年限者。1980年初我国宋维真等完成了MMPI中文版的修订工作,并制定了全国常模,1989年Butcher等完成了MMPI的修订工作,称MMPI-2,MMPI-2提供了成人和青少年常模,可用于13岁以上青少年和成人。该量表既可进行个体施测,也可团体使用。MMPI共有566个自我陈述形式的题目,其中1~399题是与临床有关的,其他属于一些效度量表,题目内容范围很广,包括身体各方面的情况、精神状态以及对于家庭、婚姻、宗教、政治、法律、社会等方面的态度和看法。被试可根据自己的实际情况对每个题目做"是"与"否"的回答,若不能判定则不作答。回答完毕后可根据被试的回答情况进行量化分析,或做人格剖面图,现在除手工分析方法外,还有计算机辅助分析和解释系统。MMPI常用4个效度量表和10个临床量表,各量表结果采用T分形式,可在MMPI剖析图上标出。一般某量表T分高于70则认为存在该量表所反映的精神病理症状,比如抑郁量表≥70就认为存在抑郁症状,但具体分析时应综合各量表T分高低情况解释。

2. 艾森克人格问卷

艾森克人格问卷(Eysenck personality questionnaire,EPQ)是由英国心理学家艾森克(Eysenck)根据人格三个维度的理论,于1975年在其1952年和1964年两个版本的基础上增加而成,并提出决定人格的三个基本因素:内外向性(E)、神经质(又称情绪性)(N)和精神质(又称倔强、讲求实际)(P)。人们在这三方面的不同倾向和不同表现程度,便构成了不同的人格特征。艾森克人格问卷是目前医学、司法、教育和心理咨询等领域应用最为广泛的问卷之一。EPQ 成人问卷适用于测查 16 岁以上的成人，儿童问卷适用于 7～15 岁儿童。我国龚耀先的修订本成人和儿童均为 88 项。

EPQ 由三个人格维度量表和一个效度量表组成。E 量表（extrovision scale）测量性格的内外倾向，分数越高代表越外向，反之分数越低代表越内向。N 量表（neuroticism scale）测量被试情绪的稳定性，该量表又被称为神经质量表。N 量表分数高者，往往会被认为其情绪容易不稳并表现出紧张、易怒、焦虑等情绪常会有过分情况，同时对各种外部或内部刺激的反应都非常强烈，难以平衡克制，适应环境的能力较差，并常常对事物抱有偏见；而情绪稳定的人，N 量表的分数往往很低。P 量表（psychoticism scale）测量被试者目前心理状态是否正常，因此也被称为精神质量表。该量表高分者，往往提示被试者孤独，不关心别人；常有麻烦，不能较好地适应环境；对人抱有敌意，具有攻击性；喜欢一些古怪的不平常的事情，有冒险行为。L 量表（lie scale）测量又称谎分量表，是测量被试的掩饰程度。EPQ 同样自我陈述形式量表，该量表实施方便，有时也可以做团体测验，是我国临床应用最为广泛的人格测验；但因其测试条目较少，因此反映的信息量也相对较少，故反映的人格特征类型较为有限。

◈ 延伸阅读材料

其他人格测量方法

维度型测量方法除上面提到的 EPQ（大三因子模式）、16PF（十六因子模式）外，还有目前国际上广泛使用的大五因子模式人格问卷。这是将上述的十六、三或七因子等人格量表同时实施在一个样本中，运用主成分分析方法，筛选出最主要的特征变量。经过近二十年不断重复的量表调查测试，科学家们发现了重复最多的五因子结构，即大五因子模式（the big five model），其信度和效度已经在多种语言文化中被证实。大五因子模式的量表有许多种，在心理咨询、临床心理学、精神病学、行为医学、健康心理学、职业规划、工业（管理）心理学等领域以及教育研究和人格研究等方面得到了广泛的应用。通过因子分析，研究人员多次尝试找到最小数量的独立人格维度，经研究最后支持五个维度的概念（威金斯，1994）。目前在中国文化中，此量表的结构、信度和效度也已经得到检验。

洛夏墨迹测验是现代心理测验中最主要的投射测验,也是研究人格的一种重要方法。洛夏测验为 1921 年由 Rorschach H 设计并将其出版,目的是用于临床诊断,对精神分裂症与其他精神病做出鉴别,也用于研究感知觉和想象能力。然而,直到 1940 年,洛夏测验才被作为人格测验在临床上得以应用。1990 年我国心理学家龚耀先完成了该测验的修订工作。洛夏测验材料由 10 张结构模糊的墨迹图组成,其中 5 张黑色墨迹图,2 张黑、灰外加红色墨迹图,3 张彩色墨迹图。测试时将 10 张图片按顺序交给被试,要求其说出在图中看到了什么,不限时间、回答数目,尽可能多地说,直到被试停止回答时换另一张,每张如此进行。看完 10 张图后,再从头对每一回答进行询问,问被试看到的是整张图还是图中的哪一部分,问为什么这些部位像他所说的内容,并将所指部位和回答的原因一一记录。虽然洛夏测验结果主要反映个人的人格特征,但也可反映对临床诊断和治疗有意义的精神病性指标,如抑郁指数、精神分裂症指数、自杀指数、应付缺陷指数及强迫方式指数等,但这些病理指数都是经验性的。洛夏测验是一个颇有价值的测验,但记分和解释方法复杂,经验性成分多,实施起来有相当的难度。

(三)神经心理测验

神经心理测验是测量患者在脑部受损时所引起的心理变化,其重点是测量心理行为的变化,将脑功能进行指标量化,从而可以在更深层次上了解大脑结构与功能的关系,了解不同性质、部位的脑部损伤或不同病程时的所引起的心理变化并检测仍保留的心理功能的情况。临床神经病学家可以利用这些信息在临床诊断、制定干预和康复计划等方面提供理论依据。

神经心理测验量表的种类繁多,常用的量表总的可分为两类:单项神经心理测验和成套神经心理测验。单项测验是检查单一的一种脑功能(如感知觉、运动、视觉一切运动、记忆和思维等),这类测验存在历史较长,种类繁多,操作简便,易被患者接受,但也较局限,无法全面评估患者的心理状况。成套的测验则是由许多单个测验所组成的复合型评估,它不局限于研究哪一单项性质的心理变化,而是做综合研究,包括定向、注意、记忆、计算及视空间功能等多个方面的测验的综合,全面检测被试的心理功能和被试脑功能损害的程度和范围,对认知功能评价全面,但操作时间较长。这一类测验发展较晚,测验种类不如第一类多。在采用标准化成套测验时，根据不同对象和目的，也还需选择另外一些联合测验。

1. 威斯康星卡片分类测验

威斯康星卡片分类测验（Wsiconsin card sorting test，WCST）最早由Berg 提出，后由 Heaton 等对测验进行了扩充和发展。它是一种单项神经心理测验，用于检测正常人的抽象思维能力，是少数能够检测出额叶有无局部脑损害的神经心理测验之一，尤其是对额叶背外侧部病变较为敏感，对由不同原因引起的智力缺陷者也有鉴别作用。适用范围可以从正常成人、儿童（6 岁以上）再到精神疾病患者、脑损伤者、非色盲者。其测查被试者分类、概括、工作记忆和认知转移的能力，反映测试者的认知功能状况，即抽象概括、工作记忆、认知转移、神经心理过程、注意力、信息提取、分类维持、分类转换、刺激再识和加工、感觉输入和运动输出等。

2. 韦氏记忆量表

韦氏记忆量表（Wechsler memory Scale）于 1945 年由韦克斯勒（Wechsler）编制，湖南医科大学龚耀先教授修订。该量表测验的是综合记忆能力，其中包含 7 个分测验，即对常识、定向、计数、理解记忆、数字广度、视觉再生和词汇联想方面的记忆功能进行评定。韦氏记忆量表拥有良好的信效度，目前常应用于神经科和精神科进行临床诊断，用于评估可疑的记忆障碍。被试完成测试后先计算各个分测验的总分，然后在被试作业的原始分数上加上被试年龄的校正法，所得结果为被试的加权记忆得分，之后查阅标准表得到记忆商（MQ）。记忆商低提示存在脑器质性疾病或脑功能障碍。

3. 临床记忆量表

临床记忆量表是由中国科学院心理所许淑莲教授等编制和修订，适用于7～89 岁人群，在临床、司法、记忆神经心理和老化的研究中应用广泛。该量表的特点对有文化和无文化者都可适用，原因是其拥有文化和无文化两个部分的正常值，因此其适用范围更广。该量表根据临床近记忆障碍常见的特点侧重于对短时记忆和学习能力检查。此量表包括甲、乙两套难度相同的量表，每套量表共分 5 个分测验，包括指向记忆、联想学习、图像自由回忆、无意义图形再认和人像特点联系记忆，其中前两项属听觉记忆，中间两项属视觉记忆，最后一项为听觉与视觉结合的记忆，用于检查回忆和再忆活动、语文和非语文记忆、与思维有关记忆等。量表的结果也以记忆商表示,作为衡量人的记忆水平的指标。

4. 简明精神状态检查

简明精神状态检查(MMSE)于 1975 年由 Folstein 等编制,是常用的成套认知测验,用于测定被试者定向力、注意力、记忆力、计算力和语言功能等。该量表具有敏感性高(80%~90%)、特异度高(70%~80%)、易操作等优点,适用于老年人群,可作为流行病学大样本调查的筛查工具,也可用来区分痴呆的严重性,目前已成为使用最广泛的认知检查量表,在国内外被广泛运用于认知功能的筛查及痴呆药物治疗有效性的临床评价。该量表总分 30 分,得分越高表示认知功能越好。我国目前用的是 Folstein 的中文修订版,并根据教育程度不同设立不同的痴呆界定值,即:文盲≤17 分,小学≤20 分,中学≤22 分,大学≤23 分,当所得分数小于界定值时即提示被试存在认知功能异常。

5. 蒙特利尔认知评估量表

蒙特利尔认知评估量表(Montreal cognitive assessment,MoCA)由加拿大 Nasreddine 教授根据临床经验并参考 MMSE 的认知项目和评分而制定,2004 年 11 月确定最终版本,是一个用来对认知功能异常进行快速筛查的评定工具,目前多用于认知障碍的筛查。该量表包括注意与集中、执行功能、记忆、语言、视空间功能、抽象思维、计算和定向力等 8 个认知领域的 11 个检查项目。该量表满分 30 分,作为认知的测评量表同样会受到被试受教育程度的影响。参考国外的评分细则,如果受教育年限≤12 年则在总分加 1 分,分数<26 分则代表认知功能受损。由于该量表目前尚无中文常模及信效度分析,因此该量表的得分也会受文化背景、检查者使用 MoCA 的技巧和经验、检查的环境及被试的情绪及精神状态等影响。

(四)临床评定量表

临床评定量表是临床心理评估和研究的常用方法,目前该类量表的应用范围已经从心理学扩展到精神病学乃至临床医学及社会学等多个领域。它具有数量化、客观性、可比较和操作简便等特点。从评估者角度来说,临床评定量表总的来说分为自评量表及他评量表两种。自评量表是被测者自己作为评估者独立完成量表并根据完成量表的标准进行评价,其评价结果往往通俗易懂;他评量表是在施测者的要求下对被测者进行的评定,测试的针对性更强,结果的分析较复杂,被试者无法独立完成,相对来说评价结果也会更加真实可靠。

1. 常用自评量表

(1) 症状自评量表(self-reporting inventory):又名90项症状清单(SCL-90),于1975年由德若伽提斯(Derogatis)编制。该量表共有90个项目,包含有较宽泛的精神病症状学相关内容,从感觉、情绪、思维、意识、行为到生活习惯、人际关系、饮食睡眠等多个角度,均有涉及。该量表采用10个因子分别反映10个方面的心理症状,评定时间限制在一个固定的时间内(例如一周),从而分析被试在该时段内的心理情况。它的每一个项目均采取1~5级评分,即所列条目描述的症状是:没有、很轻、中等、偏重、严重5个级别。该测量可以从不同的症状学角度,评定一个人是否有某种心理症状及其严重程度如何,因此可以用来进行被试心理健康状况的评估以及精神病学的研究。其适用对象较为广泛,包括从16岁以上的中学生到成人皆可测量。它对那些有可能处于心理障碍或心理障碍边缘的人有良好的区分能力;适用于普查人群中哪些人可能有心理障碍、可能有何种心理障碍及其严重程度如何。该症状自评量表具有容量大、反映症状丰富、更能准确刻画被试的自觉症状等特点,目前在国内外已广泛应用,特别是精神卫生领域。但需值得注意的是,该量表不适合躁狂症和精神分裂症急性期病人的测试。

(2) 抑郁自评量表(self-rating depression scale,SDS):是1965年由 Zung 等编制的自评量表,其测定的是被试近一星期的抑郁情况,其含有20个项目,分别反映出抑郁心情、身体症状、精神运动行为及心理方面的症状体验。该量表采取四级评分制度,可以让被试对不同症状的程度进行评价。该量表的评价指标,一是总分、二是单项分中的严重程度。总分即20个项目的各个得分相加得到的总粗分(总粗分的正常上限为80分,分值越低状态越好)。后期为了方便计算,Zung 等人建议使用标准分来进行计算,即总粗分乘以1.25后所得整数部分,标准分总分为100分,我国以 SDS 标准分≥53为有抑郁症状。单项的等级评分可以帮助临床医生及研究者观察其症状的偏向及频度。该量表主要适用于具有抑郁症状的成年人,包括门诊及住院患者。对于存在严重迟缓症状的抑郁症患者,评定有一定困难,同时,该量表对于文化程度较低或智力水平稍差的人使用效果不佳。

该量表总体而言具有使用方便、评定简单等特点,能够相对直观地反映抑郁患者的主观感受,其不仅可以帮助诊断是否存在抑郁症状,还可以判定抑郁程度的轻重。因此,该量表一方面可以用来作为辅助诊断的工具,另一方面也可以用来观察在治疗过程中抑郁的病情变化,作为疗效的判定指标。需说明的是:此评定量表仅仅用于抑郁症的自评提示,并非抑郁症的病因及疾病诊断分类用表,因此也不能作为抑郁的诊断依据。如果读者自测分数较高,并不代表就患上了抑郁症,而是应该及时到精神科门诊进行详细的精神状况检查、诊断及治疗。由于该量表为自评量表,因此在测评过程中应避免别人的参与和评价。

(3) 焦虑自评量表(self-Rating anxiety scale,SAS):于 1971 年同样由 Zung 等编制的自评量表,是一种分析病人主观焦虑症状的相当简便的临床工具。其测定的时间范围同样也是"过去或现在一周",该量表同样采用四级评分法,总共包含 20 个项目其中 15 项为负性词陈述,按上述 1→4 顺序评分,其余 5 项是用正性词陈述的,按 4→1 顺序反向计分。该量表与 SDS 量表类似在计算总分时各项目相加的分数则为粗分,粗分乘以 1.25 以后取整数部分,就得到标准分。按照中国常模结果,SAS 标准分的分界值为 50 分,其中 50~59 分为轻度焦虑、60~69 分为中度焦虑、70 分以上为重度焦虑。该量表在评估患者焦虑症状总体严重程度的同时也可以很好地反应单项症状出现的频度。但值得注意的是:对于焦虑症状的临床分级,除参考量表分值外,主要还应根据临床症状,特别是要害症状的程度来划分,量表总分值仅能作为一项参考指标而非绝对标准,同时由于焦虑是神经症的共同症状,故 SAS 在各类神经症鉴别中作用不大。

目前该量表适用于具有焦虑症状的成年人,具有广泛的应用性。国外研究认为,SAS 能够较好地反映有焦虑倾向的精神病求助者的主观感受。焦虑是心理咨询门诊中较常见的一种情绪障碍,所以近年来 SAS 是咨询门诊中了解焦虑症状的自评工具。

(4) 心身症状量表(psychosomatic symptoms scale,PSSS):是袁勇贵教授等组织国内 10 余位心身医学专家共同编制的一份评估心身健康状况的自评问卷,共 26 个项目,用于评估患者近 1 个月来心身症状的严重程度,识别可能的心身相关障碍患者,被调查者需要评价自己近 1 个月来各项症状的频度(包含"没有""小部分时间""相当多时间"和"绝大部分时间或全部时间"四个选项)。量表包含为心理(Psychological,P)和躯体(Somatic,S)两个因子。其中,P因子包含条目5、10、11、12、17、21和25;S因子包含剩余条目。因子分为该因子所包含所有条目得分的和,总分为26个条目得分的总和。男性患者PSSS总分≥10分、女性≥11分,提示可能存在心身相关障碍。

2. 临床常用他评量表

(1)汉密尔顿抑郁量表(Hamilton depression rating scale for depression,HDRS):于1960年由汉密尔顿(Hamilton)编制,是临床上评定抑郁状态时用得最普遍的量表,后又经过多次修订,版本有17项、21项和24项三种。HDRS是已被国际公认的经典的抑郁定式量表,其具有操作方法简单、标准明确、便于掌握等优点,可用于抑郁症、躁郁症、焦虑症等多种疾病的抑郁症状之评定,尤其适用于抑郁症。

评定方法:应由经过训练的两名评定员对被测者进行HDRS联合检查。一般采用交谈与观察结合的方式,待检查结束后,两名评定员分别独立评分。若需比较治疗前后抑郁症状和病情变化,则于入组时,评定入组当时或入组前一周的情况;治疗后2~6周再次评定,以做比较。

评定标准:HDRS大部分项目采用0~4分的五级评分法:无、轻度、中度、重度、很重。少数项目评定则为0~2分三级评分法:无、轻-中度、重度。

结果解释:按照Davis JM的划分,总分≥35分,提示可能为严重抑郁;总分≥20分,可能是轻或中等度的抑郁;如总分<8分,则没有抑郁症状;而17项版本对抑郁程度的分界线则分别为24分、17分和7分。

(2)汉密尔顿焦虑量表(Hamilton anxiety scale,HAMA):于1959年由汉密尔顿(Hamilton)编制,是精神科中应用较为广泛的、由医生评定的量表之一。该量表包括14个项目,主要用于评定神经症及其他病人的焦虑症状的严重程度。

评定方法:与HDRS量表评定方法类似,也许由经过训练的两名评定员进行联合检查,采用交谈与观察结合的方式,检查结束后,两评定员各自独立评分。若需比较治疗前后抑郁症状和病情变化,则于入组时,评定入组当时或入组前一周的情况;治疗后2~6周再次评定,以做比较。

评定标准:HAMA的评分对所有项目采用0~4分的五级评分法:无症状、轻、中等、重、极重。

注意事项:本量表除第14项需结合观察外,所有项目都根据病人的口头叙述进行评分;测评中特别强调被测者的主观体验,这也是HAMA编制者的一致观点。因为病人只有在觉得自己有病的主观感觉存在时,方到院就诊并接受治疗;故以此可作为病情进步与否的标准。虽然 HAMA 无与 HDRS 类似的明确评分标准,但一般可这样评分:"1":症状轻微;"2":有肯定的症状,但不影响生活与活动;"3":症状重,需加处理,或已影响生活和活动;"4":症状极重,严重影响其生活。总的评定时间建议控制在 10～15 分钟之间。

结果解释:按照全国精神科量表协作组提供的资料划分,HAMA 量表 14 项版本的分界值为 14 分。总分≥29 分,提示存在严重焦虑情绪;总分≥21 分,提示肯定存在有明显焦虑;总分≥14 分,肯定有焦虑;总分≥7 分,可能有焦虑;如总分<7 分,则代表没有焦虑症状。

HAMA 是最经典的焦虑量表,本量表评定方法简单易行,可用于焦虑症,但不太宜于估计各种精神病时的焦虑状态。同时,与 HDRS 相比,其存在部分重复的项目,如抑郁心境、躯体性焦虑、胃肠道症状及失眠等,故对于焦虑症与抑郁症,HAMA 与 HDRS 一样,都不能很好地进行鉴别。

第二节 心理生理评估

一、心理生理评估的意义

心理的活动通常也会通过有些生理信号表现出来,心理生理学就是通过研究从身体或大脑记录的生理信号,以及它们与心理过程和障碍的关系,以发现身心之间相互关系的学科。典型的心理生理学指标,如心率、皮肤电导率和骨骼肌活动,可用于索引唤醒和情绪等持久状态,这些生物信号可能由体内器官、肌肉活动或大脑神经传递产生。此外,各种各样的方法可以检测大脑内产生的神经活动。例如,尴尬可能引起面部血管扩张,导致人脸红;恐惧或喜悦伴随着心率的增加;兴奋或注意力集中会增加瞳孔的直径;惊人的噪声会导致眨眼和全身肌肉收缩。测量心跳、肌肉紧张和神经电活动等生理信号的非侵入性技术使心理的生理学研究成为可能,这些方法已被用于研究心理过程和精神病理学、表征心理障碍的神经生物学机制、开发人类疾病的治疗方法。

研究疾病的心理生理是一个新兴的、整合性强、令人兴奋的领域,它是包括神经科学、病理生理学和健康心理学在内的多个学科的整合，并且每一个领域新的发现都在不断改变我们的理解水平。大脑、外周生理功能和疾病风险之间的联系极为复杂，将心理生理因素与疾病风险联系起来的广泛过程现在已经被理解，未来研究的重要挑战包括描述社会不平等和社会孤立等心理社会因素影响疾病的过程，了解情绪和行为应对反应如何改变生理反应模式并导致抵抗力和脆弱性，以及定义如何利用心理生理学知识进行预防和疾病管理的方式。脑成像、遗传分析、基因表达的分子生物学方法和微生物组测定等新技术的作用将在该领域变得更加突出。未来也可能会看到行为医学对身体疾病的研究与行为和精神问题的研究更加融合。心理生理学也是临床健康心理学的基石之一，对于理解心理和社会经验如何影响健康和疾病至关重要。

在过去 30 年中，心理生理学评估在心理行为治疗研究中的使用急剧增加，促成这一趋势的四个因素是：①人们越来越认识到行为问题中生理成分的重要性，如抑郁、焦虑和许多精神病行为问题；②行为治疗师越来越多地参与评估和治疗多种慢性疾病，如：癌症、慢性疼痛、糖尿病、心血管疾病；③旨在改变生理过程的干预程序，如放松训练和脱敏应用日趋广泛；④测量技术的进步使心理生理测量可以很容易地与其他行为评估方法相结合，例如自我监测和模拟观察，而动态监测、计算机化和其他技术的进步也增加了心理生理测量的临床实用性。

二、常用的心理生理评估技术

大脑活动和压力以及情绪变化有着非常紧密的联系，借助一系列心理生理评估可以分析脑活动变化，如功能性磁共振成像（FMRI）、正电子发射断层扫描（PET）以及 EEG 等，都是常见的理生理研究手段。

（一）电生理技术

电生理检查包括很多种，比如心脏的电生理检查、大脑的电生理检查、肌肉的电生理检查等等，通过电生理变化来反映相应的器官组织的生理异常表现。人类的自主神经系统（ANS）分为两部分：交感神经系统和副交感神经系统。当一个人处于压力之下时，人类的自主神经系统会发生一些变化。在压力状态下，交感神经系统（SNS）的活动会增加，而副交感神经（PNS）活动会减少,相比于主观报告的隐秘性,生理监测可以突破主观报告本身存在的弊端,并且大多为可穿戴的。可用于测量心理变化的生理信号和指标包括:脑电图(EEG)、肌电图(EMG)、皮电(GSR)、心电图(ECG)、心率(HR)、皮温(ST)、呼吸频率(RR)、心率变异性(HRV)、血压(BPR)等。

1. 脑电图和事件相关电位

大脑皮层神经元具有生物电活动,因此大脑皮层一般有持续的节律性电位改变,称为自发脑电活动。大量研究表明,不同的心理过程与不同的特定的脑区相联系。近年来随着脑神经科学的快速发展,脑电图、事件相关电位(ERP)等技术在心理学的应用日益普遍,在很大程度上为大脑机制的探求提供了支持。

EEG 是通过电极记录下来的脑细胞群的自发性、节律性电活动,并从头皮上将大脑皮层的自发性生物电位信息加以放大记录而获得的图形,是一种目前较为成熟的电生理技术。脑电图就是以脑细胞电位活动的电压值为纵轴、时间为横轴记录的电位活动—时间关系曲线。EEG 具有低成本和非侵入性等优点,目前已经成为最常用的心理生理技术之一。EEG 信号的振幅值最大约为 100 μV,EEG 信号是由五个不同频段所组成,不同的大脑状态下,每个 EEG 频段所表现的行为特征是不同的。对大脑及神经系统疾病的协助诊断、疗效观察与评价预后有一定意义,是检查脑功能活动的一种重要手段。然而不同个体间年龄、意识活动、外界刺激、精神活动、药物及器质性脑部疾病等,都会或多或少影响脑电图的结果。

当个体接受不同种类刺激或大脑对刺激(正性或负性)的信息进行加工时,会产生出可以在脑部检出的、与刺激有相对固定时间间隔和特定位相的生物电反应,这种脑的电位变化被称为诱发电位(Evoked Potentials,Eps)。大脑自发电位在短时间内是无规律的随机变化,而诱发电位有其特定的波形和电位分布并且与刺激(即事件)之间具有严格的时间关系。临床上为实用起见,将诱发电位分为两大类:①与感觉或运动功能有关的外源性刺激相关电位;②与认知功能有关的内源性事件相关电位。事件相关电位是一种特殊的脑诱发电位,通过高灵敏度的电极和放大器来探测这些电位,随后通过对波幅、潜伏期和电位的空间分布和频谱等指标的分析,从而得出大脑对刺激的加工过程,以此可以了解认知过程中大脑的神经电生理变化。内源性事件相关电位与外源性刺激相关电位有着明显的不同。内源性事件相关电位是在注意的基础上,与识别、比较、判断、记忆、决断等心理活动有关,反映了不同方面的认知过程。由于事件相关电位与认知过程有密切关系,因此被认为是"窥视"心理活动的"窗口"。

经典的 ERP 成分包括 P1、N1、P2、N2、P3(P300),其中 P1、N1、P2 为 ERP 的外源性(生理性)成分,受刺激物理特性影响;N2、P3 为 ERP 的内源性(心理性)成分,不受刺激物理特性的影响,与被试的精神状态和注意力有关。现在 ERP 的概念范围有扩大趋势,广义上讲,ERP 尚包括 N4(N400)、失匹配负波(Mismatch Negativity,MMN)、伴随负反应(Contingent Negative Variation,CNV)等。随着对 ERP 概念的不断扩展,也帮助现今的研究人员利用这些手段对大脑进行更加深入的研究。

2. 肌电图

肌电图(EMG)是通过电极记录下神经肌肉系统活动时产生的生物信号,并对所产生的生物信号进行放大并分析。肌电图与肌肉活动状态和功能状态存在着不同程度的关联性,因此通过此检查可以检测周围神经、神经元、神经肌肉接头及相对应肌肉的功能状态。目前 EMG 信号的频率范围在 $0 \sim 500$ Hz 之间,主要频率在 $50 \sim 150$ Hz。由于 EMG 所反映的是一个由神经系统控制、复杂的生物电信号,因此它非常依赖于骨骼肌的生理和解剖学特性。

3. 皮肤电与皮温

皮肤电活动是电流穿过皮肤产生的一种生理信号,即使是人体皮肤表面微小、肉眼不可见的少量出汗也可以改变皮肤的导电性能。测量皮肤活动使用率最广的是 GSR〔也称之为 Electrodermal Activity(EDA)或 Skin Conductance(SC)〕。日常生活中,个体的皮电反应会受到许多带有情绪色彩刺激的影响,如听音乐、看电影或是经历某种现实的情感事件等等。这种生理反应并不受人的意识控制,是一种阈下知觉反应,它依赖于个体的出汗模式的变化,因此反映的是交感神经系统的行为特征。GSR 的测量位置通常位于具有大量汗腺分泌的身体部位,比较常见的部位有:手指、肩膀、脚、手腕等。相关研究表明,手掌和手指是汗腺分布密度最高的区域,也是各种 GSR 研究中最常使用的部位。EDA 可分为:① 皮肤电导水平(SCL),是 EDA 缓慢变化的一部分;②皮肤电导反应(SCR),对应某种外界刺激引发的 EDA 波峰;③非特异性皮肤电反应(NS. SCR),不存在任何外部刺激的皮电反应。当一个人面临压力时,其皮肤表面湿度增加,导致电导水平以及 EDA 活动中部分 SCR 上升。

皮温(ST)指的是人体最外层表面的温度。正常人体的皮肤温度在 33.5～36.9℃,皮温与心脏活动以及出汗反应紧密相关,不同的应激和焦虑水平会引发皮温的变化。皮温可以在身体的不同部位进行测量,如手纸、胳膊、脸、腋窝等。压力条件下,不同的身体部位其皮温会所有不同,有的部位温度会上升、有的地方会下降。

4. 心电图和血压

心电图(ECG)是监控心脏功能最常使用的技术之一,是一种评估心电活动的实时非侵入性技术。除了可以对心脏功能进行监测以外,还可以用于精神压力评估。各种心理压力研究的相关文献中,心率(HR)是使用最广的生理指标之一。个体在压力情景之下,HR 会出现显著的增加,这得到许多研究的证实。HR 是每分钟心跳的次数(beats per minute, bpm)。ECG 信号的 RR 间隔被定义为连续心跳之间的间隔,这与心率存在一个互逆关系,即 RR 间隔越长,心率越低,反之越高。心率变异性(HRV)衡量的是连续心跳间隔的时间变异性,这可以通过对心电信号进行分析得到。HRV 可以用于研究不同的心理因素,如紧张、注意力集中以及不同的刺激条件等。

血压(BVP)测量是一种测量施加在血管上压力的方法,会得到两个值:收缩压(SBP)和舒张压(DBP)。应激之下,人体会释放大量激素,增加血液对血管的压力,导致血压升高,因此血压是衡量压力的一个非常好的指标。

(二) 神经影像技术

神经影像学致力于借助影像学的手段研究大脑的结构和功能,从而探究大脑在认知和信息处理等一系列的机制,或探索大脑在病理状态下的结构和功能的改变。神经影像技术包括很多种,比如通过测量血氧依赖水平反映大脑活动的功能磁共振(fMRI),通过测量灌注物发射状况获取脑血流活动的正电子断层显像技术(PET),通过测量脑组织光散射状况获取大脑活动的功能近红外成像技术(fNIRS)等,前面提到的 EEG 技术也是神经影像技术的一种。对于大部分心理精神疾病患者,常规的影像学检查结果(如普通的磁共振结构影像等)并不能发现异常,而利用新兴的神经影像学成像技术结合机器学习或人工智能技术可发现心理精神疾病相关的脑微结构与动静态功能的改变。因此 精神影像学(psychoradiology)这一交叉学科也应运而生。精神影像学是用影像学手段研究活体脑结构与功能,并与人类认知行为相关联,探索正常与异常精神状态和认知行为的神经生物学机制的科学。它是一个集医学、心理学、认知科学、神经科学、物理学、化学、计算机科学、人工智能等多学科交叉的新兴学科领域。

神经影像技术目前大致可以分为两类:颅内(侵入性,invasive)神经影像技术和颅外神经影像技术(非侵入性,noninvasive)。颅内的神经影像技术有单位活动(Single-Unit Activity,SUA)、局部场电位(Local Field Potential,LFP)和皮层电图(Electro Cortico Gram,ECoG)等,可显示使用于硬膜外、硬膜下或皮质内电极的神经元活动或神经放电,具有很好的时空分辨率和特异性,但覆盖范围有限,而且由于其需要进行外科手术,所以存在一定的有创性。从伦理学角度,目前仅限用于动物模型或特定的患者群体。

非侵入的神经影像学技术分为两类:血液动力学(hemodynamic)成像技术和电动力学(electrodynamic)成像技术。其中血液动力成像技术,包括fMRI、近红外光谱(Near Infra-Red Spectroscopy,NIRS)、正电子发射断层扫描(Single-Photon Emission Computed Tomography,SPECT),可以无创地显示头部区域的血管指数。虽然这些技术具有很高的空间分辨率,但是由于血液动力学的响应特性,时间分辨率很低。而电动力学成像技术,包括脑电图(EEG)和脑磁图(MagnetoEncephaloGram,EMG),使用连接在头皮上的电极来指示神经活动的电指数,具有很高的时间分辨率、灵活性和便携性,但是由于体积传导效应,其空间分辨率和特异性受到影响。脑电技术相对于其他几种脑成像技术,最大的优点就是时间分辨率极高,采样率可高达 16 kHz,由于高时间分辨率(相对于功能磁共振的 <2 Hz),脑电数据在时间序列分析上有更多可挖掘的信息;对比 MRI,脑电的空间分辨率是相对不足的。上述这些技术与侵入性的技术相比,可以适用于更广泛的人群,包括健康人和病人。

基于头皮脑电的神经功能成像具有高时空分辨率、易于获取和直接体现大脑神经活动等优势,将其与单模式神经功能成像相耦合,逐步形成 EEG-fMRI、EEG-tFUS 和 EEG-NIRS 等多模态神经功能成像。多模态神经功能成像能以高时间和空间分辨率进行显像,在神经功能检测与解码、神经疾病的鉴别诊断及神经认知研究领域展示出独特的优势。

◇ 延伸阅读材料

心理生理评估的临床使用

在不断发展的心理生理学领域中已出现一个称为"脑电生物反馈"的独立领域,也称"神经反馈",它可以通过监测神经信息的反馈来改变行为或功能。心理活动总是伴随着一系列的生理变化,利用仪器去探查和放大生理变化过程所产生的各种信息,揭示人体内部正常或异常活动的过程称为生物反馈。神经反馈是生物反馈的一种形式,仪器实时监测生理特征(如脑电图/EEG),并以某种形式呈现,通过神经反馈察觉到大脑的状态(比如情绪或专注度),并在这个过程中对其进行控制和改变,从而帮助训练大脑去专注,控制冲动以及改善执行功能。

神经的可塑性以及神经细胞内/之间活动的灵活性使神经反馈成为可能。神经反馈疗法的原理是将电子传感器放置在大脑皮层上不同的位置,利用放置在头皮特定位置的传感器来确定患者大脑的警觉状态,或在临床医学或实验室研究情况下的意识状态。患者在心理治疗师的语言提示下活动,根据反馈的信息,治疗师可以看到患者脑部的本能反应。这种科学程序为患者提供定性和定量数据,并且与临床生物反馈一样,可以具有多种不同的方案和应用。与生物反馈侧重于外周或 ANS 模式的动力学不同,神经反馈使用大脑、脊髓和/或中枢神经系统的可测量神经(或神经元)活动来改变治疗。

神经反馈源于 1926 年德国精神病学家汉斯·伯杰(Hans Berger)首次记录大脑电活动。几十年来,这一发现最终导致更实际的科学应用,包括基于与癫痫发作相关的脑电图活动的独特模式诊断癫痫。经过几十年的发展,神经反馈技术(neurofeedback)在以美国为代表的发达国家已经取得了广泛的应用。神经反馈技术起初是主要用于儿童多动症(ADHD)和创伤性综合征(PTSD)的治疗。从 20 世纪 80 年代开始,随着传感器技术、计算机技术尤其是大数据库(如人脑大数据库)的迅猛发展,神经反馈技术得到了巨大发展,从为 ADHD 和 PTSD 患者康复服务发展到包括癫痫、自闭症、抑郁症、睡眠障碍、中风后遗症、偏头痛等等几乎所有涉及脑神经的病种的治疗。

神经反馈已被应用于检测许多心理健康状况。例如，Kamiya(1968)发现个体能够识别他们何时产生 8～12 Hz 范围内的阿尔法振荡或脑电波。这一发现导致了进一步的循证研究，将脑电图活动的阿尔法范围与减少压力以及增强心理生理平静和放松联系起来。在有毒物质(即单甲基肼)存在的情况下，被训练以增强特定范围的脑电图活动的猫可以预防癫痫发作，这个脑电图活动范围(13～15 Hz)被称为"感觉运动节律"。Sterman 随后确定了这一系列脑电神经反馈治疗癫痫的功效。这些结果最有助于确定可能的焦虑和/或注意力缺陷大脑活动特性。还有神经反馈研究表明，前额叶皮层和其他皮质区域的脑电图活动较慢与注意力缺陷多动障碍有关，神经反馈可能有效治疗这种疾病。2013 年，美国食品和药物管理局(FDA)将其认证为该疾病的官方生物标志物。

生物反馈，无论是单独使用还是与其他方法联合使用，已被研究用于各种慢性疼痛疾病，包括子宫内膜异位症、复发性腹痛、系统性红斑狼疮、复杂区域疼痛综合征、骨关节炎、幻肢疼痛、晚期癌症以及面部、头部、颈部和腰椎疼痛。与认知疗法相比，肌电图生物反馈对背痛的不同方面有更好的效果，这些结果在 2 年的随访中保持一致。生物反馈与放松相结合也被发现在治疗儿童和青少年的慢性疼痛方面有价值。生物反馈作为头痛的治疗方法，无论是紧张型头痛还是偏头痛，似乎都得到了很好的验证，有效水平为 4 级。研究者发现血容量脉冲(BVP)生物反馈是治疗偏头痛最有效的生物反馈程序，生物反馈涉及监测颞动脉中的血流量并提供反馈，以教患者如何减少或收缩血流量。这种方法可被认为是药物治疗的非药物对照。因此美国神经病学学会联盟、美国整骨协会和国家头痛基金会将热生物反馈结合放松训练和肌电图生物反馈用于治疗偏头痛的等级授予 A 级。热生物反馈已被归类为小儿头痛的 3 级治疗。

热生物反馈和肌电图（EMG）生物反馈已用于治疗慢性关节炎、雷诺氏病(原发性疾病)和雷诺现象(继发性疾病)。使用热生物反馈联合认知行为疗法与对照组和仅接受社会支持的受试者进行比较，类风湿因子滴度、疼痛行为和疼痛强度的自我报告降低。此外，肌电图生物反馈降低了关节炎疼痛的持续时间、强度和质量。一项随机对照研究检查了肌电图生物反馈和认知行为疗法和前庭切除术的疗效，发现三种干预措施都显著改善了疼痛、性功能和心理;尽管外科手术的改善幅度最大,但一些被分配到这种治疗的患者却拒绝接受手术,而倾向接受肌电图生物反馈治疗。

三、心理生理评估的发展趋势

心理生理学关注的是理解思维、身体和行为之间的相互关系。由于心理生理学位于多个学科(例如认知科学,情感神经科学和生理学)的十字路口,它可能构成测量大脑与行为关系的关键,特别是认知和情感的交叉。例如成瘾行为,包括成瘾行为在情感上得到强化,以及通过增加对酒精和药物使用行为的认知控制的成瘾治疗。随着神经科学对大脑振荡变异性的兴趣,关于身体过程嵌入神经生理系统的特定方式的知识已经大大扩展。因此这些学科的合并正朝着"神经心理生理学"系统理论的发展方向发展,为研究和理解身体功能(如情绪和血压)提供一种整合的方法。系统方法现在被用于检查成瘾和其他精神障碍,如何影响和限制自主神经系统(ANS)活动,并研究身体的变化如何与大脑的变化一起参与身体健康、行为灵活性和控制。未来,心理生理评估将着重于捕获即时的生理调节功能,特别是与脑电图、功能磁共振成像、脑磁图和正电子发射断层扫描等多种脑成像方式的实时和多模态集成,既从基础状态的角度进行研究,也从反应和调节过程的角度进行研究,以实时表达对内部和外部环境挑战的响应。

(程宇琪)

练习题

1. 如何准确获得并解释心理评估的结果?
2. 心理生理评估技术的运用对于理解心理过程有何重要意义?

第六章 心理危机干预与自杀预防

从广泛意义来说,遭遇心理危机并非日常稀罕之事。人的一生一定会遭遇各种内容、大大小小的心理危机状态。只是这些危机的绝大部分都被当事人及时、彻底化解,并成为危机后应对生活事件的经验。因此遭遇、体验和化解心理危机状态不仅是每个个体不可避免的,心理危机也是个体心理成长的触发与机遇事件。

第一节 心理危机及其发展

了解心理危机及其发展过程是预测心理危机状态走向和干预心理危机的前提,是每位从事心理危机干预工作者必须掌握的基本知识。

一、心理危机的概念

心理危机(psychological crisis)是个体运用寻常应对方式不能处理所遭遇到的内外应激时所产生的一种心理反应状态。

可见,心理危机产生必须具备两个条件:一是当事人遭遇了自己认为无法满足的心理需求(无法处理的心理事件),而且这个需求不满足(不能完好处理)将给当事人带来重大损失。第二是个体认为绝对不能放弃这个需求满足(不能接受这个丧失)。这两个条件缺少其中之一就不会引发心理危机状态。

二、心理危机的发生发展

心理危机一般要经过以下三个发展过程(见图 6-1):

第一阶段:个体面临心理事件时,因为内心失去平衡而出现焦虑等情绪反应,并首先运用贯用的寻常应对策略进行应对(习惯应对)。在日常生活中,绝大部分的心理事件刺激都可以被个体习惯应对所化解。能被个体习惯应对化解的事件就不会发展为危机事件。

第二阶段：如果习惯应对无效，焦虑就可能急剧增加，个体就不得不尝试以前用过的或者全新的非习惯应对方法应对（特殊应对），让机体恢复原来的平衡状态。被个体特殊应对解决的事件也不会成为危机事件。

第三阶段：如果特殊应对依然无效，个体就会陷入强烈焦虑状态，即心理危机状态。这状态下，当事人既对面临的心理事件无计可施，又不放弃要解决危机事件的需求。

自此，当事人就具备了前述的心理危机的两个条件：一是寻常应对（包括习惯应对和特殊应对）无效；二是目标不放弃，即当事人企图实现当下不可实现的应对目标。前者可能是因为应对的目标过高而不可实现，也可能是因为目标不清晰而难以判断目标是否已经实现。后者的"不放弃"往往由强烈的情绪状态引发，让个体处于"明知不可为而为之"的"非理性状态"。

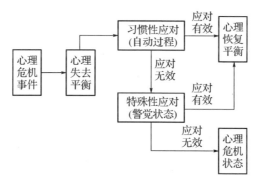

图 6-1 心理危机的发展过程

◇ **延伸阅读材料**

【案例分析】因预测考试不及格引发的心理危机状态

学生张某因为第二天就要课程考试，但是他知道自己根本还没看书，很肯定自己第二天的考试是不会及格的。张某想："现在开始学习肯定来不及，所以不是个办法"；"要不然明天考试时候偷偷抄同学的答案吧？但是，如果作弊被抓，后果比不及格更严重，所以更不是好办法"。在无计可施的情况下，张某又想"如果不及格要补考，那面子就丢大了"。这事让张某非常焦虑，时而唉声叹气、发呆、自责、烦躁，时而愤怒。他恨自己不提早学习，恨同学不早点提醒自己去念书，恨老师要各种考试，恨专业不是自己喜欢的，恨世界对自己不公平。想到第二天不可能及格的考试,他甚至想还是死了算了……

分析:

(1) 心理需求:通过考试。

(2) 应对方法:努力读书(时间不够)、准备作弊(被抓的话结局更惨)、准备缓考补考(太没面子)……所有平时习惯用的与不习惯用的应对方法都肯定不能挽回不及格的局面。

(3) 目标与方法的关系:考试及格的目标不放弃与考试不可能及格的不可实现目标之间强烈冲突。

(4) 引发心理危机:以上冲突引发强烈焦虑,伴随自责、他责、愤怒、甚至轻生等一系列心理行为反应,使当事人处于心理危机状态。

三、心理危机的结局

心理危机发展可能出现四种结局。

第一种:完全修复。个体在心理危机期间,经过外界支持或者采取了原本不存在于内心(创新性)的应对方法后,心理目标得以实现,心理重新恢复平衡状态。当事人通过各种途径顺利渡过心理危机后可以明了两件事:①造成心理危机的目标对自己来说过高;②目标过高难以独自实现的时候可以借助外部资源或者采取创新性应对方法实现目标。领悟这两件事,意味着当事人不仅完全解除了心理危机状态,还获得了应对心理危机的新经验和新方法,获得了心理成长。

在没有外在支持和没有创新性应对手段的时候,放弃过高的心理目标更是顺利度过心理危机的常见结局。如果完全接受放弃目标选项,当事人就可以立即恢复心理平衡、化解心理危机;如果不完全接纳这个结局,当事人就会出现因被迫放弃目标而引发的丧失感,需要通过哀伤过程后才能完全修复。

第二种:不完全修复。心理危机发生后,当事人通过自我调整或者接受外在援助后,心理目标既未能全部实现又不能彻底放弃,表现为日常焦虑水平显著下降,但是只要出现扳机心理事件,当事人依然出现明显情绪波动。这些波动的情绪以及伴随的心理行为症状性质与程度都在可理解的正常范围之内,不符合各类精神障碍诊断标准,即处于"心理不健康"的亚临床状态。

第三种:异常修复。在心理危机期间,当事人为了减轻痛苦或者实现某一心理功能,采取不利于完全修复的调整方法,使心理危机修复进程误入歧途。如为了减少失眠大量长时间使用镇静催眠药物,为了减少焦虑等症状长期转移注意等。这些方法不仅阻碍心理修复,还衍生出正常修复过程不出现的病理心理过程与症状,使当事人陷入 PTSD、适应障碍等境地,甚至导致人格改变。

第四种:自杀。自杀是当事人回避心理危机状态的终极逃跑方式。这是当事人为了逃避心理目标不能实现和心理危机状态造成的心理痛苦,又觉得没有更合适的方法的时候采取的方法。当事人的自杀不仅让自己感受不到痛苦,同时也感受不到其他感觉,而且还付出生命代价。这是心理危机适应性价比最低的方法。

心理危机的结局与心理危机事件、心理危机性质与程度、当事人人格特征、社会支持等诸多因素有关。

第二节　心理危机的原因

并非所有重大心理事件都能引发心理危机,也不是所有心理危机都是由重大心理事件引起的。一个心理事件是否引发个体心理危机也与心理事件的性质程度、当事人的人格特征与心理状态以及社会支持状况有关系。

一、心理危机事件

心理危机事件是指引发个体心理危机状态的心理事件,主要有下列几种类型:

1. 发展性心理危机事件

发展性心理事件是个体在毕生发展的某个时期遭遇的事件,这个事件与个体的身心发展直接相关,包括出生、青春期困惑、中年转折、升学、转学、升职、退休等事件。当发展性事件引发心理危机时,危机状态的表现具有明显发展阶段的心理特征,如青春期危机、人际交往危机、中年危机等。

2. 境遇性心理危机事件

这类事件是当事人遭遇的现实生活事件,包括地震、海啸、火山爆发、森林火灾等自然灾害,凶杀、强奸、虐待、绑架等人为事件,以及疾病、死亡等严重丧失事件。人为事件比自然灾害事件更容易引发心理危机。

3. 存在性心理危机事件

存在性心理危机是个体丧失自身存在意义感时出现的心理危机。存在性心理事件包括引起自身生命的无价值感、理想破灭的无望感、无法承担现实责任的无助感等的事件。

不同类型心理危机事件之间并非都有清晰的界限,有些心理危机事件甚至兼具不同类型的特征。

二、心理危机事件的特点

心理危机事件并非都是大部分人认为的重大事件,有时候在他人认为是细小的事件也可能诱发个体心理危机。心理危机事件具有明显的个体差异性,但也具有共同特征。

1. 不可预期性

心理危机事件往往是当事人意料之外发生的事件。当事人无法预先做好心理准备,无法预先准备应对预案。

2. 灾难性

心理危机事件都被当事人认为会导致灾难性结果,尽管事实上并非一定都是灾难性结果,甚至有时在别人看来是不可能发生灾难性结局的事件。可见,灾难化评价是当事人在特定心理状态和特定情景下的产物。就像失恋的当事人,觉得"没有她(他)我就活不下去了",高考失利的当事人认为"考不上大学人生就没意义了"等。

3. 决定性

灾难性评价经常与实践的决定评价有关。当事人将人生的价值都押在某一事件上,觉得某一事件的失败就等于所有事件的失败,看不到人生的全貌,看不到还有其他重要意义的事件可以成功。事实上,正是因为失恋对象的离开,才有机会遇上其他对象,才有可能遇上更加优秀更加让人满意的异性成为恋人。

4. 无助性

在心理危机状态,当事人觉得遭遇的事件绝对无法解决,更不能放弃,所以彻底陷入进退两难的无助状态。有时候连可以解决部分问题的应对方法也不被当事人接受。

5. 不公平性

相对于公共事件,个人特异性的事件更容易成为心理危机事件。而像地震、海啸、大范围的传播疾病等,因为危害波及人群比较广,在受害者看来相对比较"公平",所以对事件后果评价相对良好,焦虑水平较低。

另外,一个事件是否成为创伤性事件,不仅决定于事件本身,还与事件承受者的人格特征、心理状态有关,因此有时候别人"看起来不起眼的事件"也可能成为当事人的心理危机事件。

第三节 心理危机的心理机制与表现

重大事件对个体心理产生压倒性压力的时候,个体往往以原始的心理反应方式应对,并产生一系列的身心反应。

一、心理危机的机制

心理事件发展成为心理危机事件之后,随着焦虑水平的急速攀升,当事人首先采用人与动物共有的最原始、最本能的"冻结—逃跑—战斗"心理防御机制与应对方式,以应对正面临的心理严重失衡状态,分别呈现为反应性木僵状态、反应性兴奋状态和反应性朦胧状态。当正常范围的冻结、战斗和逃跑机制还不能有效缓解焦虑的时候,当事人就可能进一步采用病理性心理防御方法,呈现为反应性精神病状态(图6-2)。病理性防御与应对方式主要表现为正常方法的过度严重、过度轻微与性质改变三种维度。如过度的木僵表现为蜡样屈曲,过度兴奋导致惊恐发作或者幻觉、妄想状态,过度的"逃跑"可出现谵妄甚至失神状态。

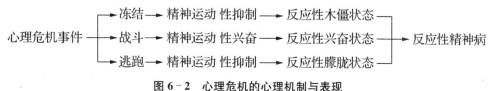

图6-2 心理危机的心理机制与表现

二、心理危机的表现

依据面临心理危机后当事人所处的心理行为反应阶段和反应性质,心理危机状态可表现以下两种类型的四种状态。

(一)精神运动性抑制型

精神运动性抑制包括反应性木僵和反应性朦胧状两种状态。

1. 反应性木僵状态(reactive stupor state)

当当事人面临心理危机事件时候,首先采用的是冻结机制。冻结机制是一种"假死"反应,就像人遇见狗熊后的装死方法,以避免狗熊攻击。高度焦虑的冻结,往往表现为肌肉僵硬、肌张力增高的木僵或者亚木僵症状为特征,伴随意志性动作行为减少、发呆、长时间保持同一种甚至不舒服的姿势和表情、不吃不喝、不说话等。处于木僵状态的当事人一般意识清晰,对内外的感知觉、记忆、思维和情绪体验保持正常状态,事后可以回忆。

反应性木僵状态是当事人面临心理危机事件时候不能立即做出恰当心理反应,而出现的临时、短暂、过渡性的意志活动关闭状态,为避免心理崩溃、保护人格稳定。反应性木僵状态一般持续时间比较短,而且更经常表现为亚木僵状态,木僵症状不够典型。

2. 反应性朦胧状态(reactive twilight state)

反应性朦胧状态是个体对危机事件反应的第三个阶段,是度过冻结阶段并判断战斗无效之后的心理状态。反应性朦胧状态与冻结的木僵状态具有相类似的心理功效,即自我保护。但是前者是经过战斗过程后的逃跑,后者是面临超负荷心理负载后的及时、自动化的反应。

反应性朦胧状态以个体意识变化为核心,主要包括意识清晰度下降和意识范围狭窄两个维度,一般不出现意识性质改变。反应性朦胧状态以"半睡半醒"的梦样状态为主,严重的可出现晕厥。

意识改变直接影响个体注意。反应性朦胧状态个体注意更倾向于指向自己内在,但指向性和集中性同时减弱,表现为对周围和自身的状况都不关注,心理无所附着,散漫漂浮,呈现为失魂落魄的样子。

(二)精神运动性兴奋型

精神运动性兴奋分为反应性兴奋状态和反应性精神病两类。

1. 反应性兴奋状态(reactive excitement state)

反应性兴奋状态是心理危机反应的第二个阶段。个体在冻结过后,重新审视危机事件,并快速判断危机事件的性质与严重程度。如果个体认为,可通过战斗消除危机事件的影响、获得心理重新平衡,就会选择"战斗",否则就选择"逃跑"。

处于战斗状态的个体,以焦虑情绪为核心,认知、情绪、行为过程均处于兴奋状态。当事人对与危机相关的事物感知觉敏锐、记忆增强、联想活跃,当事人极度关注与危机相关的信息,甚至将平时不觉得与危机事件相关的事物联系到危机情景。当事人情绪焦虑,时刻保持警觉的应激状态,可伴随恐惧、愤怒、易激惹等情绪;当事人兴奋躁动、话多、动作行为增多、意志增强,有时候具有攻击与自我攻击行为。在生理方面,可出现面红耳赤或者面色苍白、口干咽燥、消瘦、失眠、头晕头痛等症状。

2. 反应性精神病(reactive psychosis)

本状态是以上三种状态的病理性反应,表现为程度和性质两个维度的异常,导致当事人心理和生理功能的严重障碍。

病理性木僵表现为严重木僵,不动、不吃不喝、大小便"失禁"等,或者出现病理性意志增强。

病理性意识障碍除了呈现为意识清晰度明显下降以外,可能出现谵妄状态(意识清晰度下降、幻觉、兴奋等构成的综合征),甚至发展为晕厥。

反应性精神病患者在认知方面可出现幻觉、妄想症状等精神病性症状,过度焦虑、恐惧、易激惹、躁狂或者抑郁等是情绪异常的表现,经常出现动作行为失误、行为无目的、坐立不安、闭门不出、拒绝社交、无故出走等行为问题。反应性精神病患者社会功能明显受损,出现生活自理困难、不能上班、上学等。

总之,心理危机在不同的人表现为不同的症状组合,因此心理危机也是一个相对概念,"危机的程度"有大有小,临床表现可正常可异常。

三、心理危机状态的识别与判断

判断心理危机状态要抓住两个关键:首先判断当事人的心理行为表现是否符合心理危机状态标准,然后确定这种状态是否由重大事件直接引发。

1. 识别心理危机状态

如上文所述,心理危机状态的心理行为表现有兴奋性也有抑制性,可表现在认知层面情绪层面,也可以表现在行为层面,而且每个类型和层面的表现可典型也可以不典型,因此心理危机状态并非总是显而易见。下面提供两个"比较"的思路以便更好地识别心理危机状态。

第一,将当事人的心理行为与其日常的平均状态相比较,发现明显过多或者过少,性质变异的,就得加以关注。比如一位平时沉默寡言的人,突然间兴奋话多;或者平时活泼开朗、喜欢交流的人突然沉默不语等。平时做事严谨、精益求精的人,突然出现粗枝大叶、丢三落四;或者平时不拘小节的人,突然开始谨小慎微、患得患失等。

第二,在某个群体或者情景下,当事人心理行为明显与众不同。

通过以上两方面的比较,发现关注对象后,再依据心理危机四种形态的心理行为表现判断当事人是否已经处于心理危机状态,确定当事人心理危机的类型。

2. 判断是否由重大事件直接引发

当一个人的心理状态符合心理危机表现以后,是否处于心理危机状态,还要确认这种状态是否由某个重大事件引发。可以通过以下过程:

(1)确认事件的存在。

(2)确认事件的程度与性质。大部分的心理危机事件对于大部分人来说都是严重程度的事件,这样的事件比较容易被发现。但是,心理危机事件有时候从别人角度看并不属于重大事件,但对当事人来说却是决定性、灾难性的。这种情况需要特别引起注意。

(3)确认事件与心理危机状态的时间关系。在出现心理危机状态前后发生的事件并非都与心理状态有关,必须确认事件与心理状态之间的时间关系与内容联系。在心理状态出现之前发生的事件才有可能是心理危机事件,而且越接近越有可能。

从心理事件与心理状态内容来看,处于心理危机状态中的当事人的心理活动内容必须与心理事件紧密关联。如因失恋事件诱发心理危机状态的当事人,在亚木僵状态下可能自言自语的内容与失恋有关,处于反应性兴奋状态的可能要找回恋人、要攻击恋人,处于朦胧状态的可能梦见与恋人和好等。心理事件与心理危机状态下心理内容的联系是判断事件是否心理危机事件的关键。

3. 判断心理危机类型

心理危机类型判断的依据主要是心理表现。以木僵或者亚木僵症状为核心的属于反应性木僵状态,以焦虑、恐惧、兴奋、躁动为主要表现的属于反应性兴奋状态,以意识清晰度下降、意识范围狭窄等为核心表现的属于反应性朦胧状态。

要判断心理危机状态是否属于反应性精神病,具有一定难度。反应性精神病的最主要特点是它的"变异性"或者称"病理性"。不论是反应性木僵、反应性兴奋还是反应性朦胧状态,在心理内容和/或者严重程度方面都呈现出与正常心理危机状态显著的不同,需要判别是否正处于反应性精神病状态,如木僵症状严重到卧床不起、不吃不喝;焦虑、恐惧造成严重坐立不安、颤抖甚至引发幻觉、妄想;意识障碍严重或者出现谵妄状态等。反应性精神障碍已经属于精神障碍范畴,诊断必须符合反应性精神病诊断标准。

◈ **延伸阅读材料**

【心理危机案例分析】

案例介绍

章某,男,大学四年级学生。

再过一周,同学们都要一起下医院临床实习,这意味着与小章相恋三年的女友也要到医院实习,但是由于自己的实习医院离福州很远,而女友的实习医院就在福州,这就意味着从下周开始就不能天天见到女友了,而且据说女友也想趁这个机会与自己分手,因此章某曾强烈要求学校让自己与女友在一个医院实习,但未能如愿。他又要求女友和自己一起下基层实习,女友没答应。

章某一想到过了今天就要与女友分开,甚至要分手,就特别紧张,经常想象着女友和自己分手后和别的男人在一起的情景,觉得女友不在身边好像生活过不下去了,对学校很愤怒,对女友也很愤怒。

最近,章某整天跟着女友,她去哪里就跟到哪里,女友很烦他,他就说她真的变心了,有时候唉声叹气,有时候愤愤不平,看谁都不顺眼,经常与室友冲突,甚至扬言要伤害女友。女友很害怕,回避见到他,而这更激起章某的愤怒,因此身藏水果刀威胁女友。

章某近来情绪波动,行为孤僻,夜间难以入睡,大量抽烟,有时候喝酒。

案例分析

(1)心理行为表现:紧张、失落、情绪波动、愤怒,纠缠女友,有自伤自杀意念、伤人倾向,多疑,失眠等。这些符合反应性兴奋状态表现,处于"战斗"状态。

(2)存在相关事件:女友将与其分开,甚至分手。这属于预期性、境遇性心理事件。

(3)判断心理危机:

A.确认事件为危机事件:对于当事人,与女友分开甚至分手将导致他"无法生活下去"。事件具有决定心理意义,事件意义重大,具有危机事件的严重度。

B.确认事件与心理危机状态的时间关系。当事人发现女友与自己不在一起实习,下周起就不容易见面甚至分手这个事实的时候,立即出现心理变化。

C.确认事件与心理危机状态的内容关系。当事人当前害怕与女友分手,幻想与女友分手的后果;情绪的焦虑、恐惧对象都是女友与自己关系断裂;纠缠女友行为等心理行为都与事件紧密关联。

判断结果:心理危机状态(反应性兴奋状态)。

第四节　心理危机干预

一、概述

(一)心理危机干预的概念

心理危机干预(psychological crisis intervention)是帮助个人或群体减轻心理危机事件引起的痛苦,促进心理危机适应与修复,预防复杂性创伤等不完全修复结果发生的心理干预过程。

除反应性精神病以外,心理危机状态是个体对重大事件的一种正常心理反应,不认为心理危机状态的当事人处于精神障碍状态。因此心理危机理论是建立在正常心理反应规律的基础上,心理危机干预方法只是能够减轻当事人的情绪等心理反应,提升当事人对心理危机状态的控制感,促进心理创伤修复的心理工作。

表 6 - 1　心理危机干预与哀伤辅导

项目		心理危机干预	哀伤辅导
联系		心理危机是严重的心理丧失状态。度过心理危机后的大部分个体都会进入具有丧失感的哀伤状态。只有顺利经过哀伤的心理危机,个体才能完全修复心理功能。因此,危机干预过后,大部分的当事人应该接受哀伤辅导	
区别	干预对象	正处于心理危机状态的当事人	处于丧失后的当事人
	干预目标	①减轻心理危机状态给当事人带来的身心痛苦;②预防心理危机不完全适应	消除丧失体验,适应丧失后生活
	干预过程	早期以心理支持为主,后期以接受危机的丧失为目标	①体念丧失;②完成哀悼;③重新适应

(二) 心理危机干预者

由于心理危机状态被认为是当事人对重大心理事件的正常反应,所以心理危机干预并不在病理性架构内进行。心理危机干预经常是紧急、临时和短暂的,心理危机干预对干预者的专业能力要求相对较低。参与心理危机干预的干预者可以包括心理健康专业人员或者接受过训练的非专业人员。

1. 心理健康工作者　主要包括心理治疗师、心理咨询师、精神科执业医师、心理健康教育教师以及心理健康社会工作者等。因为以上心理健康相关专业人员在专业知识学习与技能培养中都包含心理危机干预理论学习与技能训练的内容。

2. 灾难救援工作者　消防员、医疗急救人员等灾难救援人员都必须具备良好的心理危机干预能力。他们是灾难事件发生后第一批到场的救助人员,在保护生命财产安全的同时,也要保护当事人的心理安全。

3. 其他人员　大规模灾难事件发生后,在常备的心理危机干预人员显著不足情况下,社会也可能调动非心理健康工作者的志愿者参加心理危机干预工作。这些志愿者必须接受足够学时的心理危机干预基本理论和技能培训后才能参与心理危机干预工作。

（三）心理危机干预时期

越早越有效,是心理危机干预的原则。在大型灾难事件发生后,在保证当事人生命财产安全的前提下,应尽早干预心理危机状态的当事人。一般认为,事件发生后的第一周是心理危机干预的黄金时期。

二、心理危机干预思路与步骤

（一）心理危机干预思路

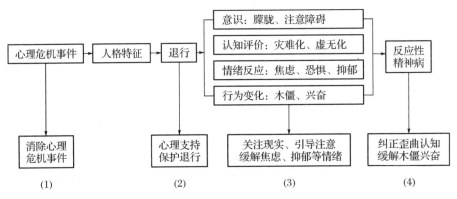

图6-3 心理危机心理机制与干预思路

当重大心理事件发生以后,当事人快速进入无助状态。此时的当事人人格结构受到强烈震荡,面临人格解体的危险。为了稳定人格,当事人自动化地启动退行机制,将心理状态退行到最原始的冻结-战斗-逃跑模式,从而发生意识、认知、情绪和行为不同维度的强烈改变,形成心理危机状态。

可见,心理危机干预的首要是消除心理危机事件。但是除了预期性心理危机,心理危机事件往往难以消除,即使当前和未来可以消除,而已经发生过的事件也不可消除。所以,心理危机干预时候,对危机事件的处理经常是让当事人离开事件现场,已实现"眼不见为净"的效果。

心理危机干预的第二个切入点是保护当事人人格的稳定。当事人以退行的方式保护自己,所以危机干预者不得不接纳、保护当事人的自我保护策略,以真诚给予当事人心理安全,以共情、接纳方式提供心理支持,以积极关注肯定当事人的所作所为。因此心理危机干预的早期,干预者经常以"母亲"的角色出现。

当当事人体验到人格稳定,感受到心理环境足够安全以后,就像幼儿一样才开始出现探索事件真相的行为,才有与危机事件互动的胆量与能力。这个时期,干预者要使用"着陆"等技术让当事人经常回到"意识清晰状态",鼓励当事人与现实事件心理解除,在接触中增加安全感觉,同时促进当事人探索发生的事件(客观现实)是什么。在这个时期,心理危机干预者的核心工作是在前期心理支持的基础上,避免当事人不正确、不全面和不清晰觉察、体验危机事件,帮助当事人探索危机事件的真实。

心理危机干预的第四项是纠正当事人与危机事件互动的心理过程。从认知过程看,"没有他我就活不下去啦""如果这样我就完了"等灾难化、绝对化的不符合事实的歪曲认知必须首先被纠正。干预者要逐渐让当事人觉察,在危机事件过后依然停留在高水焦虑、恐惧状态的非适应性情绪状态,并逐渐平息情绪强度。在认知正确、情绪合适的基调上,干预者可以激发当事人以心理危机事件互动行为,鼓励当事人进入哀伤心理过程。

当然,从帮助当事人澄清实践现实到激发哀伤过程,必然会出现这样那样的阻抗,干预者必须智慧地处理。

如果当事人的心理危机不能顺利度过,出现延迟性、复杂性哀伤过程、甚至产生反应性精神病,当事人必须被转接到心理治疗师与精神科医师处进行系统、深入的治疗,保证当事人尽快、全面恢复心理健康。

(二)心理危机干预的基本步骤

不论是个案心理危机干预还是群体心理危机干预,都可以根据以上心理危机干预思路梳理出心理危机感的基本步骤。

1. **建立稳定的安全关系** 尽快与当事人建立非侵入性的安全心理关系。干预者自我介绍、说明接近当事人的动机等,都可以避免当事人因为干预者接近而增加心理的不安全感。

2. **快速增加安全感** 增加当事人安全感的途径由内、外两个:内部途径主要通过真诚、共情、接纳、积极关注等支持性技术,增加当事人自尊自信,共鸣当事人情绪情感,全盘接受当事人思想行为获得;外部途径是尽量增加当事人当前的舒适度,满足当事人生理、心理需求,包括衣食住行保障,当事人自己、家属以及亲友的安全信息,以及当事人的特殊需求等。

3. 构建社会援助网络 特别是大型灾难事件后,干预者要及时调动亲属朋友、单位、社区等扶助资源,使当事人能够轻易、随时获得社会支持。

4. 稳定被救助者情绪 以上支持措施不仅能够增加当事人的安全感,也可以在此基础上减少当事人的情绪强度、减少心理回避与逃避。然后使用放松、脱敏、接触现实等心理操作,适当降低当事人焦虑、恐惧等情绪强度,增加当事人的舒适感。

5. 探索心理事件真相 鼓励当事人觉察事件真相,纠正歪曲认知,调控情绪强度,启动当事人与危机事件之间的行为互动。

6. 重建日常生活秩序 在安全感增加与情绪调适到一定水平以后,干预者鼓励当事人重新启动日常的家务、工作和娱乐活动,促进心理功能修复。

7. 矫正心理问题与治疗精神障碍 因危机事件引发原有精神障碍复发,或者因为心理危机干预不顺利而致创伤延迟化、复杂化甚至导致创伤后应激障碍和反应性精神病的,应该及时给予转诊。转介过程尽量给当事人提供转介对象的机构和治疗师或者精神科医师的具体信息,方便当事人就诊。兴奋躁动、病情严重的,经本人同意可以直接将当事人转移到治疗、救助和康复机构。

三、心理危机干预的原则

(1) 心理危机干预的目标是提供帮助、减轻情感伤痛、促进当事人行为适应。

(2) 心理危机干预过程包括帮助当事人消除危机事件及其影响,或者帮助当事人接受危机事件及其带来的后果。从心理危机干预实践来看,后者是更加经常出现的心理危机干预结局。

(3) 干预者应小心谨慎,避免因为唐突参入使被救助者感到被侵犯。干预者还要做好被当事人拒绝接触的心理准备。

(4) 干预者要镇静自若,耐心负责,机智灵活。

(5) 在与当事人互动过程中,干预者应该语速放慢,语句简单易懂。

(6) 干预者要时刻关注被救助者倾诉的内容,让当事人明了干预者能提供的具体帮助。

(7) 干预者要全面接纳当事人的心理行为反应,肯定其价值。

（8）干预者要尽力满足当事人迫切的需求。

（9）干预者要提供准确、适合当事人性别年龄、容易被当事人理解的信息。

心理危机干预者在以上原则的指导下工作，可以保证干预基本方向正确。

四、心理危机干预的注意事项

心理危机干预是一个艰难、复杂的心理过程，不可避免会出现这样那样的问题和阻碍，干预者应该注意以下事项：

（1）干预者不要设想被救助者曾经经历和正在经历的一切。干预者要谦虚谨慎地从当事人角度了解、理解危机事件及其对当事人的影响。

（2）干预者不要设想每个经历灾难的人都会受到精神创伤。即使是自然发展过程，经历心理危机事件的绝大部分当事人都可以完全顺利度过危机，获得心理重新平衡。

（3）不要进行病理诊断。处于心理危机状态的绝大部分当事人的心理行为反应处在"正常"范围之内，他们的心理行为反应可以被理解、被预测。在干预过程中，干预者应该避免使用"症状""病理""障碍"等临床心理学和精神病学术语。

（4）不要以俯视的感觉与被救助者交流，避免过多关注被救助者的无助、虚弱、过失甚至残疾，应更多关注他们在灾难期间和之后表现出的正性心理行为甚至具有的助人行为。

（5）不要假设所有受难者都愿意交流。干预者要以安静、辅助的态度陪伴在被救助者周围，增加其安全感，并帮助其应对现实与心理问题。

（6）不要询问当事人经历的灾难过程细节，因为这样可能再次激活当事人的创伤性记忆，加剧当事人的焦虑、恐惧、抑郁等情绪强度，导致当事人二次创伤。

（7）救助者不能提供给当事人自己猜测的、不确切的信息，给当事人不真诚的感觉。

第五节 自杀

到目前为止,业界对自杀(suicide)的定义与理解并不一致,其中包含生物、心理、社会各方面的复杂内容。

《不列颠百科全书》中定义自杀是故意伤害自己生命的行为,而 Durkheim 则强调,自杀是一种明知危险后果却从事这一行为的现象。前者强调"故意"的动机,后者强调危险的结果。因此,自杀是明知可导致性命丧失却故意为之的行为。非故意行为导致性命丧失为意外事故。自杀行为有急性与慢性两种,前者是通常所指的自杀。像"吸烟、滥用药物等就是慢性自杀"的说法,被认为是广义的自杀。慢性、广义的自杀概念比较广泛而且模糊。

一、自杀的流行病学研究

自杀行为普遍存在于动物界。在人类,全世界自杀率大约为 10 人/10 万人左右。20 世纪八九十年代,中国人口的自杀率大约为 18 人/10 万人,进入 21 世纪以后,这个比例逐渐下降。到 2019 年中国人口自杀率为 5.29 人/10 万人口(城市为 4.16 人/10 万人、农村为 7.04 人/10 万人);2021 年城市居民自杀死亡人数为 4.31 人/10 万人,农村居民自杀死亡人数为 7.09 人/10 万人;2022 年全国居民自杀死亡人数为 7 万 4 737 人(《中国卫生健康统计年鉴2019—2022》)。中国自杀比例的大幅度下降与中国农村女性自杀率下降有关。但是,因为中国人口基数巨大,所以自杀总人数不小,而且依然占中国人口死亡原因的前十位。另外,特别要警觉的是:中国青少年的自杀率依然在上升,长期以来都是青少年死亡的最主要原因之一。

中国自杀人口中,虽然大部分(63%左右)与精神障碍直接相关,但是这个比例与发达国家(90%以上)相比相对较小,其中心境障碍(特别是抑郁症)、精神分裂症、酒精依赖分别为引发中国人口自杀的前三种精神障碍。

此外,自杀意念或自杀未遂与自杀死亡人口的比例在(10~20):1 之间。可见,有自杀意念和自杀未遂的人口也是一个不小的数字。

二、自杀的分类

依据自杀的原因、机制和结局,通常将自杀行为分为不同类型。

1. 按照原因和动机分类

Durkheim 按照原因和动机将自杀分为失范性自杀（anomie suicide）、利他性自杀（altruistic suicide）、利己性自杀（egoistic suicide）和宿命性自杀（fatalistic suicide）四个类型。失范性自杀是当事人的某一行为甚至某一想法违背自己所认为的重大准则而引发自责而出现的自杀行为。失范性自杀者日常自律性高，对自己的思想、行为严格要求。他们以自杀方式惩罚自己的同时，也向外宣告自己的品德高尚，告诫他人失德的严重后果。可见，失范性自杀具有一定的利他倾向。当然，利他性自杀更是以保护、提升他人利益为核心动机。这类人经常是为了保护亲人、战友等重要人物的利益，甚至是为了自己的信仰而献身。利他性自杀行为在某些文化背景和特定社会时期被社会颂扬。利己性自杀是最经常的自杀动机，当事人为了实现自己的目标而自杀，如消除身体或者内心的痛苦、获得社会的同情等。宿命性自杀是顽固、僵化甚至扭曲的宿命论执念引导下的自杀行为，就像有人认为的"人既然最终都要死，那就现在死掉吧"这类歪曲宿命论的观点可能引发自杀行为。

无论出于什么样的动机，自杀都违背生命本能，而像利他性、失范性自杀那样，虽然结果对他人、对社会"有益"，也不应该成为社会大力鼓励的行为。

处于心理危机状态的当事人，灾难性、绝对化的歪曲认知和强烈的无助感等痛苦体验都可能引发当事人自杀意念甚至自杀行为。但是自杀意念和自杀行为并不是心理危机的经常结局，更不是必然结果。病理性心理危机状态的反应性精神病状态，当事人可能因为命令性幻听诱导、因为回避恐怖性幻觉或者被害妄想等，出现自杀意念或者自杀行为。

精神障碍也是引发自杀的常见原因之一。精神分裂症等重症精神障碍的命令性幻听可让患者执行自杀行为，幻视看到的妖魔鬼怪和其他恐惧之物也令患者恐惧、逃避而自杀，被害和自罪等妄想更可能激发患者的自杀动机。此外，处于抑郁状态的患者由于情绪低落、自我评价极低、无价值感等体验引发自杀行为。

2. 按照结果分类

根据自杀的结局，自杀分为自杀死亡（committed suicide）、自杀未遂（attempted suicide）与自杀意念（suicidal ideation）。在正常人群中，一过性的自杀意念并不少见，只是在自杀意念出现足够频繁并且影响日常学习、工作或者生活效率时才被人重视。自杀意念足够强烈的时候才能够引发自杀行为。自杀行为是一系列的心理行为过程,自杀过程的每一个阶段都可能终止。终止自杀过程的原因可能来自外在,也可能来自内在。一般来说,自杀过程大多是一个艰难的心理过程,因为生的本能会不断阻碍这个过程。自杀实施过程中停止或者自杀行为结果为未死亡的,都称为自杀未遂。只有导致死亡的自杀才被称为自杀死亡。自杀死亡、自杀未遂和自杀意念是临床常用的区分自杀严重程度的分类。

三、自杀原因与相关因素

引发个体自杀的相关因素涵盖生物、心理、社会各个方面。

1. 生物因素

6%～8%的自杀未遂者存在自杀家族史。自杀者一级亲属的自杀风险是一般人口的10～15倍。家系调查结果显示,自杀具有明显家族聚集性。Roy等的研究结果显示,单卵双生子的自杀一致率为13.2%,明显高于双卵双生子的一致率(0.7%)。可见,遗传是自杀生物因素的素质基础,特别与5-羟色胺系统的基因多态性和变异有关。

2. 心理因素

绝大部分自杀者在自杀当时可以被诊断为某种精神障碍。此现象说明,精神障碍是引发自杀的重要因素,或者自杀本来就是精神障碍的临床表现之一,甚至有学者认为自杀本身就是一种精神障碍。随访研究结果显示,抑郁症患者自杀死亡率为10%～15%,精神分裂症患者为4%～10%,酒精依赖者为7%～15%。自杀者中,平均有30%可以被诊断为人格障碍。可见,精神障碍特别是抑郁症,是引发自杀的重要因素。

重大的负性生活事件经常成为自杀的直接原因或者诱因。伴随强烈丧失体验的创伤性事件经常是个体自杀的直接原因,因为这些事件不仅让当事人坠入抑郁深渊,还可以摧毁当事人的安全感和自尊感。

自杀还与个体性格特点相关联。自杀者的认知更多具有绝对化、灾难化倾向,他们负性心境明显,情绪不稳定,容易冲动。自杀者往往行为冲动且盲目,不计后果。他们缺少持久、稳定的人际交往能力。

3. 社会因素

家庭因素是自杀的重要社会因素,尤其是农村女性和青少年的自杀与家庭关系直接相关。单身、离婚和丧偶者较婚姻稳定者自杀率高。婚姻家庭关系和谐者自杀可能性更小。无子女的家庭成员比有子女家庭有更明显的自杀风险。

性别、年龄与自杀的关系主要反映在个体的社会属性上。一般来说，随着年龄的增长，自杀发生率增加。其中，15～35岁和60岁以上两个年龄段在大多数国家都为自杀高峰年龄。另外，男性自杀死亡人数一般为女性的3倍，而自杀未遂者的男女比例为1∶3。

四、自杀的心理过程

除了冲动自杀以外，大部分的自杀都需要经历一段心理历程，像抑郁状态自杀、为了逃避痛苦等的自杀等都属于这类。一般来说，自杀需要经过以下三个阶段心理进程。

第一步：反复考虑期。从出现自杀意念开始，当事人就开始与自杀意念对抗。对抗的核心是自杀的价值是否远远超过继续生活。抑郁状态的当事人思考生存的价值所在，被病痛折磨而出现自杀意念的病人思考继续生存的得失，为战友冲锋陷阵之前思考牺牲自己能为战友提供多少价值等。自杀行动之前，当事人都会反复思考自杀的价值，以决定是否将自杀付诸行动。

第二步：向外呼救期。当事人决定将自杀意念付诸行动以后，意味着当事人真正面临丧命的危险。生存的生物本能不自主地开始对抗自杀行为的发生，表现出一系列的呼救行为。从认知层面看，当事人有意无意传递给周围人悲观厌世的想法，如"生活没意思""生命没价值""死后的世界其实也挺好的"之类的想法。在情绪维度上，当事人经过反复思考期的焦虑烦躁以后进入"接受期"，接受自己的死亡，因此变得更加平静。不仅焦虑消失了，虽然有点抑郁，但是连死亡都能接受，所以似乎对什么都可以看开，什么都不重要了、什么都不需要了。行为上，开始完成自己未了之事，开始处置财产与物品，交代亲友自己死后之事。

心理呈现多为间接、暗示性的，但是依然在有意无意之间传递给周围人自己将要死去的信息，事实上在给周围人发送求救信息，祈求外界给予阻止、提供帮助。

第三步：计划实施期。呼救期过后即实施期。当事人开始思考、计划自杀的方法,并开始准备自杀的工具。如果觉得服药自杀比较合适,当事人就开始买药、积攒药物;如果觉得坠落合适,求助者就会开始选择地点。这些计划行为都可能展示在外,可以被观察。

绝大多数的自杀者具有连续性的心理过程(不开心—自杀),但是边缘人格的人由于情绪大起大落,所以有可能"突然"自杀。心理危机状态的自杀可能呈现更多的冲动性。被幻觉妄想支配的自杀可以没有由头。这些原因的自杀的心理进程短暂甚至缺少,所以不一定明显经历以上心理过程。另外,内源性抑郁的患者有早醒现象,他们在深夜醒来时抑郁更加深重,所以这类当事人在深夜和凌晨自杀的概率较高。

第六节　自杀的评估与干预

一、自杀的评估

从自杀的心理过程可以知道,在自杀的每个阶段,当事人的言语、表情、行为等都透露出自杀的信息。心理健康工作者和亲友可以通过这些途径接受信息,尽早关注,帮助当事人,减少自杀行为发生。

(一)自杀的心理行为线索

心理行为线索是接受、分析当事人自杀风险的基本信息,如下列举临床与现实生活中常见的与自杀相关的心理行为信息:①悲观情绪和自杀意愿的流露;②近期出现自伤自杀行为;③与他人讨论自杀问题;④愿意接受医疗照顾;⑤与他人讨论自杀方法、自杀计划,在准备自杀用具;⑥抑郁症状突然"好转";⑦精神障碍患者出现与自杀相关的幻觉妄想等精神病理现象;⑧交代"后事"。

干预者通过以上线索收集,关注具有自杀行为倾向的当事人,有利于早期判断和早期预防。

(二)自杀态度

自杀态度明显影响个体的自杀意念与自伤行为,所以了解群体与个体对自杀的态度,对个体的自杀风险预测与干预意义重大。自杀态度与一个社会或者群体的文化密切相关,国外引进的自杀态度量表均不太适合中国人群使用,为此肖水源等人自编自杀态度问卷(QSA)(见附录)用于调查中国人群的自杀态度。

自杀态度问卷共有 29 个条目,分为四个维度:

对自杀行为性质的认识(F1):由第 1、7、12、17、19、22、23、26、29 条目负荷。

对自杀的态度(F2):包含第 2、3、8、9、13、14、18、20、24、25 条目。

对自杀者家属的态度(F3):共 5 项,即 4、6、10、15、28 项。

对安乐死的态度(F4):从 5、11、16、21、27 条目获得。

所有问题要求被试回答"完全赞同""赞同""中立""不赞同""完全不赞同"五个态度中的一个,分别记录"1""2""3""4""5"分。其中 1、3、7、8、10、11、12、14、15、18、20、22、28 条目为反计分项目。每个维度结果以所包含条目得分的平均分显示,即都在 1~5 分之间。

本问卷信效度均良好。在分析结果时以 2.5 分和 3.5 分为分界值,将自杀态度分为肯定、认可、理解和宽容(≤2.5),矛盾或者中立 (>2.5~<3.5)以及反对、否认、排斥和歧视(≥3.5)三种态度。

(三) 自杀风险

自杀风险是个体发生自杀行为以及自杀死亡的风险程度。自杀风险评估是自杀预防与干预的基本工作。国外常用的自杀风险评估量表主要有自杀意念量表 (SSI)、成人自杀意念问卷(ASIQ)、自杀可能性量表(SPS)、多重态度自杀倾向量表(MAST)、自杀行为量表(SBQ)等。一种国内常用又简便的自杀风险评估量表——自杀风险评估量表(NGASR)见附录。另外还有更加简便的自杀风险评估。

二、自杀干预

(一) 自杀干预的目标

自杀干预的目标是消除当事人的自杀意念,杜绝自杀行为出现的可能性。自杀行为本身经常不是当事人的最终、真正目标,所以自杀干预的思路也应该提前到诱发自杀的原因和心理过程。

（二）自杀干预的基本思路

要干预自杀，自然需要了解当事人自杀的原因和心理进程，然后设计自杀干预计划。

首先了解引发自杀的因事件或者诱因，并评估消除原因的可能性。如果原因可以消除，自然要先消除原因，如果只是诱因，就得明确真正的原因是什么，然后再消除它。但是，引发自杀的原因跟引发心理危机的原因一样，绝大部分是不可消除的，因为它们中的绝大多数对当事人的现实处境来说本来就是不可实现的。

当更加确定引发自杀的需求不可满足的时候，当事人陷入无价值感、无望感甚至虚无妄想，这是引发自杀意念的主要心理过程。在这个阶段的干预主要应让当事人体验到"没有它也还好"甚至"没有它可能会更好"的感觉。这些感觉必定是真实的。

第三个阶段的干预以阻止自杀行为和自杀死亡为任务。比如阻止当事人自杀计划和准备行为。当当事人处于自杀状态的时候，首先要考虑的是尽快消除周边安全隐患，提供力所能及的保护措施，然后才考虑其他干预程序。

至于幻觉妄想以及边缘性人格障碍等情绪剧烈波动引发的自杀干预，在保证安全的前提下，重点治疗精神病理过程才可获得良好效果。

另外要特别强调的是，一次自杀危机干预或者医学处置之后必须即刻跟上后续的原因与心理过程有效干预，否则可能出现重复性的自杀行为。

（三）自杀心理干预的步骤

依据以上自杀干预基本思路，可以按照以下六步骤开展自杀干预。

1. 确定心理问题性质和程度

从当事人角度确定、理解当事人所面临的心理问题和心理行为表现，判断问题的性质（是正常心理反应结果还是由精神障碍引发？），确认状态的紧急程度。在整个危机干预过程中，干预者都要围绕所确定的问题与心理机制，运用相关干预技巧，否则可能导致干预失败。

2. 保证当事人生命安全

在危机干预过程中，干预者要尽一切力量保证当事人的生命安全，这是首要任务。吞药自杀者给予洗胃、使用拮抗药物等；高空坠落者必须立即铺设安全垫，并尽快让当事人撤离危险地点等等。

3. 给予全面支持

快速建立信任关系,持续与当事人保持交流与沟通。通过干预者的语言、声调、肢体语言等让求助者认识到干预者是可靠的支持者,让他明确体验到干预者的关心、积极的态度、无条件接纳和中立的态度。干预者避免对当事人的感受、经历进行价值评判,合理化当事人自杀意念与自杀行为,积极关注当事人积极、合理的心理行为。

4. 提供被验证过的可变通的应对方式

干预者要帮助当事人认识到,针对他的困境有许多可变通的应对方式可供选择,并从中选择、推荐适合当事人的方法。干预者在帮助当事人选择变通应对方法时,必须考虑以下三个方面的内容:①必须是最容易被当事人采用的环境资源;②必须是战胜当前危机的最有效方法;③必须是积极的、建设性的思维方法。具备以上三个特定的建议才能被当事人接受,才能被当事人执行,才能快速实现干预目标。

5. 制定干预计划

值得强调的是,自杀干预者应该与当事人一起制定行动计划,一定要让当事人感到这是他自己的计划,必须让当事人感到他的权利、独立性没有被剥夺,他的自尊始终存在。此外,自杀干预计划还应具有:①存在可以提供及时、有效帮助的个人(心理治疗师或者精神科医师等)、机构(心理治疗机构、心理援助机构、精神科专科医疗机构等)。②在当事人当前心理行为能力范围内,具备合适的、可行的、建设性的应对方法。

6. 获得求助者承诺

干预者与当事人制定的自杀干预行动计划必须得到当事人诚实、直接、恰当但不要过于长期的承诺。在征得当事人承诺的过程中,干预者依然必须采取接纳、共情等支持性方式来进行,避免以居高临下、命令式的口气做这项工作。当事人对干预计划的承诺是前面五项成效的自然结果。

自杀心理干预是一个连续的、有针对性的心理互动过程。当事人与干预者之间科学、高效的会谈是前提。自杀干预有可能正处于当事人自杀行动的危机状态,也可能处在当事人采取自杀行动之前或者之后的阶段。因此,自杀干预事实上涵盖了心理危机干预、哀伤辅导、心理治疗以及药物等复杂的干预过程,对干预者的专业要求相当严苛。

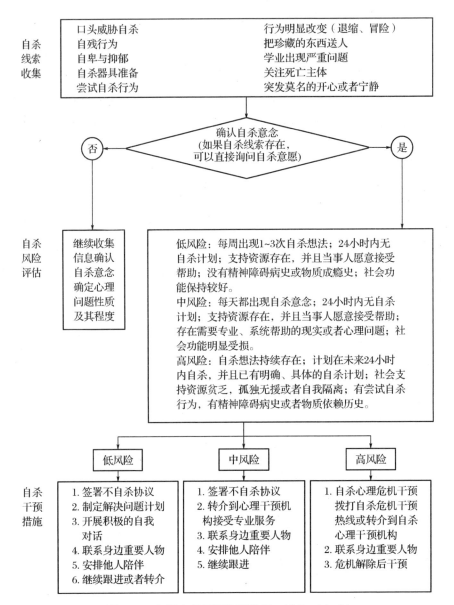

图 6-5 自杀心理干预流程图(David Bredehoft)

(四) 自杀者的转诊与注意事项

转诊是针对需要转诊自杀者的专业行为,并非意味着当前干预者放弃干预工作,也应该具备科学性与有效性。

1. 评估是否需要转诊 是否转介自杀者主要从两个维度评估:一是自杀死亡风险,二是导致自杀的原因。一般来说,中度风险及以上程度的当事人必须转介到专业心理机构,因为那里有不利于当事人自杀的硬环境,能够减少当事人自杀行为发生、减少自伤自杀行为不良后果,保证生命安全。另外,由精神障碍引起的自杀者,在心理治疗或者精神科专业机构可以获得及时、系统的心理治疗服务,尽快消除精神障碍原因。

2. 临时陪护者的选择 特别对于自杀死亡高风险的当事人,陪护是必不可少而且是重要的。陪护者除了要监控当事人自杀行为以外,还要从心理上支持当事人,对当事人的一些心理行为进行澄清,避免因为不接纳、不理解、不共情当事人而引发其情绪大幅度波动,增加自杀风险。因此陪护者至少是心理危机干预志愿者以上且具有一定心理危机干预能力的人。

3. 与当事人亲属联系与沟通 一般来说,亲属是当事人最好的支持者,也是知情者,是自杀心理干预团队的重要成员。但是,有些情况下少数亲属与当事人关系不好,甚至是当事人心理创伤的加害者,因此需要了解亲属与当事人真实关系之后决定亲属是否参与自杀干预。其次,亲属不是专业心理工作者,所以在特别自杀危机状态下,必须紧密关注亲属与当事人之间的沟通方式方法与内容。有时候需要干预者适当培训亲属后,才允许他们参与自杀心理干预。另外,自杀者的亲属可能也正处于焦虑恐惧甚至心理危机状态,必须同时加以干预。

(五) 自杀的药物干预

药物是自杀干预的主要手段之一。虽然目前尚未明确哪个药物能够直接消除自杀意念、阻止自杀行为,但不可否认的是药物可以相对有效、快捷地减轻引发自杀的情绪、认知症状,阻止自杀行为发生。

抗抑郁药物、情感稳定剂可以有效减少因为情绪低落和情绪急剧波动引发的自杀意念。抗精神病药可消除幻觉妄想,从而去除由幻觉妄想诱发的自杀意念和行为。抗焦虑药不仅可以减轻当事人的焦虑、恐惧症状,帮助睡眠,减轻自杀意念,其肌肉松弛作用对减少当事人自杀行为也有效果。

此外特别需要提醒的是,精神障碍患者正在服用的治疗药经常成为患者服药自杀的工具,患者家属需要有效管理患者正在使用的药物。

自杀是一种综合生物、心理、社会因素的复杂过程,目前关于自杀原因、机制的研究还没有实质性突破,可应用于临床实践的研究成果还很少,需要学界特别关注和深入研究。

(林浩贤)

1. 心理危机一般需要经过哪几个心理发展阶段?
2. 心理危机事件有哪些特点?
3. 心理危机干预的目标是什么?
4. 自杀干预的基本步骤有哪些?

第七章 心理治疗技术在临床的应用

第一节 认知行为疗法

一、概念与发展历史

认知行为疗法(cognitive behavioral therapy,CBT)是一种心理治疗方法,旨在帮助患者通过改变不良思维模式和行为来减轻情绪困扰和心理障碍。

CBT 最早可以追溯到 20 世纪初期,当时的行为主义心理学家开始关注思维和行为之间的联系,并提出了相关的理论和治疗技术。在 20 世纪五六十年代,CBT 逐渐由一些心理学家独立发展出来。20 世纪 50 年代,美国心理学家阿伦·贝克(Aaron Beck)开始对精神分析理论表示怀疑,特别是对抑郁症的治疗方法。他发现,抑郁症患者常常有一种负面的"自动思维"模式。20 世纪 60 年代,贝克进一步发展了他的观点,并提出了"认知疗法"的概念。几乎同时,心理学家阿尔伯特·艾利斯(Albert Ellis)也提出了一个相似但更为全面的理论体系,即理性情绪行为疗法。在 20 世纪 70 年代,一些心理学家开始将认知疗法与行为疗法相结合,形成了认知行为疗法。这一时期的代表人物包括贝克、艾利斯和唐纳德·梅琴鲍姆(Donald Meichenbaum)。他们通过系统性的治疗会话、训练和行为疗法等技术来改变患者的思维模式和行为反应。20 世纪 80 年代和 90 年代,CBT 逐渐成熟并成为一种被广泛接受的心理治疗方法。这一时期的代表人物包括贝克、艾利斯、史蒂文·霍伦(Steven Hollon)和 斯特凡·霍夫曼(Stefan Hofmann)等人。他们进一步发展了 CBT 的理论和技术,并将其应用于各种心理障碍的治疗中,如抑郁症、焦虑症、婚姻问题和创伤后应激障碍等。此外,CBT 也被开始用于群体疗法和网络疗法。21 世纪,CBT 的第三波兴起,包括接受与承诺疗法、辩证行为疗法和正念疗法、元认知疗法等,更多关注于情感和接受性,而不仅仅是改变思维和行为。

总结 CBT 的发展历史,可以概括为三个阶段(或称"浪潮"),各自带有独特的焦点和治疗方法。

第一浪潮:行为疗法。大约在 20 世纪 50 年代到 60 年代。第一浪潮的 CBT 主要集中在行为上,受到当时流行的行为主义心理学的影响。代表性理论:系统脱敏、操作条件反射。

第二浪潮:认知疗法。从 20 世纪 70 年代开始,直到 90 年代。第二浪潮的焦点转向了个体的思维模式和信念,尤其是那些导致情感和行为问题的不健康或扭曲的思维。代表性理论有贝克的认知疗法、艾利斯理性情绪行为疗法。

第三浪潮:第三代认知行为疗法。从 21 世纪初开始至今。第三浪潮的 CBT 更多地集中在情感、意识和"在当下"的经验,而不仅仅是改变不健康的思维或行为模式。代表性理论有接受与承诺疗法、辩证行为疗法、正念疗法等。

二、理论模型

CBT 的创始人贝克是第一个在认知疗法中使用行为干预并用于情绪障碍的人,他提出了一种认知为取向的治疗来修正功能性失调认知及其相关行为,以同时改变认知与行为为主要干预途径。这个理论后来被大量的研究者完善并进行验证,已证实认知技术(认知重建)和行为技术(暴露疗法、放松训练、呼吸训练等)的结合是非常有效的。CBT 的基础是艾利斯的 ABC 理论,在这个理论模型中 A 是指诱发性事件(activating event),B(beliefs)是个体认知评价产生的信念,C(consequences)是情绪和行为的结果。我们通常认为是 A 直接导致了 C,但是在 ABC 理论中,诱发性事件 A 只是引起情绪行为结果 C 的间接原因,认知评价的信念 B 才是真正的直接原因。

举个例子:有三个人相约一起出去玩,一人临时有事不能赴约,剩下的两个人中一个人想:"他可真是太倒霉了,出门玩之前碰到这种突发情况,还好我没有遇到这种事情。"而另一个人想:"他是不是因为我所以才故意爽约的,他只是不想和我玩,不喜欢我罢了。"于是这两个人在接下来的一天有了截然不同的情绪和行为反应:一个人兴致高昂,玩得心满意足;另一个人则垂头丧气,根本没有玩乐的心思。

我们可以看出来,面对同一个情境,不同的认知信念会导致不同的情绪,进而产生不同的行为反应,这也是 CBT 专家们最关注的四个概念:情境(刺激)、认知、情绪和行为,而 CBT 的核心是通过认知矫正使情绪和生理反应得到改善,从而影响来访者的行为发生变化,而在这个过程中也会用上行为疗法的技术对认知进行巩固强化,情绪生理和行为不仅共为认知结果,也在一定的顺序上互相影响。这里总结三个最常用的认知行为模型(图 7-1):

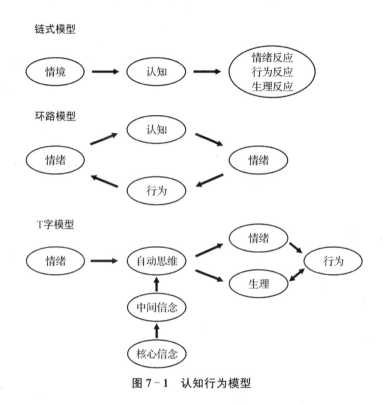

图 7-1 认知行为模型

T 字模型是贝克认知疗法所独创的,它将认知分为三个层次:最表层的自动思维(automatic thoughts)是我们在情境中遇到事件(刺激)时大脑迅速产生的认知,是人的一种下意识反应。中间信念由态度、假设和规则构成,是核心信念在具体某个心理领域的策略,是自动思维产生的心理基础。核心信念是有关自我、他人和世界具有概括性的一般认知,是三层认知中最抽象的也是最具有决定性的。

不同的模型只是为了让大家更好地参考并且理解 CBT 核心四个概念的关系,它们在实际的应用中还有更多的细节。比如在心理咨询的过程中来访者多为正常人,可能不具有非常强烈的生理反应,行为也并没有很明显的异常,那么我们多用链式模型或者环路模型帮助来访者初步了解 CBT 的模式,针对某一个情境找出来访者自身的歪曲认知,并使之得到矫正发展。而如果心理治疗的患者大多确诊某项甚至多项的心理障碍或精神障碍,在使用 CBT 的时候就需要格外注意对方的生理反应和异常行为之间的关系,通过行为矫正强化合理认知,使患者的情绪、生理和行为都得到一定的改善,并且在治疗的过程中通常还会搭配精神科药物使用以取得更好的结果。

三、治疗流程

无论是在心理咨询还是心理治疗过程中,CBT 都有一整套系统的结构化的流程,不同咨询师和治疗师根据自己的个人习惯会略有调整,简要来说就是寻找来访者的不合理信念,以理性治疗非理性,用合理的信念代替不合理的信念,从而减少来访者的情绪和行为障碍。

1. 第一步:咨询会谈阶段完成个案概念化

与来访者或者患者的前几次会谈,需要尽可能地掌握来访者的个人资料和来访原因,形成治疗大纲,这是后续治疗的路线图,也是行动指南。个案概念化需要包括宏观个案概念化和微观个案概念化,面对初次会谈的来访者,除了使用心理量表和心理测试判断来访者人格特质,还需要掌握微观概念化的内容:

① 来访者当前的问题是什么? 是什么促使他来寻找心理咨询师的帮助?

② 来访者的问题需要具体的情境,在这个情境中的自动思维是什么?

③ 自动思维背后的含义,相关的情绪、行为和生理反应是什么?

通过上述的三个问题,建立情境—认知—情绪—行为的认知行为模型,形成对来访者初步的评估。在后续的 1～3 次会谈中完善宏观概念化的框架:

① 诱发因素:直接导致问题的生活事件或者想法。

② 易感因素:增加问题发生的可能性因素,包括生物学遗传、生命周期(青春期、更年期)、躯体症状、个人成长经历中的家庭环境、重大生活事件等。

③ 维持因素:导致问题持续存在或阻碍恢复的因素,包括压力、社会支持系统不完善、不成熟的应对方式、歪曲的认知等。

④ 保护因素:有利于问题解决的优势和长处。

在完成个案概念化的过程中,咨询师需要根据结果判断来访者的精神状态是否严重到需要去精神科门诊进行诊断,或者自己有没有能力和信心解决来访者的问题,是否需要转介给其他心理咨询师。一个完整的个案概念化或者案例解析并不会一成不变,在与来访者的联系逐步加深、对方愿意分享的内容越来越多以后,个案概念化会越来越丰富,有更多的资料作评估依据,作出的判断也更准确。这个过程最开始可能并不会很顺利,不同的治疗师对同一个来访者甚至会有不同的个案概念化,需要不断学习技巧与积累经验才能更好地应对不同的情况。

2. 第二步:在个案概念化的基础上与来访者一起制定咨询目标

通常心理咨询的 CBT 一个疗程在 6～10 次左右,一次 1 小时,一周 1 次。咨询师需要根据来访者问题的数量和严重程度,个人的动机意愿、生活规划等因素制定方案,和来访者共同商量疗程的时间、短期目标和长期目标。倘若来访者的经济或者时间不充裕,不能稳定进行长期多次的咨询,可以由来访者自己选择最困扰的某一个问题入手,和咨询师反复商定阶段性的小目标和咨询结束的大目标。咨询师并不是仅仅至少帮助来访者解决问题的人,随着咨询目标的达成、咨询关系的结束,咨询师也需要教会来访者如何独立处理问题,协助来访者将学到的知识运用到未来的生活中。咨询目标的确定包括以下几点:

① 短期目标可以由来访者整理问题列表,并根据对生活的影响程度进行排序,咨询师与来访者共同针对每个问题制定目标讨论并调整到双方都可接受,后续虽仍可以调整,但是不能频繁更改。

② 长期目标针对的是与来访者息息相关的现实问题,是咨询的终点,是来访者最终希望达到的结局。在设定长期目标时可以结合短期目标选择逐级目标,保证咨询的结构性和条理性,使来访者对目标的完成度更明确、自我认知更清晰。

③ 每次咨询都应该设立目标,谈话内容尽量不脱离本次主题,且在咨询时间控制范围内。咨询后家庭作业也可以属于目标内容。

④ 所有的咨询目标都必须具体、量化,与来访者的能力平衡。

治疗计划与咨询目标的设定不是来访者一厢情愿,也不是咨询师主观决定,这是二者共同合作实现的过程,必须由双方同意且认可。当来访者接受计划和目标,心理咨询才真正开始。建立良好的咨询关系有利于提高咨询质量,激发来访者的参与动机。倘若在制定计划时发现咨询师与来访者不适配,则应及时止损。

3. 第三步:依据咨询目标选定适合来访者的方法和技术进行认知重建

CBT 结合了认知干预与行为干预两种技术,可用方法非常多,选择合适的方法和技术也是咨询师非常重要的能力。主要的流程包括:

① 识别:识别情境的自动思维、中间信念、核心信念等。常用方法有苏格拉底式提问、三栏表、箭头向下技术、思维记录表等。

② 评估:检验认知的准确性、有益性、可信程度、歪曲程度等。常用百分数标尺表示。

③ 矫正:用认知技术改变来访者思维图式,形成新的合理适应性想法。方法包括苏格拉底式提问、暴露疗法、证据检验、五栏表、认知演练、应对卡、行为激活等。

④ 训练:让来访者将咨询会谈中某个情境的认知改变内容应用到生活中的其他相似情境,主要通过布置家庭作业,在生活中进行识别—评估—矫正—适应性想法的反复训练。

认知重建需要咨询师与来访者共同努力,如果前期的识别不准确、评估不完善,可能会抓不住重要的核心思维,那后续即使矫正成功了也没有解决来访者的根本问题。而在矫正阶段没有找到可信度够高的替换用适应性思维,来访者没有足够的动力进行认知重建的反复训练和实践,也无法产生咨询效果。

若前面三步执行有效,能够按照期望达成咨询目标,那么咨询的最后阶段是进行巩固性会谈。CBT 除了能在咨询期间帮助来访者解决问题,更重要的是让来访者学会这项技能,可以在未来的生活中识别自动思维,改变不合理的核心信念,降低复发风险。在咨询后期需要确定复发的潜在因素,通过认知行为演练和想象暴露等方法帮助来访者在日常生活中可以更多地使用 CBT 技术。

四、常用技术

我们在认知重建阶段提到了很多 CBT 的技术和方法,这里挑选一些常用且好用的方法进行简单的介绍。

1. 苏格拉底式提问

苏格拉底认为,知识并不是由一个人灌输给另一个人的,而是人们本身就有但还没有意识到,我们要做的仅仅是帮助别人产生知识,这个过程就像产婆帮孕妇生孩子,所以苏格拉底式提问也叫产婆术。在咨询过程中即使咨询师已经有了思路,也并不直接以说教的方法告诉来访者,而是通过不断提问的方式引导来访者思考,参与到学习过程中,从而自己一步步地得出结论。苏格拉底式提问是 CBT 中最基础最常用的谈话技术,不仅在识别、评估、矫正认知的过程中有所涉及,在前期个案概念化时也经常使用,适用范围非常广泛。

苏格拉底式提问示例:

一位大二的女生,她感到自己没有价值,自我认同感很低,经常陷入消极的情绪中。以下是心理咨询师使用苏格拉底式提问的方式来进行心理咨询。

咨询师:你觉得自己没有价值,能具体解释一下这个感觉吗?

患者:我总是觉得自己不如别人聪明、漂亮,也没有什么特别的优点。

咨询师:这些想法让你感到什么样的情绪?

患者:我感到很沮丧和失落,觉得自己不值得被爱和关注。

咨询师:你觉得在什么情况下,你更容易出现这种情绪和想法?

患者:当我遇到挫折或比较自己和别人的优点时,这种消极情绪和想法就会更加强烈。

咨询师:你能回忆一下这种自我认同低的想法是在什么情况下开始的吗?

患者:我记得小时候我总是不如我的姐姐聪明、漂亮,家人也总是拿我和她比较,让我感到很失落。

咨询师:那么你小时候有没有做过什么来应对这种失落感?

患者:我经常试图避免和姐姐比较,或者试图让自己变得更有价值。但是这种做法并没有让我真正感到好起来。

咨询师:那么你希望通过改变自己的哪些方面来提高自我认同感呢?

患者:我想学会接受自己的优点和不足,并且不再那么关注别人的看法。但是我不知道该怎么做。

咨询师:那么我们可以制定一个计划来帮助你达到这个目标。首先,我们可以从认识自己的优点和不足开始。你能列出你的优点和不足吗?

患者:……(列举自己的优点和不足)。

咨询师:好的,你已经认识到了自己的优点和不足。接下来,我们可以一起制定一个计划来帮助你提高自我认同感。比如,你可以尝试每天做一些让自己感到自豪的事情,并记录下来。这样可以帮助你逐渐培养自信和积极的情绪。

通过以上对话,咨询师使用苏格拉底式提问的方式引导这位女生思考自己的问题,并逐渐找到解决问题的方法。这种提问方式可以帮助来访者自主地思考和探索自己的问题,并逐渐形成自己的解决策略,从而更好地应对消极情绪和低自我认同感的问题。

2. 箭头向下技术

箭头向下技术(downward arrow technique)是一种常用于 CBT 的技术,旨在识别和解构患者的核心信念或自动思维。通过一系列问题和探究,治疗师帮助患者深入了解其思维模式和潜在的不健康或不实际的信念。这有助于治疗师和患者一起找出并挑战那些可能导致情绪和行为问题的深层次信念。

操作时从表层比较具体的自动思维开始,逐步探索背后的中间信念,再探索更深层次的想法,直到发现核心信念。这个过程会使用一些有技巧的问话方法,问句前半部分是假设:"假如/如果……是真的/对的/会发生",后半部分是结果:"那意味着什么/会怎么样"。持续问,直到揭示一个或者多个重要的核心信念。中间信念多是假设"我应该/必须…""如果我不…,就会…"这类。核心信念是认知的根,会影响多个中间信念,一般是对自己、他人或者社会的绝对化要求和不合理认知。

箭头向下技术示例:

一位叫小倩的大学生感到极度焦虑,尤其是在考试期间,她对自己说:"如果我不能在这次考试中取得好成绩,我的未来就毁了。"

操作过程:

首个问题(起点):你为什么觉得未来会因为一次考试而毁掉?

小倩回应:因为成绩是我未来职业成功的关键。

箭头向下:你为什么认为好成绩是未来职业成功的唯一关键?

小倩回应:如果成绩不好,我可能不会找到一份好工作。

箭头向下:为什么你觉得只有好工作才能代表职业成功?

小倩回应:我从小就被教导,成功的人都有好工作和高收入。

箭头向下:高收入和好工作对你来说意味着什么?

小倩回应:这意味着我是一个有价值、有成就的人。

箭头向下:你为什么觉得只有通过高收入和好工作,你才是一个有价值和成就的人?

小倩回应:我不知道,我觉得社会总是这样评价人的。

经过这一系列的问题和探索,小倩可能认识到她的核心信念可能是"我必须通过社会认可的成功(如好工作和高收入)来证明自己的价值和成就"。一旦识别出这一不健康的信念,心理咨询师和小倩可以开始挑战和重新评估这一信念,以减轻她的考试焦虑。

3. 三栏表

三栏表常用于会谈中的资料收集、识别评估自动思维以及家庭作业布置,可以帮助咨询师进行初步的个案概念化,训练来访者在生活中寻找自动思维。

情境	自动化思维	情绪及其强度
a. 导致不良情绪的真实事件 b. 导致不良情绪的想法、记忆、画面 c. 不愉快的身体体验	a. 情绪出现时的自动化思维 b. 为自动化思维的相信程度评分(0～100)	a. 标明情绪 b. 为情绪程度评分(0～100)

4. 证据检验

在三栏表的基础上,将支持和反对自动思维的有效证据全部列出,然后进行可信度评估,使来访者自己发现原有的自动思维并不唯一可信,并提出替代性思维,使其与新发现的证据相一致。这是帮助来访者改变自动思维的一种强有力的方法。

5. 思维改变记录表(五栏表)

五栏表是认知矫正时进行记录和会谈的纸质资料,也被用于家庭作业在咨询过程中布置给来访者每周进行记录,阶段性进行反馈。可以帮助来访者认识自己的自动思维并进行替代,经常和证据检验一起使用。

情境	自动思维	情绪及强度	合理的反应	结果
a. 导致不良情绪的真实事件 b. 导致不良情绪的想法、记忆、画面,或不愉快的身体体验	a. 情绪出现时的自动化思维 b. 为自动化思维的相信程度评分(0～100)	a. 标明情绪 b. 为情绪程度评分(0～100)	a. 辨识认知谬误 b. 写下其他合理的自动思维 c. 为合理反应的相信程度评分(0～100)	a. 标示和评估接下来的情绪(0～100) b. 描述行为改变

6. 暴露训练

暴露训练属于行为疗法中非常重要的一种,常用的暴露训练包括现场暴露和想象暴露,因为想象暴露难以控制,实际操作中多以现场暴露为主。

现场暴露需要来访者先建立刺激等级表,对刺激引发的糟糕情绪体验进行打分,选择分数中等的刺激进行暴露体验。首次暴露应当作为一次诊疗性会谈的内容,由咨询师陪伴来访者进入能引发恐惧或者焦虑的刺激情境中并保持接触,提供心理教育,帮助来访者直面自己恐惧或者焦虑的源头刺激,体验情绪的自我消退过程,修正灾难化的认知。后续可以以家庭作业的形式安排来访者自行完成每天的重复暴露,直到糟糕的情绪体验得分降低,再尝试刺激等级表上分数更高的其他刺激进行暴露训练。

系统脱敏法也属于暴露疗法的一种,区别在于系统脱敏在暴露后增加了放松的指示,而暴露训练则是重在体验情绪的自主消退。

◇ 延伸阅读材料之一

系统脱敏法案例

系统脱敏法是最早应用的行为治疗方法之一,它通过诱导求治者缓慢地暴露出导致神经症焦虑、恐惧的情境,并通过心理的放松状态来对抗这种焦虑情绪,从而达到消除焦虑或恐惧的目的。系统脱敏法治疗心理问题的原理是建立在经典条件反射和操作条件反射的基础上,利用交互抑制的作用来达到治疗目的。交互抑制指的是当个体处于一种放松状态时,会表现出与焦虑状态完全相反的状态,例如在全身肌肉放松状态下的机体,各种生理生化反应指标,如呼吸、心率、血压、肌电、皮肤电等生理反应指标,都会表现出同焦虑状态下完全相反的状态。当某个刺激不会再引起求治者的焦虑或恐怖反应时,施治者便可向处于放松状态的求治者呈现另一个比前一个刺激略强一点的刺激。如果一个刺激经过多次反复的呈现没有再引起焦虑或恐怖反应,患者便不会再对该刺激感到焦虑或恐怖,治疗目的也就达到了。

如,有位患者害怕蜘蛛,有蜘蛛恐惧症。经过询问,患者对蜘蛛的恐惧可以分为 10 个由轻到重的等级:①看打印"蜘蛛"字样的卡片;②看一幅静止的蜘蛛图画;③看移动的蜘蛛画面;④观看园子里 5 米远的静态蜘蛛;⑤观看 2 米远蜘蛛的运动;⑥近看蜘蛛结网;⑦让小蜘蛛在戴手套的手上爬行;⑧让蜘蛛在裸手上爬行;⑨让大蜘蛛在裸手上爬行;⑩拿起大蜘蛛并让它向手臂上爬行。以下是针对蜘蛛恐惧症患者的详细治疗方案:

1. 建立恐惧等级：首先，与患者进行深入的交流，了解他们对蜘蛛的恐惧程度，并根据恐惧程度将恐惧等级从轻到重分为 10 个等级，从打印"蜘蛛"字样的卡片开始，到拿起大蜘蛛并让它向手臂上爬行结束。

2. 学会放松技巧：教给患者一些常用的放松技巧，例如深呼吸、渐进性肌肉放松、冥想等，让他能够在日常生活中随时使用这些技巧来缓解自己的紧张和焦虑。

3. 建立安全等级：从最不引起焦虑的情境开始，逐渐向患者呈现更高级别的恐惧情境。例如，从看一幅静止的蜘蛛图画开始，逐渐过渡到看移动的蜘蛛画面、观看园子里 5 米远的静态蜘蛛等。

4. 想象恐惧情境：让患者在放松的状态下，想象自己处于恐惧情境中。例如，让他们想象自己正观看一只蜘蛛在慢慢地爬行或者在结网等。让他们在想象中感受到蜘蛛的存在，但是不要求他们面对真实情境。

5. 给予积极反馈：在患者逐渐适应和接受更高级别的恐惧情境时，给予积极的反馈和鼓励，让他们感到自己的进步和成就。

6. 实际面对：最后，让患者逐渐面对实际情境中的恐惧和担忧。例如，如果他们害怕大蜘蛛，可以先从让小蜘蛛在戴手套的手上爬行开始，逐渐过渡到让蜘蛛在裸手上爬行、拿起大蜘蛛并让它向手臂上爬行等。需要注意的是，每个阶段都需要在专业人士的指导下进行，以确保患者的安全和舒适。

7. 放松训练：放松训练对于应对紧张、焦虑、气愤的情绪非常有用，可以帮助稳定情绪、恢复精神，常用的包括呼吸放松、肌肉放松和想象放松。当身体紧张度下降时，主观的焦虑体验通常也会下降。

呼吸放松用的腹式呼吸法常用于瑜伽和正念冥想中，是一种慢节律的呼吸，深呼气深吸气，增加氧气的吸入，可以激发副交感神经系统的活性。

肌肉放松通常是从身体的某一部位开始，将身体的肌肉先紧张再放松，如此反复将注意力放在身体的各个部位，最后达到全身放松的效果。

想象放松是放松训练的基础，也是实际操作中最常用的放松技术之一，且经常和其他技术结合使用。首先选择一个舒适的姿势坐下或者躺下，闭上双眼，通过腹式呼吸放松身体，让呼吸变慢，由咨询师进行言语性指导，想象一个让自己感到放松的情境，聚焦于身体的放松和内心的平静。可以辅助肌肉放松一起进行。

8.角色扮演:角色扮演是一个很重要的体验表达技术,多用于进行社会技能训练。来访者和咨询师分别扮演现实生活中的不同角色,呈现一个实际的情景。这种技术可以帮助来访者拓宽视角,体验不同角色的想法和感受,从而产生新的认知,还可以在情景演练中学习新的行为方式,提高问题解决的能力。

在团体认知行为疗法中还会有心理剧这种大型的活动,用舞台剧的方法帮助来访者去体验和表达,在这个交互的过程中学习不同的认知方式和行为方式。

9.认知演练与应对卡:来访者通过提前思考环境中的刺激和可能出现的自动思维,在一些卡片上写下用于帮助自己应对特定事件或者情绪的指导策略,当遇到这些类似情境时可以用作参考,帮助稳定情绪,应对事件。这种小卡片就是应对卡。当然时代的变化让手机壳、桌面屏保、备忘录、闹钟都可以产生类似的用途,只要能让自己在生活中可以随时看到这些指导和认知提示,就可以非常有效地帮助来访者进行认知重建。

◇ 延伸阅读材料之二

认知行为疗法心理咨询案例

一位母亲因为上高中的女儿早恋而焦虑不安,被人推荐来进行心理咨询。下面是运用认知行为疗法进行心理咨询的过程。

来访者:她从小都很听话,从来没有让我操过心,我以为这种事不会发生在我女儿身上,她怎么会早恋呢?这可太糟糕了!

咨询师:可以理解您的感受,这确实是一件会让父母忧心的事情。那么您这次来咨询的目的是什么呢?

来访者:我已经好几天没有睡好觉了,最近只要一想到女儿早恋的事情就又焦虑又担心,什么事都没心情做,想跟女儿聊聊又不知道怎么说,怕说多了跟女儿起冲突。怎么样才能帮我解决女儿早恋这件事?

咨询师:听起来您现在的生活已经受到了比较大的影响,心理咨询没有办法帮您解决女儿谈恋爱这种现实问题,但是可以帮助您解决情绪导致的生活,帮您更好地面对和处理这件事,您觉得可以么?

来访者:听起来好像也可以,那我要怎么做?

咨询师:我们接下来用的方法叫作认知行为疗法,学会了这个方法可以很好地帮助你调理自己的情绪。如果你愿意,那我们现在试一下?

来访者:好的。

咨询师:在介绍这个方法之前,我需要问您几个问题:您觉得是什么导致您睡不好觉、生活提不起劲呢?可以讲得具体一点。

来访者:因为很烦躁,一想到女儿早恋会影响学习、影响未来,不知道处理这件事会不会影响家庭关系,因此我就很担忧,想得多了就睡不着觉,有时候做梦醒了都是这个事。

咨询师:那您家里的其他人是怎么想的呢?

来访者:我老公不觉得有什么,他觉得高中谈恋爱也就是一时新鲜罢了,女儿自己有分寸的。男人真的是心大。

咨询师:那你老公的生活受到这件事影响了么?

来访者:没有,他本来就上班忙,经常出差加班,女儿从小都是我带的多。我上次跟他说了这件事,他还让我不要想太多。

咨询师:那么同样是女儿谈恋爱这件事,你和你老公有了完全不同的情绪体验,对生活的影响也不一样。你觉得是为什么呢?

来访者:……(思考)因为我和我老公不一样?

咨询师:哪里不一样呢?可以再具体一点。

来访者:想的不一样,是我想得多了么?

咨询师:你已经发现了:决定情绪的并不是女儿谈恋爱这件事本身,而是认知态度的不一样。你和你老公同样面对这件事,因为有不同的认知,所以有不同的体验。认知行为疗法就是从我们的认知入手,通过修正一些不合理的、导致我们生活不舒服的认知,从而改善情绪和行为。你认可这个方法么?

来访者:可以试一下吧。

咨询师:好的,那我们先试着填一下三栏表,自动化思维这一项是我们遇到事情最先出现的想法,它可以帮助我们更好地梳理自己的认知。

情境	自动化思维	情绪及其强度
a. 导致不良情绪的真实事件 b. 导致不良情绪的想法、记忆、画面 c. 不愉快的身体体验	a. 情绪出现时的自动化思维 b. 为自动化思维的相信程度评分(0~100)	a. 标明情绪 b. 为情绪程度评分(0~100)
发现女儿和男生一起周末出去玩,后来问了女儿,她确实在谈恋爱	女儿早恋会影响学习,高考会考不上重点大学 (70)	震惊(60) 害怕(60)
女儿周末出门	女儿又去和男生约会了(60)	焦虑(70) 担心(50)
和女儿一起吃饭	不知道怎么和女儿说,女儿可能会觉得我烦 (70)	焦虑(70)

咨询师:写得很好啊! 看你写的这三个情境中的自动化思维,你觉得哪一个是目前对你生活影响最大的? 我们可以先从这个入手。

来访者:第二个吧,我现在最怕的就是周末女儿跟我说她要出门。离周末越近,我越是心烦意乱。

咨询师:好的,那我还是先问一些问题,希望可以帮助你自己思考得出答案。首先你知道你的女儿每周末出门做什么吗?

来访者:她周六下午有钢琴班,上完课经常会去找同学玩。周日大多是在家写作业,如果有朋友约的话也会去图书馆一起写作业。

咨询师:那在你发现她谈恋爱之后,她的周末行程有变化么?

来访者:(思考)也没有很大变化。

咨询师:女儿在学校的朋友多么?

来访者:有几个玩得很好的闺蜜,经常一起吃饭、出去玩,有时候还会带回家来过夜。

咨询师:所以可以确定她周末出门一定是和男朋友约会去了么?

来访者:……(沉默)我没有问过,我只是这么觉得,毕竟之前就是我在周六晚上碰到那个男生送她回家才发现她在谈恋爱的。

咨询师:所以女儿周末也有可能是去图书馆写作业,也有可能是很多人一起出去玩,不是两个人约会。如果我们把自动思维修改成"女儿可能是和男生出门玩,也可能是和朋友去图书馆",这样你能接受么?

来访者:(点头)。

咨询师:如果按照这样思考,你的情绪会好一点么?

来访者:可能没那么担心了,但还是很焦虑。

咨询师:因为这只是表面的自动思维,治标不治本,我们要更深入地寻找你认知中的核心信念,通过改变核心信念可以更有效地改善你的情绪。接下来的问题需要你更多地剖析自己的认知,可能会有些困难,不过我相信你。你做好准备了么?

来访者:(点头)好的。

咨询师:假如你女儿真的周末和男朋友去约会了,那意味着什么?

来访者:……(思考)我女儿可能会受伤害。

咨询师:为什么会有这个结论呢?

来访者:……高中生的恋爱并不可靠,如果那个男生并不是真的喜欢她,只是想谈个恋爱玩玩,她性格比较弱,谈恋爱很吃亏。如果分手不愉快,我女儿会很受打击,还是在这么重要的学习时刻。

咨询师:嗯,也就是说,你觉得"如果女儿谈恋爱,她分手会受打击"这样么?

来访者:是的。

咨询师:那假如女儿真的谈恋爱后被分手,受到了很大的打击,又意味着什么?

来访者:……(思考)意味着什么呢?

咨询师:……(等待)

来访者:可能会影响她的学习成绩,影响她对人的信任?

咨询师:那假如女儿恋爱分手后备受打击,影响了她的学习和对人的信任,又意味着什么呢?

来访者:意味着……她会很失败,她会考不上好大学,没有朋友。

咨询师:那么假如就如你所说这样,你觉得这意味着什么?

来访者:……可能是我不够信任女儿吧,我觉得她没有能力解决这些问题。

> 咨询师：是的，你终于发现了，你的核心信念其实就是"女儿没有能力解决问题"，无论是恋爱问题还是学业问题。
>
> 来访者：……（沉默）
>
> 咨询师：那么你对这个信念的相信程度有多少呢？
>
> 来访者：可能 50%～60%左右吧，女儿的性格可能确实不是很强，但是她也有自己能做到的很多事情。
>
> 咨询师：嗯，你自己也已经有所察觉了。这次的咨询也要结束了，我布置一个小小的家庭作业，你可以在接下来一周的时间里，将你觉得女儿做得好、有能力的地方和做得不好、缺乏能力的地方都记录下来，下一次我们的咨询再来讨论这一点。
>
> 来访者：好的，咨询师再见。

（李孝明）

第二节 精神动力学治疗

精神动力学理论又叫精神分析理论，是由奥地利精神科医生弗洛伊德于 19 世纪末、20 世纪初创立。精神分析理论被称为现代心理学的第一势力，是现代心理学的奠基石。它的影响远不是仅局限于临床心理学领域，对于整个心理科学乃至西方政治、军事及艺术等领域均有深远的影响。该理论提出，人的行为动机源于强大的内在驱力，如性本能等，认为成人心理障碍的根本原因是童年经历心理创伤。心理工作者需要做的是帮助来访者找到并发现童年期的心理创伤和冲突并加以处理。精神分析理论按照发展阶段分为以弗洛伊德创立的经典精神分析理论和以荣格、拉康的心理学家重新阐释的新精神分析理论。本章重点讨论弗洛伊德创立的经典精神分析理论。

一、基本理论

1. 潜意识理论

弗洛伊德将人的心理活动分出潜意识、前意识和意识等三个层次，具体为：

潜意识：指人的原始冲动、各种本能以及后天被压抑的欲望。潜意识具有强大的能量，是人日常行为活动的内驱力，决定或影响着人的外在行为。

前意识：前意识介于潜意识和意识之间，指潜意识中那些能被召回的部分或能被人回忆起来的经验，担负着"检查官"或"守门员"的角色，防范和阻止潜意识的本能和欲望随便进入人的意识。

意识：意识调节着人的主观思维、有意识的行为等心理现象，是人直接与感知有关的心理部分，意识还担负着压抑人心理中先天的原始本能和欲望。

弗洛伊德认为心理障碍的原因是潜意识的矛盾冲突，他将人的意识比作冰山，又称为"冰山理论"。浮在海平面上的冰山部分相当于人的意识，处于海面下看不到的冰山部分相当于人的潜意识，处在水平面上时隐时现的冰山部分相当于前意识。海平面以下的冰山部分较大，人的心理活动大部分是受潜意识影响的。

2. 人格结构理论

人格是由本我、自我和超我三部分构成。

本我：又称伊底、原我，是人格中最原始的部分，存在于潜意识深处，代表人的本能冲动，主要包括性本能和攻击本能，其中性本能的冲动被称为力比多，对一个人的人格发展尤为重要。本我遵循着"快乐原则"。

自我：是人格中最重要的部分，是现实化了的本我。自我的一部分是意识的，也有一部分处于潜意识水平。从潜意识水平来说，自我是本我或内驱力的执行者，但从现实层面来说，自我是现实生活的承担者，活动遵循现实原则。自我处在本我与超我之间，既要满足本我的需要但又要满足超我的道德和良知的要求，常处于矛盾和冲突中。自我是否对环境有良好适应，体现着心理健康的水平，是判断一个人人格水平是否真正成熟的重要标志。

超我：重点指一个人的良心与道德，具有良知和理性等含义，大部分属于意识的。超我是社会规范、道德观念等在一个人的长期社会生活过程中不断内化而成的，往往对人的行为进行监督管制，使人格不断达到社会要求的完善程度。超我遵循"至善原则"。

弗洛伊德认为，对个人而言，一旦超我形成后，自我就要同时协调本我、超我，以适应现实的要求，因此，分析人的一切心理活动就要从人格动力关系，尤其从本我、自我和超我三者之间的关系中得以阐明分析。弗洛伊德还认为本我、自我和超我三者之间的相互关系构成人的复杂的人格动力结构，一个人要保持正常的心理状态,就必须维持本我、自我和超我这三种力量的平衡。

3. 性心理发展理论

精神动力理论认为,在性本能驱力和环境的影响下,人的心理常常经历了五个发展阶段,形成了一些与各阶段相关的心理特点。具体如下:

口唇期:0～1 岁。此阶段人的口和口腔黏膜往往构成了满足欲望以及进行交流的最重要的身体部位。母亲与婴儿建立起的安全的母子依恋,对幼儿最初的信赖感、安全感形成非常重要。

肛门期:约 2～4 岁。此阶段婴儿的肛门和膀胱括约肌的锻炼使用,是对权利和意愿的一种躯体表达方式。通过与父母关于定时、定点大小便的斗争,婴儿逐渐发展和培养自身的灵活性、独立性和自主性。此阶段如果心理需求不能充分满足,长大成年后就会可能出现洁癖、刻板、施虐和受虐、过分注意细节、嗜好收集和储藏、强迫、权力欲强等人格特点。

生殖器期:又称性器期、性蕾期,约 4～6 岁。此阶段来自躯体的性冲动为"婴儿的性"。弗洛伊德认为生殖器期男孩会幻想担心父亲要阉割他,会产生阉割焦虑;女孩则潜意识地感到来自母亲的焦虑和威胁,比如害怕母亲约束她的乳房等。为了解决这种内心冲突,男孩和女孩只好认同父亲和母亲,在心理上进入潜伏期阶段。

潜伏期:约 6～10 岁。此阶段儿童的性心理活动相对进入一段安静的时期,对外界的好奇心和学校的学习、同伴的交往等外界的日常活动日益增加。

生殖期:10～20 岁:此阶段青少年的躯体和性发育成熟,与原生家庭客体逐渐产生心理社会性分离,并建立家庭外的亲密客体关系,认知功能继续得以发展,个性也已初步形成,并与文化和社会价值观进行同化和适应。

4. 释梦理论

弗洛伊德认为人的梦的形成不是偶然形成的联想,而是欲望的满足。在睡眠时,超我的监督管制松懈,潜意识中的欲望会绕过检查,以伪装的方式,伺机闯入意识而形成梦。因此,精神分析认为梦是一个人对清醒时被压抑到潜意识中的欲望的一种委婉表达,是通向潜意识的一条秘密通道。心理治疗师可以通过对梦的分析来窥见人的内部心理,探究其潜意识中的欲望和冲突。临床上,通过释梦可以治疗神经症患者。

5. 防御机制理论

防御是精神动力理论中的一个重要概念,在精神分析理论的人格结构中它属于自我的功能。当自我觉察到来自本我的冲动但又受到超我监控时,自我就会体验到一定的焦虑。为降低焦虑,自我就会尝试用一定的策略来应对,这个过程就是自我防御,或称防御机制。防御机制是一个人自我用来驱赶意识到的冲动、内驱力、欲望和想法等,它们主要是针对能引起个体焦虑的性欲望和攻击性,常在潜意识状态下使用。主要有如下几种方式:压抑、否定、退行、反向、合理化、升华、转移、投射等。

压抑:压抑是防御机制中最基本的方法。此机制是指个体将一些自我所不能接受痛苦的经历、受到的伤害和不能控制的冲动等,在不知不觉中从个体的意识中有意排除抑制到潜意识里去。例如,我们常说:"太可怕了,我不想这件事""永远不要再提这个人"等。

否定:否定是一个人最常用的防御机制,一种比较原始而简单的防卫手段,其方法是借着主动扭曲个体在创伤情境下的想法、情感及感觉来逃避心理上的痛苦,或将不愉快的事件和经历"否定",当作它根本没有发生,来获取心理上暂时的安慰。例如,许多人面对绝症或亲人的死亡,常会本能地说"这不可能,医生您是不是搞错了?"等。

退行:是指个体表现出其年龄所不应有之幼稚行为反应,常出现在个人遭遇重大的打击或挫折时,是一种反成熟的倒退现象。例如,一直表现良好的儿童,因父母生了弟弟或妹妹后,表现出好哭闹、胆小甚至需要父母喂饭才吃等极端依赖等婴幼儿时期的行为。

反向:指个体出现不为自己的意识或社会所接受的欲望和动机时,害怕自己会落实到行动上,故意将其压抑至潜意识,再以相反的行为表现出来。如:一位根本不喜欢丈夫前妻所生之子的妻子,担心遭人非议,故意对丈夫前妻之子过分溺爱,甚至满足其一些不合理的需求来表示自己很爱他。

合理化:指是个体用似乎合理的解释来为自己难以接受的想法、情感、行为和动机进行辩护,以使其可以接受。例如,人们常见的酸葡萄心理以及甜柠檬心理等。

升华:指个体将一些本能的行动如性欲、攻击等内驱力转移到一些自己或社会所接纳的范围时,进而达到内心平衡。例如,失恋的女大学生,想通过拿奖学金来忘记失恋带来的痛苦,开始认真学习。

转移:指个体把原先对某些对象的情感、欲望或态度,因某种原因不易发泄,为减轻自己心理上的焦虑,转换到另外一个个体认为较安全又能为自己所接受的对象身上。例如,丈夫因受了妻子的气,找了个理由把自己女儿也骂了一下。

投射:指把自己的性格、态度、动机或欲望等转移到别人身上,觉得别人也是这么认为的。精神分析学者认为投射是个体自我对抗超我时,为减除内心罪恶感所使用的一种防卫方式。例如,某学生上课迟到,自己觉得是身体不好,该生觉得老师也应该这样认为。

二、常用技术

1. 自由联想

自由联想是精神分析疗法中一项关键的技术,指精神分析治疗师让来访者处于放松状态后,呈现一个刺激(一般为词或图片),以听觉或视觉方式呈现后,要求来访者不做任何有意识加工,说出他/她头脑中浮现的词或事实或者所思所想等。

具体做法:让来访者在一个比较安静与光线适当的房间内,躺在沙发床(弗洛伊德椅)上随意进行联想。治疗师要让来访者打消一切顾虑,想到什么就讲什么,并保证对谈话内容为他保密。治疗师一般坐在来访者身后,倾听他的讲话,自由联想时要以来访者为主,治疗师不随意打断他的话,必要时,治疗师可以进行适当引导。当来访者难为情或怕人们感到荒谬奇怪而有意加以修改联想内容时,治疗师要鼓励来访者按原始的想法讲出来,越是来访者荒唐或不好意思讲出来的东西,越有可能对治疗方面价值最大。治疗过程中,一般治疗师鼓励来访者回忆从童年起所遭遇到的精神创伤与挫折,从中发现那些与病情有关的心理社会因素。

自由联想法的最终目的是探索发掘导致来访者致病的且压抑在潜意识内的矛盾冲突,通过自由联想把压抑在潜意识里的矛盾冲突带到意识域,使来访者对此有所领悟,并重新建立现实性的健康心理。

临床应用:自由联想一般在治疗准备阶段完成之后不久就开始了,自由联想法的疗程颇长,事先应向来访者说明并取得较好的合作。自由联想一般要进行几十次,持续时间约几个月或半年以上,每周1～2次。治疗师要告诉来访者不能只进行几次治疗就完全解决问题,让来访者要有思想准备。在治疗过程中,可能会发生阻抗、移情或反复等现象,需要鼓励病人坚持信心,配合治疗师一起工作,达到彻底解决其心理症结而痊愈的目的。临床多用于心身性疾病患者,以及各类神经症、心因性精神障碍等患者,但不适用于发病期的精神分裂症、双相情感性精神障碍与偏执性精神病等患者。

2. 移情与反移情分析

移情,是精神分析治疗中经常出现的现象,指来访者把对父母或对过去生活经历中某个重要人物的情感或态度转移到了治疗师身上,并相应地对治疗师作出情感反应的过程。发生移情时,治疗师往往会成为来访者某种情绪体验的替代对象。

移情可分为正移情和负移情两类。正移情是指来访者把治疗师当作以往生活中某个重要人物,该人物往往对来访者产生了重大影响,如亲爱的父母、尊敬的师长或领导等,他们逐渐对治疗师发生了浓厚的兴趣和强烈的感情,表现为对治疗师十分友好、敬仰、爱慕,甚至对异性咨询师表现出性爱的成分;负移情则反之,指来访者把治疗师视为过去经历中某个给他带来挫折、不快、痛苦或压抑的对象,在治疗情境中,来访者把原有的不愉快情绪与体验转移到了治疗师身上,从而在行动上表现出不满、拒绝、敌对、被动甚至抵抗等不配合表现。

治疗过程中出现移情是心理治疗过程中的正常现象,治疗师要正确认识移情并合理利用,为达到治疗效果,尽早治愈患者服务。透过移情,我们可以更好地认识患者,可以帮助患者来宣泄内心的正面情绪或负面情绪,引导对方领悟。比如,可以分析来访者为什么会对自己或自己的言行反感,或者有特殊的好感,"我感觉你好像不太喜欢我刚才的说话的方式……""能否告诉我,为什么你喜欢我?喜欢我什么呢?"如果来访者对异性治疗师产生正移情,治疗师不必害怕,应当明确告诉来访者,正移情是心理治疗过程中经常出现的现象,不能等同于现实中正常的、健康的爱。治疗师要有策略地不要伤害来访者的自尊心的同时,果断地让来访者知道咨询师明确、坚决的态度,不能犹犹豫豫,要及早发现,采取明确态度进行处理,将其引向正常的治疗关系上来,必要时要进行转介。至于别有用心地利用来访者的不健康心态下的感情以图达到某种目的,是一种严重违反心理治疗职业道德的行为。

3. 梦的解析

弗洛伊德把梦分为显梦和隐梦两类,显梦是指来访者直接把个人经历的梦说出来而未经分析;隐梦是指来访者经历的梦,其背后隐含的意义由分析联想得到。梦的解析就是治疗师和来访者一起通过分析梦中的内容来挖掘患者被压抑在潜意识中的冲动和欲望。治疗时,治疗师协助来访者对梦境中出现的内容进行回忆、分和、诠释,由显梦回到隐梦,从而找出来访者潜意识中的问题,发掘患者致病情结或矛盾冲突,加以引导领悟,来治愈患者的方法。

4. 阻抗分析

阻抗也是心理治疗过程中常见的现象,其本质上是人对于心理治疗过程中自我暴露与自我变化的抵抗,往往表现为人们对于某种焦虑情绪的回避,或对某种痛苦经历的否认,原因是来访者不愿意面对痛苦经历、负面情绪和已经习惯的行为模式。

克服阻抗是治疗过程中很重要的环节,往往是动态的克服过程,一个阻抗解决了,新的阻抗又产生了。对待阻抗,治疗师要学会识别和处理。首先,要识别阻抗的表现形式,包括:①讲话程度上的阻抗,以沉默最为突出,还常见沉默、寡语和赘言等;②讲话内容上的阻抗,多见探讨理论、发泄情绪、岔开话题、谈论小事和假提问题等;③讲话方式上的阻抗,常见的有健忘、顺从、控制话题和心理外归因等;④ 治疗关系上的阻抗,最突出的表现有不认真履行心理治疗的安排、诱惑治疗师以及请客、送礼等。其次,要善于应对治疗过程中的阻抗,包括:构建良好信任的治疗关系,解除来访者的戒备心理;尊重来访者,切实做到以来访者为中心,确保其治疗过程中利益最大化,正确地对来访者的情况进行诊断和分析等。

三、治疗过程

精神动力学治疗有四个基本阶段:评估阶段、引入阶段、中间阶段、结束阶段。

1. 评估阶段

一般情况下,精神分析评估阶段持续 1~4 次。总的来说,评估阶段有两大任务——建立治疗关系、评估来访者状态。

建立治疗关系:治疗关系的质量是影响疗效的核心要素。建立治疗关系,可以从帮助来访者建立安全感和进行心理教育这两个方面入手。来访者的安全感问题是心理治疗中首要关注的问题。首先是生理安全,对于严重创伤来访者、有自杀危险的严重抑郁来访者等,治疗师首先要建立必要的生理上的安全感,否则没办法提供心理上的帮助;其次是情绪上的安全,治疗师首先要强调保密性,确保来访者知道他们和治疗师的谈话是保密的,这是令他们感到安全的关键。

必要时进行心理教育。一些来访者对心理治疗存在一些误区,比如希望治疗要解决他们面临的实际问题,如孩子怎么样能上学、是离婚还是不离婚等;有些人则想当然地认为治疗师要解决他们面临的不适症状,如头痛、失眠等。因此,作为精神分析的治疗师,应进行心理教育的第一步——向来访者解释什么是心理治疗、什么是精神分析治疗,以帮助来访者适应。其次,要签订治疗合约,内容主要包括治疗时间、费用、保密等诸多和设置有关的内容。

评估来访者状态:评估来访者的状态主要涉及对来访者"病"的评估、对来访者"人"的评估和对来访者心理功能的评估。对来访者"病"的评估会帮助治疗师决定其需要的是精神分析治疗还是其他类型的治疗。对来访者"人"的评估就是通过心理动力学倾听,对来访者作出心理动力学方面的评估,也就是对来访者作出个案概念化。对来访者心理功能的评估,包括评估来访者的观察性自我的能力,以及来访者对自我功能的评估,包括来访者自身的情感和焦虑,准确地认识现实、控制冲动和延迟满足的能力等。

2. 引入阶段

完成评估阶段的工作后,就可以开始进入治疗阶段了。在这一阶段,治疗师有以下几项主要任务:第一,再次解释精神分析治疗的大致过程。开始治疗阶段仍要让来访者了解什么是精神分析治疗,以及精神分析治疗产生疗效的原因。比如,通过移情,来访者会在当前的治疗关系中重新体验过去的创伤和痛苦,进而通过治疗师的引导,促使来访者领悟,达到治疗目的。第二,保持节制,让来访者自由联想。治疗师要鼓励来访者尽可能不加任何干扰地自由联想,对来访者自由联想过程中表达出来的谈话内容,治疗师不评判,尽可能引导让来访者多说、多表达。第三,处理来访者在开始治疗阶段的失望。在开始治疗阶段,来访者会对治疗有失望感,治疗师利用这一现象促进来访者去理解治疗是怎样把过去的感受带到意识中来的。第四,让来访者理解移情、防御和阻抗的概念。移情是精神分析治疗开展工作的核心,同时,治疗师要细心地观察来访者的防御机制,并在恰当的时机与来访者分享他的观察。在理解阻抗如何运作的过程中,治疗师有必要共情地倾听来访者的想法和感受,并与来访者一起在深层次上去理解它们。第五,运用梦进行工作。用梦来工作时,治疗师采用自由联想技术,以开启来访者隔绝于意识之外的压抑,由此揭示隐梦的含义。

3. 中间阶段

精神动力学治疗的中期,就是对阻抗和移情的修通过程。广义上的阻抗指来访者对抗心理治疗工作的所有力量。从来访者的角度讲,阻抗有它存在的理由,因此需要尊重阻抗的存在。治疗师先让来访者意识到他在阻抗,再和来访者一起去寻找产生阻抗的原因和解除阻抗的方法,以发现产生阻抗的无意识冲突。

移情使来访者回忆起已经忘却的事情,这些事情是潜意识的而且是心理痛苦的根源。通过移情可以在治疗室中生动展现来访者的困难问题,并且可以在现实存在的、有意义的环境中深层次地检验它们。来访者会对既往经历形成新的认识和看法,理解并明白这些经历为什么会在此时此地重现的。因此,发展移情和理解移情是治疗师最重要的工具之一。发展移情指的是确保治疗关系建立的基础上,使来访者能依据过往经历和自身需要,最大限度地形成不同形式和不同强度的移情反应。理论移情指移情为来访者提供了一个相对能自我理解和修通来访者童年或过去重要生活经历的机会。治疗师协助来访者将原本在潜意识中的这些愿望和冲动带入其意识,然后帮助来访者识别、理解和掌控它们,进而来访者领悟到潜意识中的愿望和冲动不再像童年期那样势不可挡了,此过程称为修通。精神分析治疗的目的是让来访者学会在治疗结束后进行自我探索,以便解决以后会出现的心理困难。但移情充分展开并被仔细地探索后,来访者才最有可能成功地维系幸福感和掌控感。

4. 结束阶段

这一阶段重点探讨结束的标准和结束的任务。

(1) 结束的标准:经过治疗一段时间后,治疗师如果观察到有下列情况,使来访者越来越多地意识到自己内在的力量和冲突的解决,治疗师就可以和来访者探讨结束治疗的话题。具体包括:来访者体会到从心理痛苦中得到了极大解脱,这种解脱对治疗双方都是显而易见的;来访者内部的冲突以及表现的症状都得到缓解,由此也会在行为上出现持久的改变;即便有些症状没有完全消失,来访者也会体验到它们像外来物,不再与之相容;来访者能够理解在生活中他是如何走到了现在的样子,理解了自己的特征性防御;来访者能够在治疗过程中认识发现并理解他的移情反应,同时能在不同的情境中适时准确地识别移情;对识别出的移情进行自我探索,并将自我探索作为一种解决其内部冲突的方法,进而促进问题的解决,引导其成长。

（2）结束的任务：包括来访者的任务以及治疗师和来访者共同的任务。

来访者的任务包括：首先,回顾治疗。来访者回顾治疗时,要重新考虑自己的病史和冲突,并总结所学到的东西。其次,体验与掌控分离和丧失。在结束阶段,来访者体验到了分离和丧失,这种体验就会转变为成长的机遇。第三,重新体验和掌控移情。来访者通常会出现症状的反复并再次出现与治疗师互动中曾有过的移情模式,这是来访者练习新掌握的技能和知识的机会。第四,开始自我探索。来访者开始接替治疗师的功能,不断运用更深层次的自我探索来解决现在已经熟知的而且被充分理解的内部冲突。

治疗师和来访者共同的任务包括：首先,处理结束阶段的失望。失望是结束治疗的体验中很重要的一个方面,治疗师和来访者都会体验到,但是,来访者和治疗师必须清楚什么是永远无法做到的事情,在结束治疗的时候,治疗师要留心自己的心理过程,以便为来访者提供最好的服务。其次,讨论未来心理治疗的可能性和对未来的计划。在结束治疗阶段,治疗师需要富有技巧地、支持性地讨论治疗的局限性,从而让来访者能够现实地面对未来。针对来访者可能求助不同的治疗师时,治疗师可以采取支持性的、长期的、非教条性的以及关怀的态度,并最大限度地增加来访者参与治疗的可能性。

（郑爱明）

第三节　人本主义心理治疗

一、概述

1. 人本主义心理学

人本主义心理学(humanistic psychology)是一种发掘人的潜能、强调人自我实现倾向的"人性本善"论的心理学流派；它以存在主义理论为基础,以罗杰斯、马斯洛为代表人物；它是继行为主义理论和精神分析理论后兴起的心理学学派；在心理治疗、学校教育、社会组织中起重要作用,在现代心理学体系中占据重要地位。

2. 人本主义心理治疗

人本主义心理治疗(humanistic psychotherapy)是指在人本主义心理学的指导下,发掘出的心理治疗策略和方法;它从人的角度出发看待世界、总结心理疾病的规律,实现对病人或受访者心理健康的干预和指导,并将人本主义心理学的理论进一步推广至社会问题和人伦哲理等更多的领域。

二、基本理论

1. 马斯洛的需要与自我实现理论

亚伯拉罕·马斯洛(Abraham Maslow)提出的自我实现理论是人本主义心理学的重要理论分支,他认为驱使人做出行为的是人的内心需要,这是一种类似于本能的存在,它位于人的需要层次的最高层,当低层次的需要已经被满足时才会触发;这种需要也被称为成长性需要,因此具有不断激发潜能、不断实现超越的特性,这一过程也是自我实现的过程,其最终目标导向完美人格的塑造。马斯洛同样指出,人的成长性需要得到满足可以促进心理的健康状态,反之则会感到空虚、无意义,严重时会让人陷入恐怖、忧郁的状态。

2. 罗杰斯的以人为中心理论

卡尔·兰塞姆·罗杰斯(Carl Ransom Rogers)认为人天然具有对自我实现的想法和动力,这种天性不止于原始的欲望,即会不断探索突破自我;人本质是善良诚实的,其中的某些"恶"是对外界防御的结果。当环境合适时,人可以自主地了解自己、控制自己、调整自己。罗杰斯将自我分为主体自我(机体经验)和客体自我(自我概念),两者不一致时会带来矛盾和不协调的状态,以至于出现一系列焦虑、忧郁、恐惧不安等问题。

3. 存在-人本主义心理论

罗洛·梅(Rollo May)是存在主义的代表人物,他认为要将现实看作人生中最有意义的事,现实存在指导人认识世界、认识自我。另一位心理学家布根塔尔(Bugental)在罗洛·梅的影响下提出现象学和存在主义可以补充人本主义心理学,即"最真实的存在主义是人本主义的,最健康的人本主义是存在主义的",他也提出一些概念——本真(对自己真实自我的体验)、在场(全部的方面都在治疗的情境中),而这些理论和概念也恰恰是人本主义心理治疗中常常依仗或运用的内容。

三、操作方法

1. 基本原则及特点

认可被珍视的治疗关系,强调整合的治疗策略:良性的治疗关系是人本主义心理治疗的基础。治疗者需要努力塑造真诚、共情且让受访者的情感需求被重视的治疗关系,在情感上获得对方的认可后再逐步进入其精神世界。另外,在制定治疗策略时,有意识地将受访者的需求整合归纳,从其叙述的内容中找到被忽略的感受,并合理地引导受访者重塑对自我的认知。

由受访者主导治疗过程,注重治疗中受访者的体验:受访者更了解自身的情况,治疗者更擅长把控治疗节奏,因此由受访者主导治疗进程,自由地探索自我;再通过治疗者的干预和引导,营造一个有益于受访者表达自我的治疗环境,给予受访者持续、良好的治疗体验。由此两方相互促进,使治疗效果最大化。

重视人的主观经验世界,反对控制的说教的治疗:主观经验世界是一个人真正的现实,当治疗者以自负的心态,控制性、说教性地对待治疗,则会停留在看病的阶段,无法深入了解受访者的"现实",也就无法实现真正的治疗。

2. 具体治疗方法

以"人为中心"心理疗法:以"人为中心"心理疗法来源于罗杰斯的人本主义心理学理论。首先要求治疗过程中治疗者和受访者双方可以建立一种安全、自由的关系,即要求治疗者能真诚地对待受访者,始终对受访者的表述和举止给予积极关注的态度,设身处地地感受受访者的困扰和问题。其次,治疗中强调引导受访者自己通过描述的过程体验自身的情绪状态,发现解决问题的方法,找到真正的自我,最后自己做出选择和决定,治疗者只是助手、引导人或提供帮助和支持的角色。总而言之,以"人为中心"心理疗法的独特之处是在于通过双方之间的理解和真诚的氛围,而非治疗者的诊断和评价,使受访者自主地做出积极有益的改变或选择。

身体疗法:身体治疗是经验心理治疗的一个分支,其早期探索者威廉·赖希(Wilhelm Reich)认为身体中有正常流动的能量,身体的创伤会导致能量的流动受到阻碍,从而影响人的心理健康,因此他建议在心理治疗的过程中需要关注这些阻碍,并且积极地使用他们的身体。玛格丽·玛勒(Margaret S. Mahler)也提出身体和心理是不可分离的,生理的需要和内在的潜能都是身体的一部分。身体治疗技术在20世纪80年代有了较大的进步,例如身体触摸、自然呼吸和声音变动等技术,最新的治疗方法包括生物能量治疗、生物放松法等。

心理剧:心理剧是由莫雷诺(Moreno)开创并推广运用的一种治疗技术,通过这种方式把无法用言语表述的内容自由地表达出来,从而发现问题的根源、认识到自身的潜能。心理剧的基本形式是角色扮演,包括主持人、主角、助理自我(配角)、治疗小组其他成员(观众)。主角为受访者扮演,他从角色活动的过程中学习感受并得到疏解。心理剧的主要技术方法有:角色扮演、交换,重现和多维重现,独白,镜像以及电视等。心理剧实施分为初期(现场心理剧)和第二期(剧院心理剧),前者是非针对性治疗,明确受访者有关后续的治疗的目的和准备需要;后者即针对性的治疗,在经过特殊设计的专攻心理治疗的剧院中进行。心理剧对心理治疗产生了深远的影响,由此衍生出包括固定角色疗法、人格构成疗法、短程心理疗法、心理想象疗法等多种心理治疗方法。

原始整合心理疗法和心理综合疗法:这两种心理疗法都是以精神分析理论为基础发展演化而来的。原始整合疗法认为神经症的根源是早期生活的创伤,在心理层面倒退到引发创伤的时候,通过精神宣泄的体验(未被意识到的感受)来实现心理治疗;它强调身体、思想、精神和情感的统一,旨在把真实的自我与意识联系,从而影响人的心理健康和生活状态,因此原始整合疗法同时也具有人本主义心理学的倾向。心理综合疗法是一种通过幻想进行心理治疗的方法,这种幻想是指发现人的某种子自我(人格);罗伯特·阿萨乔利使用蛋型图具象地描述人的意识层面,图中"超个人自我"这一概念包含了人的最积极向上最有建设性的人格,因此对超个人自我的探讨也是整个治疗中最高的目标,其中对自我的发掘和对人格的确立与人本主义心理学的理论有共同之处。技术上,心理综合疗法应用了多种治疗方法,这些方法是与人格理论或自我认知相关,但不变的是对于子自我或子人格这一理论的认同;原始整合疗法是在信息表述、绘画、药物等技术方法的引导下,使受访者回到创伤的情境中。需要注意的是,过程中受访者会接触到不同层面的潜意识,其中积极与消极并存,治疗者需要重视这一点。

格式塔疗法:格式塔疗法由伯尔斯(Friedrich. S. Perls)创立,以格式塔心理学和精神分析学为基础,旨在通过对自身状态的体会判断,来觉察到可能存在的问题和疾病。这是一种自我修正、自我反思的治疗方法。格式塔疗法包含九项原则,其基本原理可以概括为:活在当下、面向实际,停止猜想、停止思考,学会感受、学会接受、承认自我、承担责任,不盲目判断、不盲目崇拜。格式塔疗法的治疗阶段包括表达鉴别、肯定选择以及整合;其治疗技巧有夸张、反推、揭露、空椅技术、想象与梦等。

情绪聚焦疗法:情绪聚焦疗法是由苏珊·强森(Sue Johnson)和格林伯格(L. S. Greenberg)共同探索发展的心理治疗技术,常用于伴侣和亲子关系之间。情绪聚焦疗法关注问题双方的互动模式、情绪状态以及人际关系的本质,通常包括三阶段九步骤的操作模式:第一阶段为减低恶性循环的冲突,具体步骤有找到问题根源、找出负向互动循环、接触深层情绪;第二阶段为改变互动位置,重新建立连结,即用新的方式表达感受和需求,再以此建立新的关系和连结;第三阶段为巩固阶段,即巩固新的相处模式,并以此解决原有的问题。

沟通分析疗法:沟通分析疗法是沟通分析理论在心理治疗与心理咨询领域的应用,旨在通过对人际关系的分析促进人的改变和成长。按照理论框架划分,沟通分析包括结构分析(以自我为基础)、交互作用分析(互补式交互、交错式交互、隐藏式交互)、游戏分析(针对隐藏式交互作用导致的结果)以及脚本分析(个体人生脚本)。沟通分析在临床应用的优势在于其逻辑清晰、容易了解,另外其开放性也有益于与其他心理治疗理论和技术相融合。

存在分析疗法:路德维希·宾斯万格(Ludwig Binswanger)结合了精神分析和存在主义的理论,创造了带有整合特点和人本主义倾向的"存在分析"的治疗方法;其主旨在于现实存在是最有意义也最真实的一种认识自我和感受外部世界的方式,这是人生的意义和价值的根本。存在分析疗法的治疗技术有对话交流技术,治疗者走进受访者内心,通过双方之间的平等真诚的交流,引导其建立认识自我和世界的信心。这与罗杰斯治疗技术的有相似之处,但此处更强调"关系"的建立与维系,而非受访者的自我认知。另外还有工作治疗技术,比如园艺、健身、装订书本以及一系列农业生产活动,这项技术需要和身体治疗等技术结合,其目标就是让受访者重新建立自我概念,真正接纳现实生活。最后从存在论的角度出发,借用精神分析的整合式治疗技术,强调"在世之在",旨在拓宽其个人世界的概念和范围,融入现实世界,使之回到真实的生活状态。

意义疗法:意义疗法是由维克多·弗兰克尔(Viktor Emil Frankl)创立的以精神分析和存在主义理论为基础,以意志自由、意义意志、生命意义为理论假设,并且带有人本主义色彩的心理治疗方法。弗兰克尔认为每个人的生命都是有意义的,治疗者需要向受访者展现这一点,并帮助和指导受访者去探索其要完成的生命的意义。意义疗法的具体方法包括去反省法、矛盾意向法、意义分析法。去反省法是将注意力转移至事件本身;矛盾意向法是帮助受访者跳出焦虑的恶性循环;意义分析法即发现生命的意义的一种技术。通过这些手段和方法,来治疗受访者的神经症和心理健康问题;通过发掘生命的意义,使其能够更加乐观积极地面对生活。

(徐治)

第四节 人际心理治疗

一、概述

人际心理治疗(interpersonal psychotherapy,IPT)是一种短程、限时、具有大量循证医学支持的心理疗法,它强调情绪问题和人际关系(如角色转换、人际冲突、哀伤和丧失)之间的关联,通过对人际问题工作,从而缓解症状、改善人际关系和增加社会支持。

IPT 最早是在 20 世纪 70 年代由 Gerald Klerman 教授及其同事创立的,最初应用在门诊重度抑郁症患者的维持心理治疗,是在精神卫生保健"去机构化"和更多门诊患者需要治疗的社会背景下产生的,后经过一系列的临床对照研究验证和发展,其适应证不断被拓展,目前已经成功应用于焦虑障碍、进食障碍、双相情感障碍等疾病的治疗,并且针对特定人群如老年人、青少年、围产期抑郁障碍患者等具有较好的优势。

IPT 主要基于以下两个理念:第一,抑郁症是一种医学疾病,而不是患者的过错或患者的缺陷,并且抑郁症是可治疗的疾病。它把抑郁症定义为医学疾病,减少患者和周围人的责备和不理解。第二,情绪和生活事件息息相关。IPT 以人际关系理论和抑郁症的社会心理研究为基础,将患者的情绪与诱发情绪障碍的生活事件联系起来。人际关系会影响我们的情绪,同样情绪也会影响人际关系,IPT 通过改善人际关系问题来改善情绪。

二、治疗过程

IPT 是一种结构性非常强的心理治疗方法,8~16 次的治疗次数可以分为三个阶段:初始阶段(1~2 次)、中间阶段(4~12 次)和结束阶段(1~2 次)。每个治疗阶段有不同的治疗目标和治疗任务。

1. 初始阶段(1~2 次)

初始阶段的主要目标是评估患者是否能通过 IPT 治疗获益,确定 IPT 治疗是否这名患者最好的治疗方案。治疗师主要的任务有:①进行全面精神心理评估。评估患者症状的严重程度、自杀风险、是否需要药物治疗。②明确诊断、赋予"病人角色"。与某些心理治疗(如精神动力学)去诊断化相比,IPT 会明确告知患者诊断,并赋予"病人角色",其目的是让患者意识到抑郁症是一种医学疾病,并不是由于自己意志力不强等引起的,鼓励患者通过自己的努力尽早康复,且减少自责和愧疚。③心理教育,赋予希望。解释抑郁症的特点和治疗方式,纠正对抑郁及其治疗的误解,向患者解释抑郁症是一种常见的疾病,已进行很多临床研究,是可治疗的。尽可能使问题正常化。④评估人际关系(探索人际清单/人际圈)。了解抑郁是如何发生的,确定抑郁发作时的社会和人际关系变化,回顾患者生活中的重要关系,讨论其重要关系的质量,用于识别与抑郁发作和/或持续存在最相关的问题。⑤协商确定问题领域。确认患者主要的问题属于哪一个问题领域,角色转换(自身角色或者社会角色发生变化难以适应,如离婚、失业、退休、生病等)、人际冲突(与重要他人存在外显的或隐藏的冲突,如夫妻、母女、同事、领导等)、哀伤和丧失(重要他人死亡,如亲人去世、丧偶等)。⑥完成人际总结(IPT summary)。治疗师和来访者合作,共同开发关于成员处境和原因的书面总结。⑦完成人际概念化(IPT formulation)。治疗师用专业的术语独立完成对来访者的理解的书面总结,从生物、心理、社会、文化、精神五个维度全面了解来访者。⑧确定治疗框架。和患者确定使用 IPT 治疗、治疗次数和安排、治疗目标等等。

2. 中间阶段(4~12 次)

中间阶段的主要目标是保持聚焦于某问题领域,使用人际心理治疗技术对相关的问题领域工作(角色转换、人际冲突、哀伤和丧失),从而缓解症状,解决人际危机事件,增加社会支持。针对不同的问题领域,使用不同的治疗策略。

角色转变问题领域的主要任务:①哀悼并接受旧角色的丧失(告诉我任何离开、失去或改变的事物,哪些是好的? 哪些是不好的? 哪些是你喜欢的? 哪些是你不喜欢的?)。②哀悼丧失、鼓励情绪表达(你对于离开的感受是什么? 告诉我你离开的细节,在这些情境中你的感受如何?)。③识别新角色潜在的积极方面(任何转变都是一种压力,它可以有消极的一面,但几乎总是有积极的方面。你能想到的积极的一面有哪些? 你的新生活怎么样? 有什么优点或潜在的优点?)。④发展适应于新角色的技能,恢复自尊(你所希望拥有的能力是什么? 这有多困难? 这让你感觉如何? 哪些进行得顺利? 哪些进行得不顺利?)。⑤建立新的人际关系,增强社会支持(你认识谁? 谁能帮助你? 你想认识什么人吗?)。

人际冲突问题领域的主要任务:①将患者的冲突内容进行分类。协调阶段——患者和重要他人觉察到他们之间的差异,主动尝试改善关系,但是没有成功;僵局阶段——患者和重要他人已停止了互动,是一种低程度的"冷战的关系";破裂阶段——患者和重要他人的关系已经到了无法挽回的程度。②根据不同的阶段,使用 IPT 技术针对性地做治疗。协调阶段——改善沟通方式,促进冲突解决;僵局阶段——转化僵局状态,澄清冲突根源;破裂阶段——重新认识关系,建立新的关系。

哀伤和丧失问题领域的主要任务:①帮助来访者意识到,悲伤和丧失是可以治疗的;②促进哀悼(充分的情感宣泄):与来访者谈论与逝者相关的话题,引导来访者表达真实的感受;③帮助来访者建立兴趣或新的关系。

3. 结束阶段(1~2 次)

结束阶段的主要目标是提高患者意识,促进患者独立、增强自主性,可处理未来人际问题、强化适应性沟通行为、预防复发和讨论维持治疗计划。治疗师的主要任务是:①讨论结束治疗的感受(积极的和消极的感受),尤其是失落、悲伤、焦虑等情绪;②回顾治疗所得(抑郁症状的变化、问题领域的解决、适应良好的沟通方式等),强调患者积极主动做的改变;③讨论未来潜在的压力源及如何应对;④讨论复发征兆及如何应对复发,可能的求助途径;⑤讨论维持治疗阶段的方案;⑥强化人际支持系统;⑦赋予希望,强调新的开始、新的应对和行为模式,使用治疗所学到的东西,增强自我效能感;⑧表达感受,告别。

三、常用技术

IPT 的治疗师采取非中立的立场,他们是患者的同盟,甚至会在恰当的时候给予直接的建议。同时 IPT 不强调移情,关注治疗室以外发生的事,把治疗中的破坏行为归因于对负性情绪的沟通无效所致,而不是阻抗或移情。IPT 的治疗师是支持性的,除了常见的心理治疗通用技术,如温暖、共情、让来访者感受到治疗师的认可和理解等以外,IPT 常用的技术还包括:

指导性技术:治疗师使用一种或多种指导技术,如教育、建议、限制设置、示范、直接帮助。

澄清:给患者带来矛盾和反差,促进来访者反思和理解他们的经历,促进行为改变。

沟通分析:通过还原沟通过程,帮助来访者了解语言/非语言沟通方式对人际关系的影响。

决策分析:治疗师帮助来访者澄清当前关注的问题,回顾解决问题的方案,列出不同方案的积极和消极方面,并识别实施所选方案可能的障碍。

角色扮演:治疗师让患者参与一个已发生/计划的与其他人的互动,鼓励来访者扮演一个或多个角色,深入了解他/她的人际交往行为,当技能缺陷出现时,允许治疗师观察和纠正他们。

行为激活:治疗师鼓励来访者采取行动,做出改变。

运用情绪:识别那些被压抑的以及难以觉知的痛苦情绪,让情绪得到更有效地表达。

◇ **延伸阅读材料**

B 先生,62 岁,某企业负责人,工作能力强,60 岁时原本应该退休,但由于新冠疫情而延迟退休,这两年一直很辛苦,忙于抗疫工作。3 个月前,他接到退休通知,在很短的时间内即办理了退休手续。退休后时间突然就多了起来,无所事事,且原来的同事朋友仍忙着抗疫工作,很少有联系。B 先生自己的理性层面能理解现状,但是情绪却一天天低落下来,对自己评价低,觉得之前陪家人时间少,对不起家人,睡眠很差。妻子一直在安慰他。女儿早已成家,外孙 8 岁。女儿家经济条件都很好,不需自己操心。

治疗过程:第 1～2 次:初始阶段。治疗师对 B 先生进行了全面精神心

理评估,发现 B 先生有中度抑郁情绪(PHQ-9 评分:14 分),了解 B 先生的情绪问题和退休有关,其人际关系圈中人际支持很多,进而对 B 先生进行心理教育,告知抑郁症相关话题,赋予希望,并推荐人际关系心理治疗,和 B 先生设置了一个共 10 次的治疗方案,问题领域聚焦于角色转换。第 3~8 次:中间阶段。治疗师详细和 B 先生谈论在退休和非退休两种身份角色下自己的感受,共情地回应退休带来的变化,然后充分和 B 先生讨论"旧角色"——上班角色中积极的一面,如地位、身份、高薪、与同事互动、公司福利和津贴等;消极一面,如工作时间长、工作辛苦、缺乏锻炼时间、压力大、要求高、办公室政治与冲突等等。最后讨论"新角色"——退休角色的积极一面:更多时间做喜欢的事、更多时间陪家人、外孙、没压力、学新事物(弹琴、种花)、旅游等;消极一面,如收入明显下降、无聊、时间结构丧失、身份地位丧失、感到人生空虚等。治疗师和其充分哀悼失去旧角色带来的感受,并讨论新角色需要的技能,鼓励其发展新的技能,安排一些日常事务。经过中间阶段,B 先生情绪明显好转(PHQ-9 评分:3 分)。第 9~10 次:结束阶段。治疗师和 B 先生回顾治疗中的收获,对结束治疗的感受,可能复发的症状及如何应对,并后和 B 先生讨论维持阶段。在 1 个月后再和治疗师见面,B 先生情绪平稳,已比较适应退休生活。

(周千　骆艳丽)

第五节　平衡心理治疗

一、概述

平衡心理治疗(balancing psychotherapy,BPT)是一种建立在东方哲学体系之上,整合了精神分析、认知疗法、行为疗法、叙事治疗以及积极心理学等多种心理治疗流派的治疗取向。它运用平衡学的相关理论,紧紧围绕"度"和"关系"两个核心内容,来帮助个体实现心身平衡状态。

BPT 由袁勇贵教授及其团队创立,源于他们多年来的临床经验与科研实践,于 2018 年 5 月凝结成书,出版了《平衡心理治疗》这本著作,明确了平衡心理治疗中所包含的"平衡""中庸"以及"关系"和"度"的主导思想,并介绍了正念冥想、催眠、音乐治疗、舞蹈治疗、沙盘游戏治疗、虚拟现实治疗、生物反馈、团体心理治疗等技术在平衡心理治疗中运用,真正形成一套完善的理论体系。

二、基本理念

平衡是一个相对概念,属于哲学范畴。平衡既是宇宙规律,也是社会规律。我们可以把平衡归纳为"动、变、等、定"四个字,其中"动"和"变"是平衡的表现,"等"和"定"是平衡的本质。平衡的基本功能有二:一是"度"的掌握。"度"的把握十分重要,欲望与追求并非都能带来幸福和快乐。历史及生活中与过度相关的典故众多,如:"欲速则不达""见小利则大事不成""全则必缺,极则必反""过犹不及""过为己甚"、"满则溢"等,都强调了"过度"的弊端。"度"掌握好了,事物就呈平衡状态。适度就是平衡。二是"关系"的协调。"关系"协调好了,事物亦呈平衡状态。和谐共处就是平衡。平衡的艺术即度的掌握和关系的协调。平衡是一种大智慧,是万事万物的规律。

心身相关障碍产生的根源在于个体潜意识中的矛盾冲突,当这种矛盾冲突积聚到一定程度后就会突破原来的平衡状态,表现出各种各样的症状,如抑郁、焦虑、躯体化等,使得个体更痛苦。个人对不平衡的处理不当,是烦恼甚至疾病的根源。

从病因学角度来看,平衡分为从宏观到微观四个层次(图 7-2),包括个体—家庭—社会的平衡、身心灵的平衡、知情意的平衡以及单胺递质的平衡。这四个层次分别论述了从宏观到微观的平衡,彼此之间相互联系,任何一个环节的失衡都会导致其他系统的失衡。

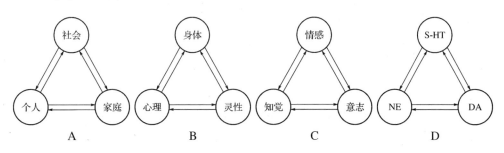

图 7-2 平衡的四个层次演示

BPT 的治疗目标就是指导个体及时有效地通过自我调节达到心身平衡，达到积极的、向上的平衡心理，从容地面对生活，实现身与心、个人、家庭与社会、自然的和谐统一。治疗适应证包括心身相关障碍（如心身症状障碍、心身疾病、躯体疾病伴发心身症状等）、躯体症状障碍、抑郁障碍、焦虑障碍、失眠症及各类心理问题。

BPT 寻求传统的病理心理治疗与当代流行的积极心理治疗融合，是积极心理与消极心理平衡的过程，强调在不同的文化背景下，纵析时间线，实现心身的多维度平衡。即不仅要清晰理解过去的个体经历，还要面向未来，更要关注此时此地的当下。正确运用 BPT 有利于心身疾病病人的心身康复以及生存质量的提高，认识健康长寿、预防保健、疾病转归的自然规律，也能提高每个人的心理素质和生存质量。

三、治疗过程

为了 BPT 的精髓能更易融入临床实践，具有操作性、程序化、实用性，更好地提高它的有效性。

BPT 分为团体治疗和个体治疗两部分。个体治疗每次 60 分钟，整个治疗过程一般设置八次，简称为"平衡八字诀"，按序以"立""顺""持""融""破""修""通""和"这八个蕴含着平衡奥义的汉字为主题。安排在每周固定的时间和地点，由固定的咨询师完成。

（一）个体平衡心理治疗

1. "立"

面对具体问题，是先破后立还是先立后破，考验着人们的智慧。在 BPT 中，我们应当先"立"。初次访谈，需告知来访者权利、责任、义务，签署知情同意书，建立起心理治疗的设置。在稳定的设置中稳中求进，逐步实现收集基本资料、倾听、共情，建立起良好的咨访信任关系是重点。

2. "顺"

"顺天时，量地利，则用力少而成功多"。来访者大多是带着愤怒、委屈、悲伤、恐惧、纠结等负面情绪的来的，先平衡理顺来访者的情绪，让负面情绪被接纳理解、有途径自行离开，内心平衡了才能真正看清自己，再寻求转机。进一步巩固咨访关系和情绪宣泄是本阶段的重点。

3. "持"

持是持平、持衡、平心持正,是维持、保持,也是支持、抱持,"hold 得住"。体现在心理治疗中,治疗师必须尽可能中立与节制,在看问题想事情时需以平等心对待,亦要有持满戒盈的觉察,还要有接纳和支持的态度、抱持性关系,帮助唤醒来访者活出自我。本阶段继续深化,巩固维持前期信任关系,并根据患者的特点与病情,选择合适的技术将"平衡"的概念"度"与"关系"概念进一步分享给来访者。

4. "融"

融是包容心、同理心,融也是融会、吸收,是"水乳交融",而非"泾渭分明",是一种发展的趋势。古人云:"智者融会,尽有阶差,譬若群流,归于大海",聪明人善于融合有差异的事物。此阶段可以根据来访者的特点,选择运用不同的技术来帮助其探索。

5. "破"

"不破不立,破而后立,晓喻新生。"这个阶段,是心理经历磨炼后,开始自我探索和反省,尝试打破旧的防御式平衡,发现自我的过程,目标是建立新的健康的平衡。这一阶段需协助来访者自我分析,阐明阻抗,探讨来访者的防御模式,陪伴来访者一起寻求的内心深处的实际需求和动机,剖析失衡的原因和如何看待得失,明确可能的方向和选择的多样性。注意"破"要有策略,做到跟随和引导,方能更好地接受"破",而后又"立"。

6. "修"

对偏离而导致行为、态度和结构改变的领悟分析工作就是修通,心理治疗的目的就是使用言语性的干预,帮助潜意识意识化,协助来访者产生改变和成长。本阶段治疗是深化阶段,帮助来访者平衡好"度与关系",接纳自我,活在当下。修通的过程就是心灵的成长发育。当然这里修通的可能只是某一个点,成长是无止境的,平衡是动态的,毕竟"路漫漫其修远兮"。

7. "通"

"痛则不通,通则不痛"。心理问题是由于思维之路被一种思想情感所堵塞,使其他的思想情感不能与之平衡存在,走了一个极端,才产生了抑郁、焦虑等情绪。"穷则变,变则通,通则久。"恰如我们的来访者在生活中遇到了困境,故前来治疗师处寻求变通,探索新的平衡和心身长久康健的契机。本阶段的重点是内化贯通与准备结束。

8."和"

"中"是把握事物的度,"和"强调事物之间的相互补充、协调有序,从而实现总体上的和谐平衡。BPT 就是运用心身平衡的理论和方法,打通思维之路的阻塞,达到观念、信息与心理之间的协调和"中和",实现平衡,形成良性循环。"和"也是和解,来访者的心理问题需要和自己和解。"和"还是交好,真正的"和为贵"并非避而不谈,而是平等、真诚、信任、尊重的合作,"和而不同",会更有利于良好的人际互动与实现共同目标。有始有终,"和"但亦有边界是本次的重点。

本阶段治疗的结束,也恰恰是来访者自主探索新生活的开端!

(二)团体平衡心理治疗

团体平衡心理治疗以平衡为理论依据,具体方案充分融入"立、顺、持、融、破、修、通、和"八字诀,每次 1.5 小时,一个疗程也分 8 次,分别是:平衡奠基石、平衡领悟会、平衡症状析、平衡心得志、平衡放松术、平衡互助谈、平衡重建策、平衡成长路。

(三)平衡心理治疗的实践

平衡心理治疗已成功运用在一些情绪问题和心身障碍的案例中。运用团体平衡心理治疗(GBPT)干预哮喘能够显著改善哮喘患者的哮喘控制水平和抑郁情绪;患者双侧枕叶和双侧感觉运动区异常的脑自发活性、腹侧前脑岛和特定脑区异常的功能连接被显著逆转。经过 6 周对抑郁、焦虑的病人联合治疗(常规药物治疗+平衡心理治疗),联合治疗组在情绪体验方面有了明显的变化,相比单纯常规药物治疗的对照组病人在 HAMA 和 HAMD 的得分上存在着明显的差异,并且更能调整认知结构,改善归因和应对方式。临床个案研究表明,在 8 周的平衡心理治疗之后,抑郁患者的 PHQ-9 和 GAD-7 得分明显降低,并且在之后随访的过程中仍有下降的趋势。采用联合疗法比较基于 VR 的 BPT 联合药物治疗和传统 BPT 联合药物治疗对焦虑障碍患者惊恐严重程度、惊恐相关症状、焦虑抑郁症状的疗效以及探索患者在 VR 中的存在感与治疗效果间的关系,发现 VR-BPT 组的疗效优于 BPT 组,更适合惊恐障碍患者。被试在 VR 中引起的躯体感觉经治疗后显著降低,而存在感与治疗效果无显著相关。GBPT 联合药物治疗对惊恐障碍患者的焦虑特质、焦虑、抑郁、惊恐障碍严重程度及相关症状和心率变异性都存在着良性的影响。

可见,在适用性方面,平衡心理治疗既可以运用于个体,也可以用于团体的治疗模式。科研实践验证了平衡心理治疗的临床效果。

四、常用技术

平衡心理治疗将常用的心理治疗技术整合为蕴含着平衡奥义的 13 个关键技术类别,浓缩为 Balance System 一词,方便操作与运用。

1. 牵牛绕行技术(Bull)

当我们尝试引导一头牛走向正确方向的时候,如果背对着它往反方向拉牛的尾巴,那牛不会听我们的指令,会往反方向走,但当我们从正面去牵牛的鼻子,往前进的方向稍稍一抬手,牛就会很自然地跟着我们指引去往的方向。

"与其强制,不如引导。"在进行心理治疗的过程中,因为涉及病人之前的经历和创伤,因此在进行治疗的过程,不免会遇到一些阻抗。在治疗过程中要注意一定的策略,平衡舍与得,明确方向和选择的多样性。根据病人当前的状态进行跟随,及时引导和调整,方能帮助病人进行自我心理的释放,正确地面对心理障碍,走出困境。

2. 平衡分析技术(Analysis)

利用"优势清单""平衡决策单""橱窗分析法"等分析技术进行分析梳理,帮助来访者了解自我。

3. 爱技术(Love myself)

通过积极心理学与顺其自然、顺势而为的理念,优点轰炸、蝴蝶拥抱、正能量姿态等训练,治疗过程中始终贯穿无条件积极的关注,资源导向,积极肯定,从而帮助来访者获得爱与悦纳自我的能力。

4. 暗示技术(Allusion)

一个人的表现会受到他人和自己的暗示和影响,也就是说我们会成为自己或别人所期待自己成为的样子。有时候,用讲大道理的方式来劝导困境中的人效果并不理想,甚至产生反作用。用暗示法来帮助对方平衡心理,让他/她自己领悟个中道理,效果更佳。

5. 需求平衡技术(Need)

人类有各种各样的需求和欲望,需求的不满足会造成各种情绪问题和心理问题,对于那些面对多种需求无法理清头绪的人,需求平衡技术可引导来访者思考自己当下需求的权重,哪一项是自己最为的,哪些已经得到了满足,通过打分量化,理清方向。虽然人生没有完美的选择,但通过与来访者共同讨论,分析来访所处的现实状况和不同需要被满足的程度,可以做出最接近自己需求的选择,摆脱迷茫和焦虑,目标坚定、充满信心地面对人生。

6. 和平共处技术(Coexist)

来访者问题的形成不是一朝一夕,心理治疗也需要一定的时间,在这个过程中来访者的症状可能不能得到立刻缓解,如何与这些症状和平相处,带着症状去生活是治疗中很重要的一部分。和平共处技术强调常态化和自然化一些消极想法。当消极想法涌现时,不去过于抗争,而专注当前的事情,并通过共情、积极关注、尊重和温暖、真诚可信、停止自责、理解、接纳等技术来巩固信任关系。

7. 运动平衡技术(Exercise)

身体运动不仅是内心情感的直接表达,也是调节内心冲突的媒介。积极的身体运动能够强身健体,维持内环境的平衡。通过运动宣泄心中不悦,释放不良情绪,激发身体能量,增加身体的血流量和吸氧,可以在一定程度上改善中枢神经系统运转,消除疲劳,缓解紧张及抑郁情绪,对内环境进行调节,改善内环境失衡。积极运动训练的项目包括瑜伽、太极拳、八段锦等。

8. 自我升华技术(Sublimation)

"升华"一词来源于弗洛伊德的心理防御机制理论,是一种理想的、积极的心理防御机制,指个体把不被社会道德所接受的、被压抑的本能的欲望与冲动转化为被社会道德所接受的、有建设性的活动能量。自我升华技术即帮助来访者学会在面对挫折痛苦时,选择通过绘画、音乐、舞蹈、写作等表达方式将自己内心的苦闷、本能的冲动转化为建设性的行动。

9. 半揭面纱技术(Yashmak)

半揭面纱技术关注恰当的提问,对来访者启发、引导和鼓励不赞同直接揭开来访者的问题,不以解决问题为导向而操之过急。启发来访者调动自身能量来应对和处理问题,从而提升自我觉察调节和社会适应能力,并最终实现自我成长。

10. 平行故事法(Story)

不直接讲来访者的现实,而是通过讲故事的方式来暗示和启发来访者多样化选择的可能性。故事可以是古今历史上的神话童话经典,也可以是隐喻故事,平行世界的自我假设,或借助创造性的叙事疗法和沙盘游戏疗法。

11. 时空穿梭技术（Timeline）

通过时间轴的绘制、安全之地的建立、着陆技术、空椅等技术来构建不同时间和空间的对话。

12. 能量转移技术（Energy）

"詹姆士－兰格情绪学说"阐述了关于情绪的生理机制认为：在情绪这件事上，心理变化并不是身体变化的原因，而动作和表情可以反过来影响对自主神经的调节。基于这个理论，我们可以尝试能量转移，通过控制行为的方式来控制自己的情绪。如：生气的时候，对着镜子微笑，那么很快你就可能消气了，心情也会随之好起来；心里担心，不如放慢说话的速度并微笑写出焦虑，把担心的事写下来，将焦虑视觉化食疗，用行动策略等转化，发散焦虑情绪，改变状态，从而影响情绪，帮助心情放松。

13. 平衡冥想技术（Meditation）

"专注呼吸"能够降低大脑杏仁体的活动水平，而杏仁体是大脑处理恐惧和焦虑情绪的控制中心。三步呼吸空间技术、腹式呼吸、渐进式肌肉放松训练、正念呼吸放松、自我冥想等都是通过几分钟的指导语训练来专注于感受呼吸的过程。可以选择自己适合的方式，结合喜欢的音乐和芳香疗法来体验。

◇ 延伸阅读材料

来访者个人情况

钟某，女，27岁，体形较瘦，白皙干净，夜间工作者，是家里的独生女，主诉家庭幸福，从小家庭条件优越，父母忙于工作，跟爷爷奶奶在一起时间居多，但父母很宠爱。无不良事件发生，性格开朗，幽默，积极主动，上学时比较受老师和同学喜欢。上学的时候考试前明明知道没什么可紧张的，但是会有一种"考前紧张了就能考好"的观念，于是每次一到对自己比较重要的事情，都会习惯性紧张。前段时间由于嗓子不舒服，去医院检查，医生说没什么大碍，但是自己依旧不放心，一直怀疑自己可能感染了"新冠"，当时去医院进行检验，结果为阴性，但不适的感觉依旧没有消退。有一天入睡之前，感受到呼吸暂停，于是立刻醒了，感觉害怕极了，久久没有缓过神来。从那以后每次一睡觉就会出现呼吸暂停的濒死感，出现了十几次濒死感。诊断：惊恐障碍。目前已经服药三个月，感觉效果不显著，于是前来寻求心理治疗。

咨询目标与咨询方案

近期目标:缓解躯体症状,更重要的是让来访者慢慢忽视所谓的濒死感,相信那只是一种假象。

长期目标:让来访者建立合理的平衡模式,遇事不要过分焦虑。

在倾听患者具体陈述的过程中,发现来访者内心处于极度矛盾的状态,认知上也存在着不平衡的部分,于是确定了此次治疗采用平衡心理治疗进行。

访谈过程

第1次访谈——

初次访谈,告知来访者权利、责任、义务,签署知情同意书。了解了来访者的基本资料,其家庭生活和睦,大学读书时经常因为考试等压力睡不着。对生活的满意度比较高,除了惊恐发作的濒死感,生活中并没有让自己感觉到不顺心的事情。整个访谈过程均保持积极关注,对来访者的恐惧与无助表示理解,并积极地和来访者一起制定治疗方案,确定目前最想处理的问题是无法正常入睡,躯体症状极其难受,缓解因濒死感导致的痛苦以及改善睡眠质量。

布置家庭作业:让来访者填写历史事件回顾表,让患者把她记忆中一些伤心、痛苦、委屈的往事按时间顺序记下,还有当时的感觉如何。

第2次访谈——

与其一起分析历史事件回顾表,回顾表上记录的内容很少,反映出来访者对生活的满意度较高,从一些小事以及小冲突可看出,来访者对于细节方面比较在意。通过询问来访者在日常生活中焦虑情绪发生的具体情境来了解来访者相应的模式,发现其存在些许完美主义倾向。告知焦虑本身就是一种失衡状态,因为难以找到失衡点,所以难以相对平衡。这里谈到平衡,很多人在生活中可能过于追求绝对平衡,然而这是不存在的,所谓平衡都是相对的,是一个动态反应过程,需要我们不断去调整砝码,焦虑情绪也是如此。我们为什么会焦虑或者难受,究其根源可能在于我们不合理的预期,过高估计消极事件发生的可能性,或者是当负面事件发生时,我们过分夸大它的消极后果。如何在这种失衡中寻找相对平衡,是今后一段时间需要探讨的问题。

同时了解者的价值观和自尊体系建立在观念的基础上。内容包括:家庭中父亲和母亲的性格概况,对母亲和父亲的情感看法如何?让来访者评价自己的父母及家庭中其他成员。了解其性格背景和可能的价值倾向。什么是她心中最在意的事情?以了解其最有可能在哪个问题上有软肋。来访者提到 20 岁时奶奶去世,对于死亡的恐惧令其至今不敢进入老屋。

针对整个切入点,告知她"我不等于我的恐惧",让她将自己与恐惧本身慢慢剥离开来和家人谈自己症状,尝试多关心家人的感受,为家人做些事情。意识到责任的人,通常勇气会增加。

第 3 次访谈——

从医学角度,为患者解答剖析惊恐发作的原理,讲解人体自主神经系统功能,由于交感神经和副交感神经功能的失衡,导致焦虑发作各种感受。帮助患者加强医学认识,可以有效地帮助其减少症状发作时的畏惧心理。

同时教会来访者一些放松技术,向其介绍马丁纳情绪平衡法。情绪平衡法是一种令人即刻释放深层情绪和冲突、基于情绪疗愈科学的现代方法。它起源于远古的针灸技术,并快速高效地运用各种穴位点,通过穴位的按摩,平衡情绪大多数情绪问题,重新连结自己内在的力量本源,获得喜悦祥和。每个穴位代表不一样的情绪,情绪不好的时候也可以自行练习,每天早晚两次情绪平衡法的自我净化活动。布置家庭作业,平时生活过程中如果感觉到内心力量不足的时候,可以想象一个安全之地,进行"蝴蝶拍"的练习,同时写下该过程中内心的情感变化。

体验马丁纳情绪平衡法并布置相应的家庭。

第 4 次访谈——

与来访者一起建立平衡症状表,协助来访者自我分析,剖析关于疫情,让其论述这段经历对自己的积极面和消极面。明确可能的方向和选择的多样性。

共同分析生活中出现的负性事件:①考前焦虑:让患者进行自我辩论,阐述焦虑的优势和劣势。②睡前的濒死感:让她详细说清细节,并对其中产生的一些躯体表现进行分析,是否在日常生活中也曾经出现过该症状,鼓励患者积极回忆和深入剖析。

再次让患者尝试语言放松及音乐催眠,体验焦虑及惊恐发作;再通过自我暗示解除紧张状态,以对焦虑发作形成心理上的脱敏。下次当焦虑来临时,回顾现在这种体会,找到自己可以战胜其的感觉。

第5次访谈——

让来访者在一张白纸上画出自己的自画像,治疗师在她完成之后对于一些和实际不符的地方进行探讨,询问其是否有改正和修正的,一步步引导其对自己认知的客观看法,发现理想自我和现实自我存在着失衡的状态,反应可能是内心对自己的过高要求,高期待也是焦虑情绪产生的原因之一。

曼陀罗绘画:让患者在10张曼陀罗图画中选出一张,让她心无旁骛,意念聚集于当下,随意作画,并根据所作出的画进行分析和自我探索。

了解到她的男友比她大7岁,被其男友照顾得很好,在生活上对男友存在一定程度的依赖,但在细节方面会比较在意。猜测来访者由于成长环境的影响,需要通过外界环境来寻找安全感,然而这种所谓的安全感又是外界环境所给予不了的。比如,疫情这件事,尽管多方确认自己并没有感染上"新冠",但由于自己内心无法确认,因而陷入极度恐惧。这也解释了她为什么多次服药而病情依旧没有改善的原因,她并没有从内心认可自己。

第6次访谈——

绘制"睡前结构图",帮助来访者直观探索睡前的深层次平衡。

运用平行故事法与来访者一起构建一个和她的睡前经历相似的故事情景,跟随来访者一起进行深入分析,启发来访者接纳自我、活在当下,来访者自己的潜意识智慧将会陪伴同行,化困境为契机。

通过象征的方式展现来访者的无意识冲突,并借助结构图的整合功能,整合其内心的矛盾,获得内在的和谐与稳定。引导与解释:让来访者了解自己对自己的不认可,她在用"周围一切都很好,我的生活很幸福"这样一种状态来粉饰自己内心的不满,她不认可自己的焦虑和自己的完美主义倾向。对于该来访者而言,接受自己是治疗过程中最重要的而一步,而这并不是在几次治疗中可以完全改善的,而是要引导她在生活中形成一种积极认可自我的思维模式。

最后以回忆疫情防控期间焦虑、恐惧心情的方式帮助患者从挫折与创伤中复原,不断地重复此仪式,在生活中持续成长与修行,让自己趋于自我更完整的形态。

第7次访谈——

内化症结,重拾平衡。在治疗室中,再次引导患者模拟一次入睡场景,同时予以相应的放松指导语。待患者醒来之后询问其具体感受,以及与平时不一样的地方,使冲突明晰化,实现内在的统一与平衡,达到内心的稳定。

与患者分析,她在疫情防控期间由于极大的恐惧感导致潜意识默认自己睡觉就会死亡,所以每次一入睡之后身体就会试探性地警醒自己一下,以便探究自己是否死亡状态。当患者了解到这个原因之后,心里的大石头一下放了下来。

布置家庭作业:让来访者用手机或者相机等录一次自己睡前的状态,自行观看是否存在相应的症状表现。

第8次访谈——

观看录像,患者睡前并无明显抽搐动作。

来访者表示,这7天中只发作了3次,有2次较轻,其中一次濒死感较强的时候,来访者想到潜意识的觉醒,给予自己指导语,让自己慢慢冷静下来,5分钟后便平静了下来。

来访者表示,当恐惧时,把恐惧的情形变成一幅图像,把自己从那幅图像中拉出来,外化自己的担忧,帮助了很多。

结束治疗,并告知来访者在之后的生活中需要注意的相关事项,真正的安全感是自己的,要用内心的强大治愈一切恐惧。

(黄河 袁勇贵)

第六节 整合心理治疗

弗洛伊德于19世纪末20世纪初创立精神分析学派以来,各种心理治疗的理论和流派不断出现,形成了以精神分析、行为主义和人本主义心理学为主的三大势力,每一个流派下又有不同的治疗模式。据不完全统计,目前有近400种心理治疗模式。随着心理治疗的发展,每一个势力取向的流派治疗的理论技术既有独特性,也有相互借鉴的融合,没有哪种单一的方法与技术能解决所有来访者的问题。从20世纪80年代起,心理治疗的理论及技术整合逐步发展成为一种潮流。整合心理治疗是一种多方法的治疗形式，它结合了多种不同的心理治疗理论和技术，以提供全面和灵活的心理治疗服务。

一、整合心理治疗产生的必然性

整合是心理治疗理论和技术发展的趋势，也是临床实践发展的必然结果。在过去的几十年内，人们普遍接受了整合治疗的模式和理念，并付诸实践，已经成为心理治疗领域的重要发展趋势之一。目前，治疗师普遍认为最有效的治疗方法是：面对来访者，治疗师能灵活地使用不同的理论或技术，针对不同的来访者、在治疗的各阶段所呈现出的问题，治疗师能提供最有效的解决途径与策略。

心理治疗的整合趋势在 20 世纪三四十年代开始，有学者尝试以某一种心理治疗流派的理论来解释另一种心理治疗流派的概念与术语。虽然不同理论流派或疗法的倡导者坚持强调自己理论和疗法显著优于其他流派，但研究表明，不同流派的心理治疗效果之间没有显著的差异性。在一些临床心理治疗的研究中也发现，患者无论是接受哪种流派的心理治疗，也无论是接受精神分析师、认知行为治疗师还是社会工作者的治疗，他们都可能同样地满意。虽然患者的治疗师受训背景和技术不尽相同，但治疗师借鉴不同的理论流派和融合各家流派技术中对来访者有益的部分已经成为心理治疗师个人成长的趋势。

二、心理治疗的整合模式

心理治疗"整合"是一个动态的过程，整合的核心理念是在治疗过程中对理论解释和技术不拘泥于哪一个流派和理论，而是选择保持开放而灵活的态度，根据来访者的情况灵活选择适合来访者问题解决的理论和技术的策略。心理治疗过程中我们更关注整合的态度和方式，不是整合之后而形成的具体的治疗模式。经过近几十年来心理治疗领域理论与临床实践技术应用发展，具有代表性的心理治疗整合模式有理论整合模式、技术折衷模式、同化整合模式及共同要素治疗模式。

1. 理论整合模式

理论整合模式指从两个或多个治疗理论体系中整合出有关心理病理及治

疗机制等原理和方法的新模型，整合目的是建立一个层次更高的治疗理论体系。该模式强调对不同理论概念和术语的综合，是水平最高、难度最大的一种整合模式，目标是期望最大程度地扩大和提高治疗效能。不同的治疗流派在基本哲学观上可能存在较大差异，很难有一个理论可以同时将两种治疗观迥异的理论体系整合起来。例如，心理动力治疗理论认为问题行为源于早期的创伤，而且几乎无法改变，而行为治疗理论认为问题是可以改变的，其间的差异决定了这两个治疗体系在理论基础上很难兼容。

2. 技术折衷模式

技术折衷指治疗过程中重视具体的治疗技术的整合而不关注其理论基础，根据来访者的实际情况，灵活选取各个流派中适合来访者的最优的技术方法进行治疗的整合方式。该模式并不要求整合出新的或更高层次的治疗理论。治疗师在使用具体技术时可以分别考虑它们所属的流派以及理论上的分析，治疗是否有效在于经验观察而不是理论背景。试图实现理论上的综合是徒劳的，而技术兼容往往能够迅速从临床上获得疗效。技术折衷模式在 20 世纪 80 年代获得了空前的发展，"多重模型疗法"就是该模式的典型代表。

3. 同化整合模式

同化整合该模式指要求治疗师借鉴或同化其他流派的一些观点和技术，但前提是要以某一治疗流派作为"根流派"，其他流派是为了弥补根流派在理论和实践上的不足。现实中，绝大多数整合取向的心理治疗师还是会确认自己主要属于某治疗流派的前提下，为了临床心理治疗的需要，借用其他流派的一些技术，只要事实证明它们有效就行。同化整合模式允许治疗师不用放弃自己多年来所受训练和临床实践的治疗框架和理论取向训。可以看出，除技术折衷模式之外，理论整合模式和同化整合模式都不愿放弃理论基础对于心理治疗的重要作用。

4. 共同要素模式

共同因素模式该模式认为不管哪种流派的心理治疗方法，只要临床运用能产生疗效，这些产生临床疗效的所有治疗方法一定会有一些共同的产生疗效的关键性因素，这些因素在不同的治疗方法中都有所体现，整合目的就是确认这些因素，并在这些因素的基础上，经过治疗师自己的实践发展出更加有效的治疗方法。如，不同流派中都强调"治疗联盟"及"来访者期望"等，就是使治疗有效的两种关键的共同因素。这种模式是以不同疗法共有的有效成分作为整合的焦点。虽然目前研究者已经识别出一些有效的共同治疗因素,但这些因素还有待于进一步落实为具体的治疗方法。

三、整合心理治疗的治疗过程

整合心理治疗是一种多方法的治疗形式,它结合了多种不同的心理治疗理论和技术,以提供全面的和灵活的心理治疗服务,和其他治疗流派一样,整合心理治疗也分为评估阶段、治疗干预阶段和结束阶段。

1. 评估阶段

评估阶段的任务重点是建立关系和评估。无论哪种心理治疗方法,建立信任和尊重的治疗关系都是至关重要的。这是任何治疗的基础,对于整合心理治疗来说尤其重要。评估主要对来访者进行资料收集和确定治疗的主要问题。对患者的全面评估是整合心理治疗的关键步骤。这可能包括了解患者的生理、心理、社会和环境因素,以确定最适合他们的治疗方法。对患者的全面评估后,确定其主要问题或挑战。这将帮助确定需要重点关注的领域,以及在多种治疗方法中可能受益的方面。

2. 治疗干预阶段

治疗干预解读是整合心理治疗的重点,包括以下:首先,制定治疗计划。基于全面的评估和确定的主要问题,制定一个明确的治疗计划。这可能包括各种心理治疗技术的组合,如认知行为疗法、心理动力学疗法、人本取向疗法等。其次,实施干预治疗。按照制定的治疗计划,通过使用各种不同的心理治疗方法和技术,处理患者的情绪、思维和行为模式。这可能包括挑战消极的思维模式如在中、探索潜意识中的冲突如在心理动力学疗法中或建立自我意识如在人本取向疗法中。第三,持续评估和调整。治疗过程中,持续评估和调整是关键。需要定期回顾并修订治疗计划,以反映患者的进步和新的需求。这可能需要灵活地应用不同的心理治疗方法和技术,以满足患者不断变化的需求。第四,鼓励患者积极参与。患者不仅仅是接受治疗,他们也应该积极参与治疗过程。这可以包括记录他们的想法和感受、参与角色扮演以及主动寻找解决问题的方法,整个整合心理治疗阶段都应该鼓励患者参与。

3. 结束阶段

结束阶段除了解决治疗结束时的分离焦虑等,重点要围绕增强患者的自我控制能力、促进患者社会适应性以及保持连续的治疗接触等方面做好工作。

整合心理治疗的重要目标是帮助患者增强自我控制能力。这意味着教导他们如何自我管理他们的情绪和行为，以及如何自我修复他们可能出现的问题；通过增强患者的社会适应性，他们可以更好地融入社会，形成更好的人际关系，能更加从容应对生活中的压力和挑战；最后，在整个治疗过程中，保持与患者的连续接触非常重要。这可以帮助他们维持对治疗的承诺，也可以让他们在需要时随时寻求帮助。

整合心理治疗强调整体观念，即人的身体、情感和精神是相互关联的。因此，治疗方法应考虑到患者的整体状况，包括他们的身体健康、情绪状态和生活方式等。整合心理治疗是一种灵活、全面和个性化的治疗方法，旨在帮助患者解决他们生活中的各种问题，提高他们的生活质量，以及促进他们的个人成长和发展。这种治疗方法已经越来越被广泛接受和应用，成为许多心理健康专业人士首选的方法之一。

（郑爱明）

 练习题

1. 认知行为疗法的常用技术有哪些？
2. 简述认知行为疗法发展的三次"浪潮"。
3. 精神动力学理论的主要内容有哪些？请阐述自由联想技术。
4. 什么是人本主义心理治疗？请列举几种人本主义心理治疗的具体方法并加以说明。
5. 人际心理治疗是基于什么样的理论基础？
6. 人际冲突问题领域的主要任务是什么？
7. 简述平衡心理疗法的基本功能和平衡四层次。
8. 什么是整合心理治疗？阐述心理治疗的几种整合模式。

第八章　人工智能与心理卫生服务

随着现代社会的发展和人们对健康的关注度不断提高,心理卫生健康管理逐渐成为人们关注的议题之一,作为一项辅助心理医生诊疗心理问题的工具,人工智能技术已经在很多专业领域展现出了它的威力,其优越的自动化、智能化和自适应性等特点吸引了越来越多的心理工作者借助其来辅助自己的工作。根据心理学专业人员的意见,利用人工智能技术来构建智能心理卫生健康管理系统的思路是现代医院和心理健康机构的重要发展方向,通过人机交互方式,可以有效地提供心理疏导、快速响应和心理测试等服务。此外,系统的智能化还能够为辅助医生提供更全面、更精准的医疗方案,从而更好地提高心理卫生健康知识的普及度和便利性。

第一节　心理疾病的智能筛查

精神科医生对患者的观察是作出诊断的重要依据,但患者面部表情的改变往往是微妙且难以察觉的,自动面部表情识别系统则可作为一种辅助识别某些精神疾病的手段。在与心理健康相关的所有非语言行为中,面部表情相对稳定,并且易于获取,是情感表达的重要方式之一,且不受文化背景、先天性失明等因素的影响。通过面部活动识别心理状况,既方便又可以多次使用,还能避免被试者主观想法干扰实验,并且减轻被试者过多的心理负担。随着计算机科学的发展,面部表情识别方法亦在不断进步,其中,基于深度学习的面部表情识别,以其强大的信息处理能力,利用可训练的特征提取模型,从图像和视频中自动学习表征来完成分类,极大地减少了对于面部物理模型和其他预处理技术的依赖。

借助面部表情识别、微表情识别、语言语速识别等技术,可以建立应用于家庭生活环境下的基于智能监控的心理问题筛查系统(信息采集可结合各单位内部摄像头或提供心理服务机器人等形式),开发出一类非接触式、无需医生参与的,抑郁倾向与抑郁症患者筛查方法,并不以诊断为最终目的,而是不断地、频繁地、主动排查抑郁倾向人群,从而缩小重点关注人群,提前预防、及早介入治疗并提供愈后跟踪对比数据。具体步骤包括:①基于显著度的关键片段提取:在集体生活画面获取时,大量的数据是相对较为静态的(如正在认真听课、考试等),此时便携设备采集到的呼吸、心率及心率变异性、血压等是通过生理指标判断心理状态的关键数据。此时获取的人面部表情的信息量较少,可以视为冗余数据。当画面中大部分人员表情特征发生强烈变化时,这是信息量最大的时刻,需要重点关注。人在剧烈运动的情况下,生理方面因素是呼吸、心率等指标的主要影响因素,在心理分析上可做纵向比较,不可做个体间的横向比较。拟采用帧间相对熵的方式,衡量关键片段,对关键片段进行分割。②人类面部表情特征提取:运动信息可以很容易地描绘出微表情所带来的微妙变化,同时结合 LBP-TOP 进行局部特征提取。LBP-TOP 是经典的局部二进制模式描述符的时空扩展,它通过将二进制码矢量编码为直方图来表征局部纹理信息。LBP-TOP 从三个平面(XY、XT、YT)中的每一个中提取所述直方图并将它们连接成单个特征直方图。由于在有声视频中存在多个同步的有助于对表情进行识别的特征,如语音等,所以借助 causal convolutional Network 来实现利用视频片段的多层次特征进行综合预测识别。③心理疾病倾向识别:由于抑郁症患者的感知钝性与面部表情障碍,往往无法快速地对外界的刺激予以回应(表情加工障碍);此外,抑郁症患者存在负性认知模式,即抑郁症患者更倾向于将正性和中性刺激内容识别为负性刺激,因此容易对自我、他人以及整个世界产生负面评价。在视频现场有多个不同被采集对象,相比较而言,抑郁症者对同一事件响应较为迟钝、表情较为负面情绪化。根据以上特性,根据一段时间内获取的用户表情信息组成特征举证,利用支持向量机进行分类,获得在集体中抑郁倾向较强的人。

第二节 心理疾病的智能诊断

和前期发现模式进行大规模的筛查不同,诊断模式更倾向于心理疾病类型和程度的识别。拿抑郁症来举例,由于抑郁症患者的感知钝性与面部表情障碍,往往无法快速地对外界的刺激予以回应(表情加工障碍);此外,抑郁症患者存在负性认知模式,即抑郁症患者更倾向于将正性和中性的刺激内容识别为负性刺激,因此容易对自我、他人以及整个世界产生负面评价。在视频现场有多个不同被采集对象,相比较而言,抑郁症者对同一事件响应较为迟钝、表情较为负面情绪化,根据一段时间内获取的用户表情和行为信息组成特征举证,利用支持向量机进行分类,获得在集体中有可能存在抑郁症的人,并且因为不同的抑郁阶段,患者的面部表情、语音语调、肢体行为也存在着内容的不同和程度的差别,在进一步深化算法的基础上就可以做出进一步的判定。同理,其他的心理问题和心理障碍以及其程度的判定也可进行类似的处理。

当然判定诊断是一个更精确的过程,在面部、躯体、行为识别进行初步判定的基础上,系统会在初步诊断的基础上智能推送与其情况相符的相关问卷,并以虚拟访谈的形式呈现,减少被测试者的压力和抵触感;并且在后期随着系统便携化,还可以增加脑电、呼吸频次和心率变异性指标,在此基础上给出一个更加准确的判断。与此同时,系统可以与心理精神科专家库进行对接,在系统无法做出判定时,可以将所有数据以及系统做出的可能结果假设进行远程投递,发送给相应领域或可能领域的专家,再进行进一步的诊断评估。

如进一步量化对心理活动观察中所得印象,则需应用标准化评定量表进行远程评估,有助于临床医生对患者做出具体的诊断评估,同时可评估疾病的严重程度和病情的演变过程。在线问卷调查包含人口学信息、自助自评量表、基于移动传感技术的生理监测,以及基于收集到的信息而得到的个人量表评估报告。人口学资料包括年龄、教育程度、职业、地区、婚姻状况等。常见的抑郁评定量表、焦虑评定量表、精神分裂症评定量表均可用于远程评估。此外,可应用袁勇贵课题组研发的"心身症状量表"筛查人群的心理生理问题,"健康焦虑量表"筛查群众对躯体健康的关注程度,"应激感受量表及创伤后愤懑量表"评估个体自身感受到的生活中难以控制、难以预测或超负荷的情况,"艾森克人格问卷"评估个体的人格特征。

第三节　虚拟现实技术在心理治疗中的应用

虚拟现实（virtual reality，VR）是当前迅速发展起来的一项新兴技术。VR 领域的先驱 Burdea 认为，"VR 是一个合成的计算机用户界面，通过视、听、触、嗅等多种感知渠道对现实进行模拟"。VR 是人工构造的、存在于计算机内部的环境，通过一些特殊设备，如头盔式显示器、图形眼镜、数据手套、立体声耳机、追踪系统、三维空间传感器等，用户能够以自然的方式与这个环境交互（包括感知环境并干预环境），从而产生置身于相应的真实环境中的虚幻感、沉浸感、身临其境的感觉。

随着技术的不断普及和应用，VR 为心理治疗提供了崭新视角，越来越多的临床心理学者开始尝试在心理治疗中运用 VR 技术。VR 技术具备多通路、灵活可控的刺激源，允许患者在计算机模拟的环境中体验与交互，而且虚拟情境在很多情况下比真实情境更容易获得，也更安全，使得研究摆脱了现实情况的限制，且对变量具有更大的可控性，因而相比于传统治疗更有优势。以下概述 VR 技术运用于心理治疗领域的国际最新研究进展。

一、VR 技术在焦虑障碍治疗中的应用

焦虑障碍主要是以焦虑、恐惧、紧张等体验和表现为特征的一组心理障碍，包括分离焦虑障碍、特定恐怖症、社交焦虑障碍、惊恐障碍、广场恐怖症、广泛性焦虑障碍、物质/药物所致的焦虑障碍等多种亚型。暴露疗法已被证实是治疗焦虑障碍最有效的方法之一。近年来，研究者将 VR 技术和暴露疗法结合起来，称之为 VR 暴露疗法（virtual reality exposure therapy，VRET），呈现模拟的暴露场景供患者体验、交互，即使用 VR 手段制定特定的虚拟情景并将患者暴露其中，从而引发其焦虑，达到治疗焦虑障碍的目的。当患者出现不适时可以立即停止，且整个过程的其他现实参与者很少（可以通过虚拟人物实现），有利于保护患者隐私，并且避免了真实暴露场景中的不可控因素造成的伤害，在刺激种类、刺激强度等方面都表现出了更大的可控性。VRET 具有能绝对控制暴露刺激及暴露量等要素，且用户往往能够在近乎真实的场景下体验到比现实刺激的更低的焦虑感、恐惧感的优点，因而优于传统的暴露疗法。

VRET 主要通过对恐惧的条件反射模型理论来对患者进行干预,患者长时间暴露于导致其产生症状的虚拟刺激场景中,使得患者产生适应过程而消除症状,并改变对刺激的感知和认识。VRET 的具体操作是将患者暴露在通过虚拟现实技术生成的恐惧对象或场景中,逐步降低患者的恐惧或焦虑感,并在暴露后辅之以认知行为疗法和心理教育等。对于较重的患者,则配合药物治疗进行,再进行虚拟现实环境的暴露。比如,在对社交焦虑症的治疗中,可使用 VR 技术建立虚拟的社交情景、社交人物,使患者置身于虚拟的社交环境中,根据患者实际情况,调整暴露练习的等级,循序渐进,逐渐提高患者对焦虑的阈限,从而改善患者的症状;在对考试焦虑症的治疗中,可使用 VR 技术建立虚拟的考生的家、地铁、考试地点等,激发考生真实的焦虑情绪,进而进行干预。在对恐高症、广场恐惧症、幽闭恐惧症、动物恐惧症(如犬类恐惧症、鸟类恐惧症)等心理精神疾病的治疗中,虚拟现实技术也可以通过呈现相应的场景(如高楼电梯、空旷的广场、幽闭的密室、巡回出现的鸟类犬等)使患者暴露于此,暴露等级由低到高可以根据患者的恐惧程度调整,循序渐进,从而达到脱敏的效果。这种虚拟技术模拟的情景既可以保证逼真度,又比真实情景给予患者更多的安全感,避免患者出现过强的恐惧反应,且虚拟现实技术所能呈现的恐惧对象远多于现实中可以实现的,因此应用范围更广。

二、VR 技术在创伤后应激障碍治疗中的应用

创伤后应激障碍(post-traumatic stress disorder,PTSD)是指个体在经历、目睹或遭遇到一个或多个涉及自身或他人的实际死亡,或受到死亡的威胁,或严重的受伤,或躯体完整性受到威胁后,患者往往会出现创伤性再体验、回避和麻木、警觉性增高等症状。传统的心理治疗技术难以使个体遭受的创伤和灾难重现,患者只能对当时的情景进行回忆和想象,同时患者因为紧张、害怕,可能会隐瞒事实真相甚至逃避回忆,以至疗效不佳。VR 技术让患者通过长时间或反复接触应激情境,在一个相对安全的环境中分等级呈现暴露创伤相关的反应(痛苦的记忆、生理反应、行为反应),由低到高地克服创伤情境,不断习得应付技巧并适应应激情境,最终能够正确区分安全情境和危险情境,更迅速、有效地减少症状。新兴的 VR 技术能够依托 VRET,依据患者个体所经历的事故进行针对性还原与重现,使患者在感官体验上重现完整的虚拟创伤场景,使他们重新体验当时受伤的经历,直面创伤性事件,增加患者在创伤

事件和会话中的注意力,并促进他们的记忆检索。一段时间的暴露使其恐惧反应逐渐消退,最终消除恐惧,并认识到自己认知上的扭曲,促进其反思性思维以及具体认知的发展。McLay 等通过 VRET 治疗 42 名患有 PTSD 的现役军人,取得良好的疗效,并且后续随访显示患者病情保持稳定。Rothbaum 等研究 156 名患有 PTSD 的伊拉克和阿富汗战争的退伍军人,在 6 次 VR 治疗后,患者的 PTSD 症状明显减轻。Mclay 等研究了 85 名患有 PTSD 的参加过伊拉克和阿富汗战争的现役军人,在 9 周的治疗后,VRET 疗法和控制暴露疗法(control exposure therapy,CET)均能减轻 PTSD 症状。很多现役军人愿意接受 VR 治疗而拒绝传统谈话治疗,是因为怕谈话内容被同事和上级知道而影响自己职业的发展,而 VR 治疗可以保护隐私,这也是其独特价值所在。

基于 VR 技术的认知—运动方法治疗 PTSD 是基于记忆再巩固理论和认知具体化,将向前运动作为增加患者暴露于创伤事件影响的重要因素,允许患者"步入过去"。这种将患者暴露于虚拟的创伤事件的做法,使得患者能够接近过去的创伤事件,患者的行为反应也与通常使用的回避反应完全相反,从而使得患者能够产生新的发散性思维。这种做法有助于增强患者的个人效能感和自我反省。这种治疗效果是由患者在虚拟现实中的高情感投入产生的,能够给患者带来康复。

难治性 PTSD 可应用基于 VR 技术的多模块动作辅助记忆脱敏和再巩固模型。在这种创新的治疗中,治疗环境从面对面的久坐状态转变为并排的激活情境,患者在虚拟环境中走向与创伤相关的图像,并接受双注意任务,进一步促进新的学习和巩固,具有激活创伤场景、个性化定制治疗过程等新元素。患者在回到过去创伤性的场景中时也更为安全。

三、VR 技术在其他心理障碍治疗中的应用

对于社交焦虑障碍,要求患者参与到多个虚拟人物的派对中并由浅入深地与他人交流,被试的社交焦虑问卷得分、皮肤电导和心率等生理指标记录显示其焦虑水平得到有效缓解。

对于特定恐惧症,患者接受在特定物体或场景中的 VR 暴露疗法,在多刺激的暴露下,患者具有良好的短期和长期疗效,使用 VR 技术治疗特定恐惧症,能够避免患者在真实场景中受到伤害,根据患者的实际情况建立适合其治疗的情境及方法,更加高效,有助于其增强自信,能够更好地消除患者的焦虑

及逃避行为,也更容易被患者接受。

对于进食障碍,患者往往持有不正确的体像观念。将 VR 技术与认知行为技术结合起来,可对进食障碍的患者有效。利用 VR 技术制作模拟厌食症患者的虚拟人,让患者观看这种虚拟人成功完成各种对体形有严格要求的任务,从而纠正患者对自己体形的态度和认知,帮助患者处理挑战消极认知和信念,修正患者的体像观念。此外,对患者身体图像干预能有效治疗进食障碍,然而传统的心理疗法缺乏针对身体图像的治疗,VR 技术却能弥补这一缺憾,它能在治疗过程中为患者提供可操作、可控制的身体图像治疗方案。Marco等将 34 名厌食症女性患者随机分到实验组和参照组,使用 VR 技术生成 5 个虚拟环境区域以配合实验组的治疗。结果显示,实验组治疗效果显著优于参照组,显著改善了自我形象紊乱问题。MR de Carvalho 等筛选出 19 篇使用 VR 治疗神经性贪食症和暴食症的文献,部分研究使用与认知行为技术有关的基于 VR 环境的治疗,显示患者在改变动机、自尊、身体形象紊乱以及减少暴食具有潜在功效。VR 技术不仅给进食障碍的治疗提供了更便利的操作性,还带来了更佳的治疗效果。

对于精神分裂症,VR 技术主要模拟患者在生活中出现的各种幻觉。通过画面的形式呈现给患者,帮助患者认识到这些幻觉是由疾病引起的,是一种病态的不正常的心理,帮助患者忽略生活中出现的幻觉。在治疗期间,虚拟现实技术能够帮助患者认识到哪些行为方式是错误的,从而改变其行为方式。同时 VR 技术还可以向患者展示出患者所听到的听觉语言幻觉,并使患者能与其进行自我对话,从而对具有听觉语言幻觉的患者起效。很多精神分裂症病患抵触进行纸笔形式的实验,却享受使用 VR 设备,并且在实验中表现得更加配合。Smith 等让 32 名精神分裂症患者使用 VR 面试培训程序,治疗结束后 6 个月,很多被试都能成功找到工作。VR 技术开发的社会技能培训简单易用,可以有效提高患者的社会功能及自我效能感。

对于注意缺陷与多动障碍,有研究者使用基于 VR 技术的冥想训练来治疗成人 ADHD。冥想(meditation)是一系列自我调节方法的集合,这些方法通过对注意和觉知(awareness)的训练,对心理加工过程进行更好的自主控制,进而提升整体的心理幸福感,培育出诸如平和、清明、专注等特定能力。基于虚拟现实技术开发的虚拟的冥想训练,包括内观呼吸、正念冥想等,能够向用户展示逼真的自然风光,如森林、草原、田园等,并伴随着柔和舒缓的音乐以及逼真的蝉鸣、溪流、雨滴等声音,给予用户仿佛置身于优美的自然风景中的体验;令人舒适的背景音乐同时可以促使多巴胺的分泌;同时伴有专业的冥想指导语,将患者置于虚拟的场景中进行治疗,能够有效改善 ADHD,降低患者的抑郁、焦虑,提升其社会功能和生活质量。除冥想训练外,虚拟现实技术还能够设计一些有利于提升专注力的小游戏,如舒尔特方格、迷宫游戏等,来治疗 ADHD。基于 VR 的专注游戏真实感更强,更能够引起患者尤其是青少年患者的兴趣。

对于孤独症,VR 技术由于能够借助数字化方式生成安全、重复、多样化的虚拟环境,因而在自闭症的研究与干预上发挥重要作用。Maskey 等的研究显示,在模拟真实环境的虚拟世界中,自闭症患者能够较为迅速地克服恐惧,学会用眼睛注视等方式与虚拟环境互动和交流,经过这种学习和训练,所达到的效果可转移到现实环境中,从而显著改善其社交等相关技能。Didehbani 等研究 30 名自闭症谱系障碍儿童,在接受 VR 社会认知训练后,发现患儿的情绪识别、社会归因和类比推理的执行功能有所改善。相对于在真实环境中学习治疗,VR 还具有一些独特的优势,如:可以有选择性地去除复杂的难以理解的刺激,可以利用短暂休息来控制时间,向被试澄清在互动过程中的变量;还可以用轻松娱乐的方式来进行学习训练,如 VR 技术可以和音乐治疗方法结合治疗自闭症患者,提高患者的交流和互动水平。

对于物质依赖行为,基于虚拟现实的线索暴露技术,能够融合近端及远端场景线索的复杂虚拟线索环境,可为物质成瘾患者提供具有更好的生态效度的治疗方法,以及标准化的系统治疗平台。利用虚拟现实获得增强的线索反应模式,能够提高患者渴求评估的生态效度,还可以利用虚拟现实呈现高危复吸情境,进而为患者提供应对技能训练。

此外,VR 技术还可用于放松、自我接纳等治疗。在 VR 创造的虚拟世界中,患者仿佛置身于静谧的森林、草原、田园中,甚至能够听到窸窸窣窣的蝉鸣、溪流、雨滴、微风吹动树叶等声音,使患者,尤其是长期生活在钢筋水泥的丛林中的城市患者,能够在虚拟场景中亲近自然风光,同时伴有轻柔动听的背景音乐和专业的指导放松的指导语,进而促进放松,缓解情绪问题。患者还可以通过佩戴虚拟现实头盔,使用与头盔配套的画笔尽情创作,在艺术的世界中释放负面情绪、缓和情感上的冲突。同时,在将意念转化为具体形象的过程中,传递出个人的需求与情绪,使其人格获得调整与治疗。在自我接纳的心理治疗中,VR 技术可以实现在虚拟的世界中让患者形成不同的身份、角色甚至其他形式的自我,使患者进行角色体验与扮演,在角色扮演的过程中,患者能够转换角色视角,从旁观者转为当事人,从而从不同的视角出发重新审视自己,推翻原来不正确的观念,促进患者全方面认识自我,最终达到悦纳自我的效果。

第四节 数字疗法在心理治疗中的应用

数字疗法又称数字医疗或电子疗法,是近年来兴起的一种新型疗法。它结合了信息技术、医学和心理学等多个领域的知识,利用计算机、移动终端及互联网等数字技术,通过软件、APP、VR、AR、AI 等数字化工具和平台,对人们的身心健康进行干预和治疗。数字疗法的目标在于通过精准的个性化医疗服务,辅以大数据分析、人工智能等技术手段,实现疾病预防、诊治及康复的全流程管理。数字疗法按照临床应用领域可分为心理治疗、神经康复、慢性病管理、个人健康管理等;按照技术类型可分为人工智能、虚拟现实、增强现实、大数据等;按照使用场景可分为医院内用、家庭用、社区用等。

数字疗法在心理治疗领域有着广泛的应用。随着社会压力和生活方式的变化,人们心理健康问题愈发突出,而传统的心理治疗手段存在着诸多局限性。新冠疫情的发生不仅拓展了数字疗法在精神心理疾病服务方面的运用,也推动了精神心理健康在线医疗服务市场的增长。相比传统治疗模式,数字诊疗可更高效地跟踪回访、评估疗效,并为患者提供进一步的改善建议,预防复发,帮助患者获得健康生活。数字疗法将传统心理治疗与数字信息技术相结合,可以提供更为便捷、个性化、随时可得的心理健康服务,广泛获得用户的认可和好评。

我国的心理健康行业起步较晚,精神心理领域医疗资源不足,直到近几年,数字心理健康行业才受到资本的重点关注。《2021 心理健康行业洞察报告》显示,近年来,数字心理健康产品研发,大致分为情绪数据追踪(干预)、AI 心理咨询、VR 心理治疗及数字药物四个领域。数字疗法在解决心理健康问题上,尤其在针对抑郁症和焦虑症等精神健康问题的线上认知行为疗法(iCBT)上表现突出。根据英格兰 NHS - IAPT 的一项大数据的研究报告证实,iCBT 干预可以有效治疗抑郁症和焦虑症,并可以在心理健康治疗的需求不断增加的情况下,有望成为治疗方案中必要的组成部分。在抑郁症、创伤后应激障碍、焦虑症和失眠的治疗中,使用数字疗法可以避免药物治疗所带来的上瘾症状,并可以提供更为显著的疗效。波士顿的 Pear Therapeutics 公司与瑞士诺华制药公司旗下的 Sandoz 公司合作开发了一款名为 reSET 的应用程序,该程序可为药物滥用症提供线上认知行为治疗;同时 Pear Therapeutics 公司正与弗吉尼亚大学合作,准备开发一种名为 Somryst 的治疗方法,用于精神分裂症、失眠和抑郁症等疾病。该领域的领导者——Big Health 公司于 2019 年 2 月发布了新的数字疗法产品 Daylight,用于缓解焦虑。在此之前,Big Health 的另一款数字疗法产品 Sleepio 已经证明可以有效帮助提升睡眠质量。医生使用数字化治疗抑郁症可以实时监控患者,并轻松地将患者的每日情绪和每两周一次的抑郁症调查表结果发送到专门的医院网络。移动应用程序提示患者填写症状问卷。完成调查表后,数据立即上传到临床医生的电脑端,用于患者监测。仪表板以清晰易懂的方式显示结果。整个过程仅需花费几分钟,治疗师将始终获得有关患者状况的最新信息。便捷的通讯方式使临床医生能够向其患者频繁且准确地反馈信息。这对于在整个治疗过程中保持患者动力,帮助他们进行持久的生活方式改变至关重要。患者不再需要等待几天甚至几周的时间才能再次拜访临床医生,从而可以识别并解决问题。

数字疗法在心理治疗中的常见应用方式包括:①在线心理咨询:通过在线平台,患者可以与专业的心理咨询师进行远程交流,进行心理咨询和治疗,包括对焦虑、抑郁、应激等问题的支持和指导;②移动应用程序:开发了许多心理健康和自助应用程序,这些应用程序提供放松技巧、冥想、自我观察、情绪跟踪等功能,帮助用户管理和改善心理健康;③虚拟现实治疗:虚拟现实技术可以模拟各种情境和环境,为患者提供安全的环境来面对恐惧、社交焦虑、创伤后应激障碍等问题,以便进行曝光疗法和认知重构;④在线自助计划:数字疗法平台提供了通过自学方式进行心理健康干预的自助计划,如认知行为疗法、应激管理、情绪调节等,让患者能够在灵活的时间和地点进行学习和实践;⑤数字心理评估工具:利用在线问卷和评估工具,可以为患者提供心理健康评估和筛查,辅助心理诊断和治疗计划的制定。

数字心理健康产品的核心应用理念是:在早期进行干预,降低受助者从轻中度困扰转化成重度障碍的可能性,意义在于日常锻炼、维护,其优势包括易获得性、隐私性、灵活性和个性化,为患者提供了更方便、实用和可持续的心理支持和治疗选择。然而,如果已经出现严重心理障碍和病情复杂等问题,仍然要赶快寻求医院帮助。因此,在选择和应用数字疗法时,专业医生的评估和指导非常重要。此外,数字疗法还存在很多挑战,如患者会不会严重依赖智能手机、患者数据的隐私和安全性和如何为患有多种精神障碍的患者提供服务等。越来越多的数据已经证明医生支持的数字治疗方法的有效性和可行性。相信未来,数字疗法在医学和医疗保健方面能帮助更多的精神障碍患者。

◇ 延伸阅读材料

数字疗法代表性公司和产品

1. Pear Therapeutics

Pear Therapeutics 公司开发的 reSET 应用是针对物质使用障碍(SUD)的 90 天处方数字治疗(PDT),旨在为目前就诊的 18 岁以上患者提供认知行为疗法,作为应急管理系统的辅助手段在临床医生的监督下接受门诊治疗。用于临床医生和其他医疗保健医生的关联仪表板可以用作治疗的一部分,仪表板显示有关患者使用 reSET 的信息,包括完成的课程、患者报告的药物使用、患者报告的渴望和触发、依从性奖励以及诸如尿液药物筛查结果之类的临床数据输入。

2. Happify Health

Happify Connect 是 Happify Health 公司开发的心理健康管理平台,可以让使用者能够与心理健康护理机构建立联系,从而更有利于在家中实现交流。该平台将使用心理健康资源引导患者进行精神疾病的治疗,包括 Happify 平台内的自我指导工具,通过在线治疗和心理医生为患者提供更具备个性化的治疗方案。

3. NightWare

NightWare 是 NightWare 公司开发一款 App 应用,旨在帮助创伤后应急障碍症等受创伤噩梦困扰的人,以获得更宁静的睡眠。这是一项可穿戴的技术,并获得了 FDA 突破创新设备认证。它可以学习佩戴者的睡眠方式并为每个人量身定制治疗方法,为患者提供优质睡眠。

4. 壹心理

广州市人心网络科技有限公司成立于 2011 年 7 月,是一个专业的全生态心理服务平台。公司秉持着"世界和我爱着你"的品牌主张,通过有趣的心理内容、多维的心理诊断工具、及时的心理疏导、专业的心理学教育和庞大的心理专家资源,为需要心理帮助的人提供在线解决方案,输出健康、科学的心理学价值。公司旗下有壹心理、冥想星球、口袋心理测试等线上诊断 App。

5. 暖心理

暖心理成立于 2015 年 3 月,专注于用互联网让心理学更便捷,有 App、网站、公众号,主要功能包括:心理咨询、测评、课程、问答、减压音频、杂志等。秉持"只愿,你被这个世界温暖相待"的理念,用心服务于每一个人。

数字化心理治疗案例

网友"仙芽儿"结束一天的工作后,拖着疲惫的身体回到家中。她的微信通知亮起,"暂停实验室情绪减压计划"发来了当日练习进度通知。通过前期详细的情绪、心理状况的问卷调研后,就可以进入每日练习。每日练习里有两类:正念和书写,来自主流循证心理干预里被验证有效的方法,被"暂停实验室"把它们变成了一套科学的、对普通用户友好的线上自助训练计划,同时在练习过程中有专业人员全程答疑。训练计划从零基础开始,对于长期困扰者会有更进阶的行动方案。戴上耳机,点开练习内容,随之而来清澈的正念声音,伴随着有序的呼吸。"仙芽儿"在 10 分钟的正念中,昏沉的大脑得到了舒缓,在腹式呼吸的作用下,思绪进入了相对缓慢而专注的状态。正念结束后,她再依据练习内容中的第二部分"情绪日记书写",认真地在笔记上按照当天的心理学书写模板,记录下当天发生的事情、情绪的变化及任何想记录的内容。

(尹萱萱　袁勇贵)

参考文献

[1] 姚树桥，杨艳杰. 医学心理学[M]. 7版. 北京：人民卫生出版社，2018.

[2] 潘芳. 医学心理学：双语教材[M]. 2版. 北京：高等教育出版社，2017.

[3] 姜乾金. 医学心理学：理论，方法与临床[M]. 北京：人民卫生出版社，2012.

[4] 姚树桥，杨彦春. 医学心理学[M]. 6版. 北京：人民卫生出版社，2013.

[5] 郝伟，陆林. 精神病学[M]. 8版. 北京：人民卫生出版社，2018.

[6] 沈渔邨. 精神病学[M]. 5版. 北京：人民卫生出版社，2009.

[7] 姜乾金. 心身医学[M]. 北京：人民卫生出版社，2007.

[8] 中华医学会精神科分会. 中国精神障碍分类与诊断标准[M]. 济南：山东科学技术出版社，2002.

[9] 陆林. 沈渔邨精神病学[M]. 6版. 北京：人民卫生出版社，2018.

[10] 宋晨辉，周莹，冯贞. 肺癌放疗患者心理状态影响因素分析及对策[J]. 齐鲁护理杂志，2023，29(11)：84-88.

[11] 王志峰，廖国龙，欧阳鹏，等. 恶性肿瘤晚期患者心理问题的影响因素分析[J]. 中国现代药物应用，2023，17(1)：41-44.

[12] 高鹏，周彩. 医患关系、健康水平与医疗经济负担[J]. 西安交通大学学报(社会科学版)，2023，9(1)：163-174.

[13] 李茜，刘松林. 从心理学角度谈建立良好的医患关系[J]. 解放军医院管理杂志，2001，8(2)：156-158.

[14] 周婷婷，金艾裙. 基于心理契约的和谐医患关系建构[J]. 锦州医科大学学报(社会科学版)，2022，20(2)：28-32.

[15] 李丹. 精神科医患关系的特点与医疗纠纷的防范[J]. 中国民康医学，2005，17(12)：763-764.

[16] 杜永军. 新时代和谐医患关系的构建研究[D]. 合肥：安徽医科大学，2022.

[17] 肖雨潼. 基于医患关系现状对医患沟通技巧运用的浅析[J]. 中国医药指南，2022，20(19)：186-189.

[18] 吴爱勤，袁勇贵. 临床心身医学[M]. 南京：东南大学出版社，2023.

[19] 王贞贞，胡新桃，唐劲松. 基于心理治疗理论探讨精神科心理治疗中的医患沟通技巧[J]. 四川精神卫生，2014，27(2)：181-183.

[20] 陈秀丽，刘诗卉，陈伟，等. 医患沟通艺术：更有效的医患沟通技巧[J]. 中国医院，2019，23(7)：40-41.

[21] 李鹏. 医患沟通重要性及处理技巧[J]. 世界最新医学信息文摘，2018,18(35)：176-177

[22] 马桂珍. 论医患沟通技巧[J]. 河北企业，2016(9)：22-23.

[23] 袁勇贵，岳莹莹. 中国心身医学学科发展方向和机遇[J]. 东南大学学报（医学版），2020，39(5)：557-561.

[24] 崔阳，张晓. 纤维肌痛综合征的研究进展[J]. 中华风湿病学杂志，2006，10(2)：114-116.

[25] 吴爱勤，袁勇贵. 中国心身相关障碍规范化诊疗指南[M]. 北京：中华医学电子音像出版社，2022.

[26] 刘晓云，胡嘉滢，吴爱勤，等. 心身相关障碍的分类与处置[J]. 实用老年医学，2017，31(10)：903-905.

[27] 杨新艳. 论心理因素与消化性溃疡的关系[J]. 陕西中医药大学学报，2016，39(3)：14-16.

[28] 黄进，徐志伟. 从心身疾病浅析糖尿病从肝论治[J]. 上海中医药杂志，2008，42(10)：30-32.

[29] 刘相辰. 常见心身疾病的早期诊断与筛查[J]. 智慧健康，2018，4(11)：35-37.

[30] 杨家慧，陈宏翔，喻楠. 心身性皮肤病特点与类型的研究进展[J]. 皮肤科通报，2021，38(2)：157-161.

[31] 韩铁牛，岳婷婷，陈继进. 阿戈美拉汀治疗2型糖尿病合并抑郁障碍患者对其血糖指标的影响[J]. 现代医学与健康研究电子杂志，2023，9(1)：138-141.

[32] 袁勇贵，辛晓芸. 前言：绿色心身治疗技术在老年心身疾病中的运用[J]. 实用老年医学，2020，34(11)：1105-1106.

[33] 王向群，王高华. 中国进食障碍防治指南[M]. 北京：中华医学电子音像出版社，2015.

[34] 赵忠新. 睡眠医学[M]. 北京：人民卫生出版社，2016.

[35] 张斌. 睡眠医学新进展[M]. 北京：人民卫生出版社，2018.

[36] 张斌. 失眠的认知行为治疗：逐次访谈指南[M]. 北京：人民卫生出版社，2012.

[37] 吴伟，邓丽影. 昼夜节律失调性睡眠觉醒障碍的治疗策略[J]. 中国临床药理学与治疗学，2021，26(5)：511-515.

[38] 陈子晨，汪新建. 从DSM-Ⅳ躯体形式障碍到DSM-5躯体症状障碍[J]. 心理科学进展，2013(11)：1967-1975.

[39] 骆艳丽等. 无"疾"之痛—聚焦躯体症状障碍. https://v.qq.com/x/page/h0393b3gyx2.html

[40] 吴爱勤. 心身医学分类诊断评估策略[J]. 实用医院临床杂志，2015，1(6)：1-6.

[41] 国家卫生健康委员会. 中国卫生健康统计年鉴 2019-2022[M]. 北京：中国协和医科大学出版社.

[42] 黄俊峰，刘果，高柏慧，等. 国外自杀风险评估量表研究进展[J]. 国际精神病学杂志，2015，42(3)：135-138.

[43] 钱铭怡. 心理咨询与心理治疗：重排本[M]. 北京：北京大学出版社，2016.

[44] 郭召良. 认知行为疗法入门[M]. 北京：人民邮电出版社，2020.

[45] 马辛，赵旭东. 医学心理学[M]. 3 版. 北京：人民卫生出版社，2015.

[46] 张海音. 医学心理学[M]. 上海：上海交通大学出版社，2015.

[47] 王仕民. 心理治疗方法论[M]. 广州：中山大学出版社，2005.

[48] 杨韶刚. 人性的彰显：人本主义心理学[M]. 济南：山东教育出版社，2009.

[49] 杨韶刚. 人本主义心理治疗的技术与发展[J]. 心理研究，2008，1(3)：11-15.

[50] 李学谦. 心理剧治疗[J]. 上海精神医学，1988(4)：163-167.

[51] 刘蓉，郑碧茹. 罗杰斯以"人为中心"心理治疗理论在心理咨询和心理治疗中的应用[J]. 科教导刊，2009(31)：113-114.

[52] 沈晓夫. 格式塔心理疗法[J]. 科学大观园，2003(6)：63.

[53] 张源侠. 格式塔疗法的治疗技巧[J]. 应用心理学，1991(3)：31-35.

[54] 曹任飞，杨广柱. 沟通分析理论综述[J]. 中国校外教育（下旬刊），2018(1)：88-89，111.

[55] 周稳荣. 弗兰克尔的意义疗法研究[D]. 合肥：安徽大学，2021.

[56] 魏宏波，任其平. 论宾斯万格存在分析的治疗技术[J]. 南京师大学报（社会科学版），2011(3)：121-125.

[57] (加)莱斯利·S. 格林伯格(Leslie Greenberg). 情绪聚焦疗法[M]. 孙俊才，郭本禹，译. 重庆：重庆大学出版社，2015.

[58] (加)苏珊·约翰逊(Susan M. Johnson). 婚姻治疗的九个步骤：情绪取向的婚姻治疗[M]. 刘婷，曾履元，刘琦，译. 上海：华东师范大学出版社，2011.

[59] 黄河，袁勇贵. 平衡心理治疗的理论与实践[J]. 中华医学信息导报，2022，37(12)：17.

[60] 葛楚英. 平衡学[M]. 武汉：湖北人民出版社，2013.

[61] 吕爱平. 论中医辩证思维的内涵与特点[J]. 中国中医基础医学杂志，2009，15(7)：481，503.

[62] 张庭辉. 当代心理治疗理论及技术整合发展趋向的嬗变[J]. 精神医学杂志，2018，31(3)：228-230.

[63] 白福宝，杨莉萍. 当代心理治疗整合的反思与展望[J]. 医学与哲学，2012，33(9)：33-

34，73.

[64] 周力丹，陈蕙静，王春光，等. 虚拟现实技术在物质滥用治疗中的研究进展[J]. 科学通报，2017，62(9)：888-896.

[65] 柳菁. 虚拟现实技术应用于心理治疗领域的最新进展[J]. 心理科学，2008，31(3)：762-764.

[66] 王雪，王广新. 虚拟现实暴露疗法在心理治疗中的应用研究综述[J]. 心理技术与应用，2014(12)：12-14，18.

[67] 美国精神医学学会. 精神障碍诊断与统计手册：案头参考书[M]. 张道龙，等译. 北京：北京大学出版社，2014：97-108.

[68] 李涛. 心理治疗技术的新发展：虚拟现实及其应用[J]. 陕西师范大学学报(哲学社会科学版)，2005，34(2)：118-122.

[69] 马前广，杨晓哲. 虚拟现实技术在心理治疗中的进展、争议与展望[J]. 心理咨询理论与实践. 2019，1(5)：212-231.

[70] 游立雪，李勋祥. 虚拟技术在心理治疗中的应用研究[J]. 数字技术与应用，2016(11)：77-79.

[71] Bruce E C, et al. Introduction to clinical psychology：science and practice[M]. New York：McGraw-Hill, 2002.

[72] Charles G M, et al. Understanding Psychology. [M]. 8th. NJ：Prentice-Hall, 2007.

[73] Colman A M. Dictionary of psychology[M]. Oxford：Oxford University Press, 2003

[74] Cole M, John-Steiner V, Scribner S, et al. Mind in society：The development of higher psychological processes[J]. Psychological Processes, 1978, 7740(1)：774027

[75] Bastian H C. Sensation and perception. —I[J]. Nature, 1869, 1：213-214.

[76] Rueda M R, Moyano S, Rico-Picó J. Attention：The grounds of self-regulated cognition [J]. Wiley Interdisciplinary Reviews Cognitive Science, 2023, 14(1)：e1582.

[77] Phelps E A, Hofmann S G. Memory editing from science fiction to clinical practice[J]. Nature, 2019, 572：43-50.

[78] Doebel S. Rethinking executive function and its development [J]. Perspectives on Psychological Science：a Journal of the Association for Psychological Science, 2020, 15 (4)：942-956.

[79] Rodriguez M, Kross E. Sensory emotion regulation[J]. Trends in Cognitive Sciences, 2023, 27(4)：379-390.

[80] Kanaev I A. Evolutionary origin and the development of consciousness[J]. Neuroscience and Bio-behavioral Reviews, 2022, 133：104511.

［81］Anderson C A, Dill K E. Video games and aggressive thoughts, feelings, and behavior in the laboratory and in life［J］. Journal of Personality and Social Psychology, 2000, 78(4): 772-790.

［82］安德森. 认知心理学及其启示［M］. 秦裕林,等译. 7版. 北京:人民邮电出版社,2012.

［83］Baddeley A, Eysenck M W, Anderson M C. Memory［M］. London: Psychology Press, 2014.

［84］Bandura A. Social Learning Theory［M］. NJ:Prentice-Hall,1977.

［85］Boakes R. From Darwin to Behaviourism: Psychology and the minds of animals［M］. London:Cambridge University Press, 2014.

［86］Bohart A C, Tallman K. How clients make therapy work: the process of active self-healing［M］. Array Washington, DC: American Psychological Association, 1999

［87］Schneider K J, Bugental J F T, Pierson J F. The handbook of humanistic psychology ［M］. Sage Publications, Inc,2002.

［88］Wolpaw J R. Harnessing neuroplasticity for clinical applications［J］. Brain, 2012, 135 (4): e215.

［89］Freud S. The interpretation of dreams［M］. Vintage, 1900.

［90］Freud S. Three Essays on the Theory of Sexuality［M］. Vintage, 1905.

［91］Gazzaniga M S, Ivry R B, Mangun G R. Cognitive neuroscience: The biology of the mind ［J］. Quarterly Review of Biology,2002.

［92］Joseph S, Linley P A. Positive therapy: a meta-theory for positive psychological practice ［M］. 2006

［93］James W. Biological psychology［M］. Kalat, 2012.

［94］Kandel E, Schwartz J. Principles of neural science (5th)［M］. Jessell:McGraw-Hill Medical,2000.

［95］Kazdin A E. History of behavior modification: Experimental foundations of contemporary research［J］. 1978.

［96］Kolb B, Whishaw I. An introduction to brain and behavior［J］. Worth ,2000

［97］Lezak M D. Neuropsychological assessment［M］. Oxford University Press, 1995.

［98］Linden D E. The challenges and promise of neuroimaging in psychiatry［J］. Neuron, 2012, 73(1): 8-22.

［99］Snyder C R, Lopez S J. Handbook of positivepsychology［M］. New York: Oxford University Press, 2002

［100］Neisser U. Cognitive psychology［M］. New York: Appleton-Century-Crofts, 1967.

[101] Pavlov. Conditioned reflexes: an investigation of the physiological activity of the cerebral cortex[M]. London: Oxford University Press, 1927.

[102] Pinel J P, Barnes S J. Biopsychology[M]. Harlow: Pearson, 2017.

[103] Poldrack R A. Is "efficiency" a useful concept in cognitive neuroscience? [J]. Developmental Cognitive Neuroscience, 2015, 11: 12-17.

[104] Posner M I, Raichle M E. Images ofmind[M]. New York: Scientific American Library, 1994.

[105] Prochaska J O, Norcross J C, Diclemente C C. Changing for good: the revolutionary program that explain the six stages of change and teaches you how to free yourself from bad habits[M]. New York 7 W. Morrow. 1994.

[106] Rank O. The Myth of the Birth of the Hero: A psychological exploration of myth[M]. Vintage Books, 1924.

[107] Rogers C. On becoming a person: A therapist's view of psychotherapy[M]. Personne Houghton Mifflin Company, 1961

[108] Seligman M E, Csikszentmihalyi M. Positive psychology. An introduction[J]. The American Psychologist, 2000, 55(1): 5-14.

[109] Skinner BF. The Behavior of organisms: An ExperimentalAnalysis[M]. Appleton-Century. 1938.

[110] Skinner B F. Science and human behavior[M]. New York, Macmillan: 1953.

[111] Skinner B F. Operant behavior[J]. American Psychologist, 1963, 18(8): 503-515.

[112] Sternberg R J, & Sternberg K. Cognitive psychology (7th.) [M]. Cengage Learning. 2016.

[113] Wampold B E, Imel Z E. The great psychotherapy debate: the evidence for what makes psychotherapy work[M]. Routledge. 2015.

[114] Windholz G. Ivan Petrovich Pavlov: A Russian life inscience[M]. Oxford University Press, 1997.

[115] Gualandi R, Masella C, Viglione D, et al. Exploring the hospital patient journey: What does the patient experience? [J]. PLoS One, 2019, 14(12): e0224899.

[116] Mitchell M. Patient anxiety and conscious surgery[J]. Journal of Perioperative Practice, 2009, 19(6): 168-173.

[117] Moon A S, Menendez M E, Moverman M A, et al. Spine surgeon assessments of patient psychological distress are inaccurate and bias treatment recommendations[J]. Spine, 2022, 48(13): 908-913.

[118] Salonia A, Bettocchi C, Carvalho J, et al. EAU Guidelines on Sexual and Reproductive Health[M]. European Association of Urology,2020.

[119] Selice L, Morris K L. Mindfulness and sexual dysfunction: A systematic research synthesis[J]. Journal of Sex & Marital Therapy, 2022, 48(4): 323 – 342.

[120] Burton C S, Mishra K. Pharmacologic therapeutic options for sexual dysfunction[J]. Current Opinion in Obstetrics & Gynecology, 2022, 34(6): 402 – 408.

[121] Burgess H J, Emens J S. Circadian-based therapies for circadian rhythm sleep-wakedisorders[J]. Current Sleep Medicine Reports, 2016, 2(3): 158 – 165.

[122] Bootzin R R. Stimulus control treatment for Insomnia. Proceedings, 80th Annual Convention, APA . 1972.

[123] Li L, Peng T C, Liu R, et al. Development of the psychosomatic symptom scale (PSSS) and assessment of its reliability and validity in general hospital patients in China[J]. General Hospital Psychiatry, 2020, 64: 1 – 8.

[124] Association A P. Diagnostic and Statistical Manual of Mental Disorders[M]. Arlington, VA: American Psychiatric Association, 2013.

[125] Croicu C, Chwastiak L, Katon W. Approach to the patient with multiple somatic symptoms[J]. The Medical Clinics of North America, 2014, 98(5): 1079 –1095.

[126] Qi M R, Li C L, Li J, et al. Fluoxetine reverses hyperactivity of anterior cingulate cortex and attenuates chronic stress-induced hyperalgesia [J]. Neuropharmacology, 2022, 220: 109259.

[127] Ji C F, Zhou Q, Qiu Y G, et al. Decline of anterior cingulate functional network efficiency in first-episode, medication-naïve somatic symptom disorder and its relationship with catastrophizing[J]. Journal of Psychiatric Research, 2021, 140: 468 – 473.

[128] Pan X D, Ding W N, Sun X, et al. Gray matter density of the dorsomedial prefrontal cortex mediates the relationship between catastrophizing and anxiety in somatic symptom disorder[J]. Neuropsychiatric Disease and Treatment, 2021, 17: 757 – 764.

[129] van Geelen S M, Rydelius P A, Hagquist C. Somatic symptoms and psychological concerns in a general adolescent population: Exploring the relevance of DSM-5 somatic symptomdisorder[J]. Journal of Psychosomatic Research, 2015, 79(4): 251 – 258.

[130] Henningsen P. Management of somatic symptomdisorder [J]. Dialogues in Clinical Neuroscience, 2018, 20(1): 23 – 31.

[131] KurlansikS L, Maffei M S. Somatic symptom disorder[J]. American Family Physician,

2016, 93(1): 49 – 54.

[132] ScarellaT M, Boland R J, Barsky A J. Illness anxiety disorder: Psychopathology, epidemiology, clinical characteristics, and treatment [J]. Psychosomatic Medicine, 2019, 81(5): 398 – 407.

[133] PerezD L, Aybek S, Nicholson T R, et al. Functional neurological (conversion) disorder: A core neuropsychiatric disorder [J]. The Journal of Neuropsychiatry and Clinical Neurosciences, 2020, 32(1): 1 – 3.

[134] Association A P. Diagnostic and Statistical Manual of Mental Disorders [M]. American Psychiatric Association, 2013.

[135] RaskindM A, Peskind E R, Chow B, et al. Trial of prazosin for post-traumatic stress disorder in military veterans [J]. The New England Journal of Medicine, 2018, 378(6): 507 – 517.

[136] Li L, Zhang Y B, Feng S M, et al. Reliability and validity of the brief psychosomatic symptom scale (BPSS) in patients from general hospitals [J]. General Hospital Psychiatry, 2023, 83: 1 – 7.

[137] PhelpsA J, Lethbridge R, Brennan S, et al. Australian guidelines for the prevention and treatment of posttraumatic stress disorder: Updates in the third edition [J]. The Australian and New Zealand Journal of Psychiatry, 2022, 56(3): 230 – 247.

[138] Maercker A, Cloitre M, Bachem R, et al. Complex post-traumatic stressdisorder [J]. Lancet, 2022, 400(10345): 60 – 72.

[139] Penninx BW, Pine DS, Holmes EA, et al. anxiety disorder [J]. Lancet, 2021, 397 (10277): 914 – 927.

[140] London: National Institute for Health and Care Excellence (NICE) 2022. Depression in adults: treatment and management.

[141] Herrman H, Patel V, Kieling C, et al. Time for united action on depression: A Lancet-World Psychiatric Association Commission [J]. Lancet, 2022, 399(10328): 957 – 1022.

[142] Bandelow B, Allgulander C, Baldwin D S, et al. World Federation of Societies of Biological Psychiatry (WFSBP) guidelines for treatment of anxiety, obsessive-compulsive and posttraumatic stress disorders-Version 3. Part I: Anxiety disorders [J]. The World Journal of Biological Psychiatry, 2023, 24(2): 79 – 117.

[143] Brakoulias V, Starcevic V, Albert U, et al. Treatments used for obsessive-compulsive disorder-An international perspective [J]. Human Psychopharmacology, 2019, 34 (1): e2686.

[144] Grover S, NguyenJ A, Viswanathan V, et al. High-frequency neuromodulation

improves obsessive – compulsive behavior[J]. Nature Medicine, 2021, 27: 232 – 238.

[145] FavaG A, Cosci F, Sonino N. Current psychosomatic practice[J]. Psychotherapy and Psychosomatics, 2017, 86(1): 13 – 30.

[146] McEwenB S. Physiology and neurobiology of stress and adaptation: Central role of the brain[J]. Physiological Reviews, 2007, 87(3): 873 – 904.

[147] Torgersen K, Bahrami S, Frei O, et al. Shared genetic architecture between neuroticism, coronary artery disease and cardiovascular risk factors[J]. Translational Psychiatry, 2021, 11: 368.

[148] Sirri L, FavaG A, Guidi J, et al. Type A behaviour: A reappraisal of its characteristics in cardiovascular disease[J]. International Journal of Clinical Practice, 2012, 66(9): 854 – 861.

[149] Dong Z Q, Zhou J, Conti A, et al. Association between alexithymia and non-suicidal self-injury in psychiatric patients: The mediating role of self-esteem and the moderating role of emotional intelligence[J]. Journal of Psychiatric Research, 2023, 162: 57 – 64.

[150] Soeiro T, Pradel V, Lapeyre-Mestre M, et al. Systematic assessment of non-medical use of prescription drugs using doctor-shopping indicators: A nation-wide, repeated cross-sectional study[J]. Addiction, 2023, 118(10): 1984 – 1993.

[151] Nelson-Jones R. The theory and practice of counselling psychology[M]. London: Holt, Rinehart and Winston, 1982.

[152] Wright J H, Brown G K, Thase M E, et al. Learning Cognitive — Behavior Therapy [M]. American Psychiatric Association Publishing, 2017.

[153] Hofmann S G, Asmundson G J G, Beck A T. The science of cognitive therapy[J]. Behavior Therapy, 2013, 44(2): 199 – 212.

[154] Thoma N, Pilecki B, McKay D. Contemporary cognitive behavior therapy: A review of theory, history, and evidence[J]. Psychodynamic Psychiatry, 2015, 43(3): 423 – 461.

[155] Angus L, WatsonJ C, Elliott R, et al. Humanistic psychotherapy research 1990—2015: From methodological innovation to evidence-supported treatment outcomes and beyond [J]. Psychotherapy Research: Journal of the Society for Psychotherapy Research, 2015, 25(3): 330 – 347.

[156] MarkowitzJ C, Weissman M M. Interpersonal psychotherapy: Principles and applications[J]. World Psychiatry: Official Journal of the World Psychiatric Association (WPA), 2004, 3(3): 136 – 139.

[157] WeissmanM M. Interpersonal psychotherapy: History and future[J]. American Journal of Psychotherapy, 2020, 73(1): 3 – 7.

[158] Riva G. Cybertherapy: internet and virtual reality as assessment and rehabilitation tools for clinical psychology and neuroscience[M]. Amsterdam: IOS Press, 2004.

[159] McLay R N, Graap K, Spira J, et al. Development and testing of virtual reality exposure therapy for post-traumatic stress disorder in active duty service members who served in Iraq and Afghanistan[J]. Military Medicine, 2012, 177(6): 635 - 642.

[160] RothbaumB O, Price M, Jovanovic T, et al. A randomized, double—blind evaluation of D-cycloserine or alprazolam combined with virtual reality exposure therapy for posttraumatic stress disorder in Iraq and Afghanistan War veterans[J]. The American Journal of Psychiatry, 2014, 171(6): 640 - 648.

[161] McLay R N, Baird A, Webb—Murphy J, et al. A randomized, head-to-head study of virtual reality exposure therapy for posttraumatic stress disorder[J]. Cyberpsychology, Behavior and Social Networking, 2017, 20(4): 218 - 224.

[162] NijdamM J, Vermetten E. Moving forward in treatment of posttraumatic stress disorder: Innovations to exposure-based therapy [J]. European Journal of Psychotraumatology, 2018, 9(1): 1458568.

[163] Van Gelderen M J, Nijdam M J, Vermetten E. An innovative framework for delivering psychotherapy to patients with treatment-resistant posttraumatic stress disorder: Rationale for interactive motion-assisted therapy[J]. Frontiers in Psychiatry, 2018, 9: 176.

[164] MarcoJ H, Perpiñá C, Botella C. Effectiveness of cognitive behavioral therapy supported by virtual reality in the treatment of body image in eating disorders: One year follow-up [J]. Psychiatry Research, 2013, 209(3): 619 - 625.

[165] De Carvalho M R, Dias T R S, Duchesne M, et al. Virtual reality as a promising strategy in the assessment and treatment of bulimia nervosa and binge eating disorder: A systematic review[J]. Behavioral Sciences, 2017, 7(3): 43.

[166] Du Sert O P, Potvin S, Lipp O, et al. Virtual reality therapy for refractory auditory verbal hallucinations in schizophrenia: A pilot clinical trial[J]. Schizophrenia Research, 2018, 197: 176 - 181.

[167] SmithM J, Fleming M F, Wright M A, et al. Virtual reality job interview training and 6-month employment outcomes for individuals with schizophrenia seeking employment [J]. Schizophrenia Research, 2015, 166(1/2/3): 86 - 91.

[168] Walsh R, ShapiroS L. The meeting of meditative disciplines and Western psychology: A mutually enriching dialogue[J]. The American Psychologist, 2006, 61(3): 227 - 239.

[169] Maskey M, Lowry J, Rodgers J, et al. Reducingspecific phobia/fear in young people

with autism spectrum disorders （ASDs） through a virtual reality environment intervention[J]. PLoS One, 2014, 9(7): e100374.

[170] Didehbani N, Allen T, Kandalaft M, et al. virtual reality social cognition training for children with high functioning autism[J]. Computers in Human Behavior, 2016, 62(C): 703 – 711.

[171] Makin S. The emerging world of digital therapeutics[J]. Nature, 2019, 573: S106 – S109.

附 录

抑郁自评量表(PHQ - 9)

指导语:在过去 2 个星期,您曾多久一次受到以下任何问题的困扰?

问　　题	完全不会	几天	一半以上	几乎每天
做事时提不起兴趣或很少乐趣	0	1	2	3
感到心情低落、沮丧或绝望	0	1	2	3
入睡或熟睡困难,或睡得太多	0	1	2	3
感觉疲倦或没有精力	0	1	2	3
胃口不好或吃得过多	0	1	2	3
觉得自己很糟——或觉得自己很失败,或让自己或家人失望	0	1	2	3
做事时难集中注意力,例如阅读报纸或看电视	0	1	2	3
动作或说话速度缓慢到别人可以察觉到的程度? 或正好相反——您感觉烦躁或坐立不安,以至于您走来走去多于平时	0	1	2	3
有不如死掉或用某种方式伤害自己的念头	0	1	2	3

评分标准:0~4 分,没有抑郁;5~9 分,轻度抑郁;10~14 分,中度抑郁;15~19 分,中重度抑郁;20~27 分,重度抑郁

焦虑自评量表(GAD - 7)

指导语:在过去 2 个星期,您曾多久一次受到以下任何问题的困扰?

问题	完全不会	几天	一半以上	几乎每天
感到紧张、不安或烦躁	0	1	2	3
无法控制或停止担心	0	1	2	3
对不同事情过分担心	0	1	2	3
身体和心理难以放松	0	1	2	3
焦躁不安,难以安静地坐着	0	1	2	3
容易心烦或容易发脾气	0	1	2	3
感到害怕,就像有可怕的事情即将发生	0	1	2	3

评分标准:0~4 分,没有焦虑;5~9 分,轻度焦虑;10~14 分,中度焦虑;15~21 分,重度焦虑

心身症状量表(PSSS)

指导语:请仔细阅读每一条,把意思弄明白,然后根据您最近一个月的实际情况,选择最适合您的答案。

序号	项目	没有	小部分时间	相当多时间	绝大部分或全部时间
1	头昏、头胀或头晕	0	1	2	3
2	两眼憋胀、干涩、视物模糊	0	1	2	3
3	部位不定的烧灼感、紧束感	0	1	2	3
4	四肢颤抖、发麻	0	1	2	3
5	情绪低落、消沉或绝望	0	1	2	3
6	心前区不适、心慌(心率加快)、心悸(心跳加强)	0	1	2	3
7	胸闷、气急、呼吸困难	0	1	2	3
8	喉部不适感	0	1	2	3
9	耳鸣或脑鸣	0	1	2	3
10	做事时无兴趣、不快乐、无动力、无意义	0	1	2	3
11	比平常更容易发脾气、冲动	0	1	2	3
12	感到紧张、担心、害怕或濒死感	0	1	2	3
13	口干、舌苔厚腻	0	1	2	3
14	嗳气、反酸或烧心	0	1	2	3
15	打嗝、恶心、呕吐	0	1	2	3
16	肠鸣、腹胀、腹泻、便秘	0	1	2	3
17	常常回避使你紧张的场景	0	1	2	3
18	尿频、尿急、夜尿增多、排尿困难	0	1	2	3
19	会阴部不适感	0	1	2	3
20	遗精早泄(男性)/月经不调或痛经(女性)	0	1	2	3

序号	项目	没有	小部分时间	相当多时间	绝大部分或全部时间
21	常有伤害自己的想法	0	1	2	3
22	手脚心发热、全身阵热阵汗或怕冷、四肢发凉、感觉有凉气进入身体	0	1	2	3
23	疼痛,如全身或局部疼痛、游走性疼痛等	0	1	2	3
24	感到全身乏力	0	1	2	3
25	感到不得不去重复做某些事或想某些问题	0	1	2	3
26	入睡困难、易醒、早醒	0	1	2	3

心理(P)因子: 分; 躯体(S)因子: 分; 总分: 分

评分说明:量表分为两个因子,分别为心理(Psychological,P)因子和躯体(Somatic,S)因子。其中,P因子包含条目5、10、11、12、17、21和25;S因子包含剩余条目。因子分为该因子所包含所有条目得分的和,总分为26个条目得分的总和。

男性患者 PSSS 总分大于等于10分、女性大于等于11分提示可能存在心身相关障碍。

自杀风险评估量表(NGASR)

条目	回答	赋分值
1.绝望感。	1.有　　2.无	3
2.近期负性生活事件。	1.有　　2.无	1
3.被害妄想或有被害内容的幻听。	1.有　　2.无	1
4.情绪低落/兴趣丧失或愉快感缺乏。	1.有　　2.无	3
5.人际和社会功能退缩。	1.有　　2.无	1
6.言语流露自杀意图。	1.有　　2.无	1
7.计划采取自杀行动。	1.有　　2.无	3
8.自杀家族史。	1.有　　2.无	1
9.近亲人死亡或重要的亲密关系丧失。	1.有　　2.无	3
10.精神病史。	1.有　　2.无	1
11.鳏夫/寡妇。	1.有　　2.无	1
12.自杀未遂史。	1.有　　2.无	3
13.社会经济地位低下。	1.有　　2.无	1
14.饮酒史或酒精滥用。	1.有　　2.无	1
15.罹患晚期疾病。	1.有　　2.无	1

评分说明:以上各条目回答"有"的即得分,回答"无"的不得分。量表总分为所有项目得分的总和。总分数值越高代表自杀的风险越高:5分为低自杀风险、6~8分为中自杀风险、9~11分为高自杀风险、12分及以上为极高自杀风险。

自杀态度问卷(QSA)

指导语：

本问卷旨在了解国人对自杀的态度,以期为我国的自杀预防工作提供资料与指导。在下列每个问题的后面都标有1、2、3、4、5五个数字供您选择,数字1~5分别代表您对问题从完全赞同到完全不赞同的态度,请根据您的选择圈出相应数字。谢谢合作!

1. 自杀是一种疯狂的行为。 ···································· 1 2 3 4 5
2. 自杀死亡者应与自然死亡者享受同样的待遇。 ····· 1 2 3 4 5
3. 一般情况下,我不愿意和有过自杀行为的人深交。 ········ 1 2 3 4 5
4. 在整个自杀事件中,最痛苦的是自杀者的家属。 ······· 1 2 3 4 5
5. 对于身患绝症又极度痛苦的病人,可由医务人员在法律
   的支持下,帮助病人结束生命(主动安乐死)。 ··········· 1 2 3 4 5
6. 在处理自杀事件过程中,应该对其家属表示同情与关心,
   并尽可能为他们提供帮助。 ···················· 1 2 3 4 5
7. 自杀是对人生命尊严的践踏。 ···················· 1 2 3 4 5
8. 不应为自杀死亡者开追悼会。 ···················· 1 2 3 4 5
9. 如果我的朋友自杀未遂,我会比以前更关心他。 ··········· 1 2 3 4 5
10. 如果我的邻居家里有人自杀,我会逐渐疏远和他们的关系。
    ·· 1 2 3 4 5
11. 安乐死是对人生命尊严的践踏。 ···················· 1 2 3 4 5
12. 自杀是对家庭和社会一种不负责任的行为。 ············· 1 2 3 4 5
13. 人们不应该对自杀死亡者评头论足。 ···················· 1 2 3 4 5
14. 我对那些反复自杀者很反感,因为他们常常将自杀作为
    一种控制别人的手段。 ···························· 1 2 3 4 5
15. 对于自杀,自杀者的家属在不同程度上都应负有一定的责任。
    ·· 1 2 3 4 5
16. 假如我自己身患绝症,又处于极度痛苦之中,我希望医务
    人员能够帮助我结束自己的生命。 ·············· 1 2 3 4 5